袖珍中草药彩色图谱

XIUZHEN ZHONGCAOYAO CAISE TUPU

◎ 岳桂华　王全顺　杨高华　编著

（第二版）

化学工业出版社

·北京·

内容简介

本书参考国家级规划教材《中药学》及《中华人民共和国药典（一部）》收载了常用中草药500多种，按照每种中草药的主要功效分为解表药、清热药、泻下药、祛风湿药、化湿药、利水渗湿药、温里药、理气药、消食药、驱虫药、止血药、活血化瘀药、化痰止咳平喘药、安神药、平肝息风药、开窍药、补虚药、收涩药、涌吐药、攻毒杀虫止痒药及拔毒化腐生肌药等。文字内容主要阐述了中草药的基源、植物识别、生境分布、药物采集、饮片炮制、性状、选购贮藏、药理、性味归经、功能主治、用法用量及使用注意等。本书配有清晰、最能突出识别特征的药材彩图和植物或动物彩图900多幅。并附有中药名索引、功效索引、主治病症索引等。本书收载的中草药品种较全，文字描述全面、实用，配图精美清晰。可作为中医药专业医师、研究人员、学生及中草药爱好者的参考用书。

图书在版编目（CIP）数据

袖珍中草药彩色图谱 / 岳桂华，王全顺，杨高华编著 . —2 版 . —北京：化学工业出版社，2021.9
ISBN 978-7-122-39417-0

Ⅰ . ①袖… Ⅱ . ①岳…②王…③杨… Ⅲ . ①中草药 - 图谱 Ⅳ . ① R282-64

中国版本图书馆 CIP 数据核字（2021）第 127988 号

责任编辑：赵兰江　　　　　　　　　　装帧设计：张　辉
责任校对：张雨彤

出版发行：化学工业出版社
　　　　　（北京市东城区青年湖南街13号　邮政编码100011）
印　　装：中煤（北京）印务有限公司
710mm×1000mm　1/32　印张19　字数462千字
2021 年 11 月北京第 2 版第 1 次印刷

购书咨询：010-64518888
售后服务：010-64518899
网　　址：http://www.cip.com.cn
凡购买本书，如有缺损质量问题，本社销售中心负责调换。

定　　价：79.00元　　　　　　　　　　版权所有　违者必究

前　言

　　古代及近现代医家通过不断的探索发掘出几千种中草药，但目前临床常用、用量较大及疗效显著、研究较为充分的中草药品种并不是很多。本书参照《中华人民共和国药典（一部）》及《中药学》收录的品种，筛选了500多种中草药，按照中草药主要功效分为二十一大类。并按照基源、植物识别、药材采集、炮制、性状、选购贮藏、药理、性味归经、功能主治、使用注意的顺序编写，为节省篇幅，部分中草药以附药的方式列出。本书中草药正名及基源和功效分类以2015年版《中华人民共和国药典（一部）》和国家级规划教材《中药学》为准。植物识别内容主要参考《中国植物志》、《中华本草》。为给本书配图，我们精选品质优良、特征明显的中药材进行拍照，从上万幅植物野外实拍图片中精选辨识特征明显、图片清晰的彩色植物图片。

　　在本书的编写过程中得到了许多专家和学者的帮助，感谢周繇、罗毅波、沈文森、杜诚、马炜梁、宋鼎、陈又生、施忠辉、王峰祥、姜云传、刘军、林秦文、徐锦泉、李光波、徐克学、李策宏、郭智军、杨春江、周建军、朱强、徐永福、孙观灵、廖建秀、朱仁斌、周立新、李光敏、黄克南等老师为本书提供了部分图片。

　　由于编者学识所限，书中难免会存在一些疏漏及不妥之处，敬请各位读者批评指正。

编者

2021年2月

目　录

十四、安神药 / 412

（一）重镇安神药 / 412

（二）养心安神药 / 415

十五、平肝息风药 / 424

（一）平抑肝阳药 / 424

（二）息风止痉药 / 430

一、解表药

（一）发散风寒药

麻黄

【基源】为麻黄科植物草麻黄、中麻黄、木贼麻黄的干燥草质茎。

【植物识别】①草麻黄：草本状灌木，高20～40cm。木质茎匍匐卧土中；小枝绿色，长圆柱形，节明显。鳞叶膜质鞘状。花成鳞球花序，通常雌雄异株；雄球花多成复穗状；雌球花单生，成熟时苞片增大，肉质，红色，成浆果状。花期5～6月，种子成熟期7～8月。②中麻黄：灌木，高0.2～1m；茎直立或匍匐斜上，粗壮，基中分枝多；绿色小枝常被白粉而呈灰绿色，节间长3～6cm。③木贼麻黄：直立小灌木，高达1m多。木质茎粗长，直立。生于干山坡、平原、干燥荒地、河床、干草原、河滩附近。分布于华北及吉林、辽宁、陕西、新疆、河南西北部等地。

【药材采集】秋季采割绿色的草质茎，晒干。

【炮制】麻黄：除去木质茎、残根及杂质，切段。蜜麻黄：取麻黄段，加炼蜜拌润，炒至不粘手。

【性状】茎呈细长圆柱形，表面淡黄绿色至黄绿色，有细纵脊线，有节，节上有膜质鳞片。体轻，质脆，易折断，断面髓部红棕色，近圆形。

【选购贮藏】以干燥、茎粗、淡绿色、内心充实、味苦涩者为佳。置通风干燥处，防潮。

【药理】有发汗、止咳、平喘、解热、镇痛及抗炎作用，并有抑

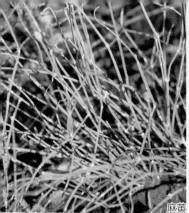
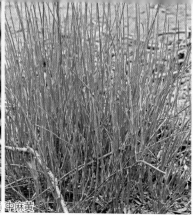

麻黄 中麻黄
木贼麻黄 木贼麻黄

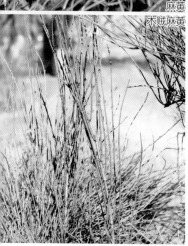
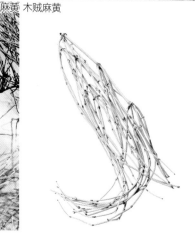

菌、中枢兴奋、利尿、兴奋心脏和升高血压等作用。

【性味归经】辛、微苦，温。归肺、膀胱经。

【功能主治】发汗散寒，宣肺平喘，利水消肿。用于风寒感冒、胸闷喘咳、风水浮肿。蜜麻黄润肺止咳，多用于表证已解、气喘咳嗽。

【用法用量】煎服，2～9g。发汗解表宜生用，止咳平喘多炙用。

【使用注意】本品发汗宣肺力强，凡表虚自汗、阴虚盗汗及肺肾虚喘者均当慎用。

桂枝

【基源】为樟科植物肉桂的干燥嫩枝。

【植物识别】常绿乔木，树皮灰褐色，芳香，幼枝略呈四棱形。叶互生，长椭圆形至近披针形，先端尖，基部钝，全缘，具离基3出脉；叶柄粗壮，长1～2cm。圆锥花序腋生或近顶生，花小，黄绿色。浆果椭圆形或倒卵形，暗紫色。种子长卵形，紫色。花期5～7月，果期10～12月。分布于福建、台湾、海南、广东、广西、云南等地。

【药材采集】春、夏二季采收，除去叶，晒干。

【炮制】除去杂质，洗净，润透，切厚片，干燥。

【性状】本品呈长圆柱形，表面红棕色至棕色，有纵棱线、点状皮孔。质硬而脆，易折断。切面皮部红棕色，木部黄白色或浅黄棕色，髓部类圆形或略呈方形。有特异香气，味甜、微辛。

【选购贮藏】以质嫩、色红棕、香气浓者为佳。置阴凉干燥处。

【药理】有发汗、解热、镇痛、抗炎、抗病原微生物、改善心功能及微循环等作用。

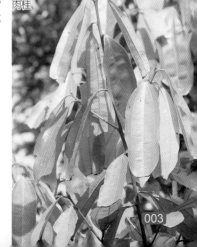

肉桂

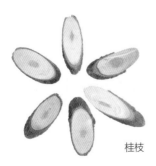

桂枝

【性味归经】辛、甘，温。归心、肺、膀胱经。

【功能主治】发汗解肌，温通经脉，助阳化气，平冲降气。用于风寒感冒、脘腹冷痛、血寒经闭、关节痹痛、痰饮、水肿、心悸、奔豚。

【用法用量】煎服，3～9g。

【使用注意】凡外感热病、阴虚火旺、血热妄行等证，均当忌用。孕妇及月经过多者慎用。

紫苏叶

【基源】为唇形科植物紫苏的干燥叶（或带嫩枝）。

【植物识别】一年生草本，高30～200cm。具有特殊芳香。茎直立，多分枝，紫色、绿紫色，钝四棱形。叶对生，叶片阔卵形、卵状圆形，先端渐尖或突尖，基部圆形或阔楔形，边缘具粗锯齿，两面紫色或仅下面紫色，侧脉7～8对。轮伞花序，由2花组成偏向一侧成假总状花序，顶生和腋生。花冠唇形，白色或紫红色。小坚果近球形，灰棕色或褐色。花期6～8月，果期7～9月。全国各地广泛栽培。

【药材采集】夏季枝叶茂盛时采收，除去杂质，晒干。

【选购贮藏】以色紫、香气浓者为佳。置阴凉干燥处。

【药理】本品有解热、抗炎、抑菌、降血脂、保肝及抗氧化等作用。

【性味归经】辛，温。归肺、脾经。

【功能主治】解表散寒，行气和胃。用于风寒感冒、咳嗽呕恶、妊娠呕吐、鱼蟹中毒。

【用法用量】煎服，5～9g，不宜久煎。

　　附　紫苏梗

　　为紫苏的茎。秋季果实成熟后采割，除去杂质，晒干。味辛、甘，性微温。归肺、脾、胃经。有理气宽中、止痛、安胎的功效。用

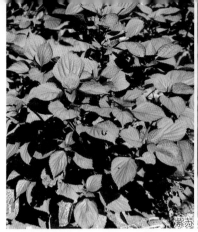
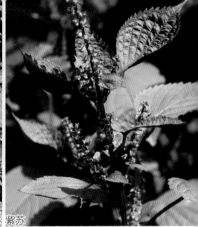

紫苏 紫苏

于胸膈痞闷、胃脘疼痛、嗳气呕吐、胎动不安。煎服，5～10g。

生姜

【基源】为姜科植物姜的新鲜根茎。

【植物识别】多年生草本，高40～100cm。叶互生，2列，无柄，有长鞘，抱茎；叶片线状披针形。花茎自根茎抽出，穗状花序椭圆形，花冠绿黄色。蒴果3瓣裂，种子黑色。花期7～8月，果期12月至翌年1月。全国大部分地区有栽培。

【采集】秋、冬二季采挖，除去须根和泥沙。

【炮制】①生姜：除去杂质，洗净，用时切厚片。②鲜姜粉：取鲜生姜，洗净，捣烂，压榨取汁，静置，分取沉淀的粉质，晒干，或低温干燥。③煨姜：取净生姜，用纸六七层包裹，水中浸透，置火灰中煨至纸色焦黄，去纸用。

【性状】本品呈不规则块状，略扁，具指状分枝。表面黄褐色，有环节，分枝顶端有茎痕或芽。质脆，易折断，断面浅黄色。

【选购贮藏】以质嫩者为佳。置阴凉潮湿处，或埋入湿沙内，防冻。

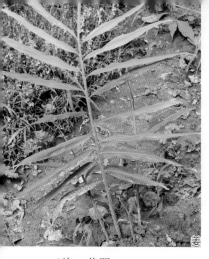

姜

【药理】有解热、镇痛、抗炎、免疫抑制、止吐、保护胃黏膜、镇静及抗惊厥等作用。

【性味归经】辛，微温。归肺、脾、胃经。

【功能主治】解表散寒，温中止呕，化痰止咳，解鱼蟹毒。用于风寒感冒、胃寒呕吐、寒痰咳嗽、鱼蟹中毒。

【用法用量】煎服，3～9g，或捣汁服。煨姜适用于脾胃不和、恶心呕吐等症。一般用量为二三片，煎服。

【使用注意】热盛及阴虚内热者忌服。

附　1.生姜汁

将生姜洗净后打烂，绞取其汁入药。味辛，性凉。有化痰、止呕的功效，主要用于恶心呕吐及咳嗽痰多等症。一般用量为三滴至十滴，冲服。

2.生姜皮

为生姜的外皮。有利尿消肿之功效，适用于小便不利、水肿等症，可配合冬瓜皮、桑白皮等同用。用量1.5～6g。

香薷

【基源】为唇形科植物石香薷、江香薷的干燥地上部分。

【植物识别】石香薷：直立草本。茎高9～40cm，纤细，自基部多分枝，被白色疏柔毛。叶线状长圆形至线状披针形，先端渐尖或急尖，基部渐狭或楔形，边缘具疏而不明显的浅锯齿，两面均被疏短柔毛及棕色凹陷腺点；叶柄长3～5mm，被疏短柔毛。总状花序头状，苞片覆瓦状排列。花萼钟形，外面被白

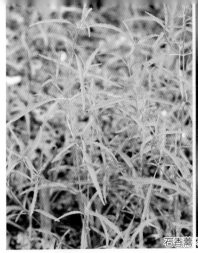
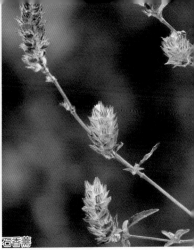

石香薷 石香薷

色绵毛及腺体，内面在喉部以上被白色绵毛，萼齿5。花冠紫红、淡红至白色，长约5mm，略伸出于苞片。小坚果球形。花期6～9月，果期7～11月。生于草坡或林下。分布于山东、江苏、浙江、安徽、江西、湖南、湖北、贵州、四川、广西、广东、福建及台湾。

【药材采集】夏季茎叶茂盛、花盛时择晴天采割，除去杂质，阴干。

【炮制】除去残根和杂质，切段。

【选购贮藏】以穗多、质嫩、叶青绿色、香气浓者为佳。置阴凉干燥处。

【药理】本品有解热、镇静、镇痛、抗病原微生物、抑制肠道平滑肌收缩等作用。

【性味归经】辛，微温。归肺、胃经。

【功能主治】发汗解表，化湿和中。用于暑湿感冒、恶寒发热、头痛无汗、腹痛吐泻、水肿、小便不利。

【用法用量】煎服，3～9g。用于发表，量不宜过大，且不宜久煎；用于利水消肿，量宜稍大，且须浓煎。

【使用注意】表虚有汗及暑热证者忌用。

荆芥

【基源】为唇形科植物荆芥的干燥地上部分。

【植物识别】一年生草本，高60～100cm。具强烈香气。茎直立，四棱形，上部多分枝，基部棕紫色。全株被灰白色短柔毛。叶对生，羽状深裂，裂片3～5，裂片披针形，全缘。轮伞花序，密集于枝端成穗状，花冠浅红紫色，二唇形。小坚果长圆状三棱形，棕褐色，表面光滑。花期7～9月，果期9～11月。全国大部分地区有分布。

【药材采集】夏、秋二季花开到顶、穗绿时采割，除去杂质，晒干。

【炮制】①荆芥：除去杂质，喷淋清水，洗净，润透，于50℃烘1小时，切段，干燥。②荆芥炭：取荆芥段，照炒炭法炒至表面

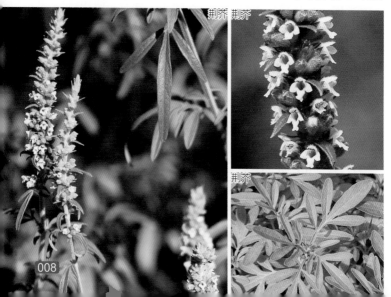

荆芥　荆芥

荆芥

黑褐色。

【选购贮藏】以茎细、色紫、穗多、香气浓者为佳。置阴凉干燥处。

【药理】有发汗、解热、抗炎、镇痛、抗病原微生物、松弛气管平滑肌等作用。

【性味归经】辛，微温。归肺、肝经。

【功能主治】解表散风，透疹，消疮。用于感冒头痛、麻疹、风疹、疮疡初起。炒炭治便血、崩漏、产后血晕。

【用法用量】煎服，4.5～9g，不宜久煎。发表透疹消疮宜生用；止血宜炒炭用。

　　附　荆芥穗

　　为荆芥的干燥花穗。味辛，性微温。归肺、肝经。有解表散风、透疹、消疮的功效。用于感冒头痛、麻疹、风疹、疮痔初起。煎服，5～10g。

防风

【基源】为伞形科植物防风的干燥根。

【植物识别】多年生草本，高30～80cm。茎单生，2歧分枝。基生叶丛生，有扁长的叶柄，三角状卵形，2～3回羽状分裂，最终裂片条形至披针形，全缘；顶生叶简化，具扩展叶鞘。复伞形花序，顶生；花瓣5，白色。双悬果卵形。花期8～9月；果期9～10月。生于草原、丘陵和多石砾山坡上。分布于东北、华北及陕西、甘肃、宁夏、山东等地。

【药材采集】春、秋二季采挖未抽花茎植株的根，除去须根和泥沙，晒干，切厚片。

【炮制】除去杂质，洗净，润透，切厚片，干燥。

【性状】本品呈长圆锥形或长圆柱形，表面灰棕色，粗糙，有纵皱纹、横长皮孔样突起。体轻，质松，易折断。切面皮部浅棕

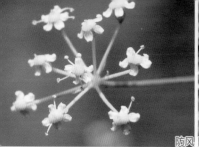
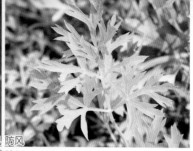

防风 防风
防风 防风

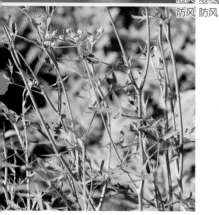
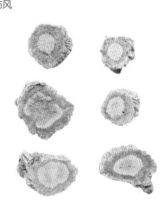

色，有裂隙，木部浅黄色，具放射状纹理。气特异，味微甘。

【选购贮藏】以切面皮部色浅棕、木部色黄者为佳。置阴凉干燥处，防蛀。

【药理】有镇痛、镇静、抗炎、抗过敏、调节免疫功能及抗凝血等作用。

【性味归经】辛，甘，微温。归膀胱、肝、脾经。

【功能主治】祛风解表，胜湿止痛，止痉。用于感冒头痛、风湿痹痛、风疹瘙痒、破伤风。

【用法用量】煎服，5～10g。

【使用注意】阴血亏虚、热病动风者不宜使用。

羌活

【基源】为伞形科植物羌活、宽叶羌活的干燥根茎和根。

【植物识别】羌活：多年生草本，高达1m以上。茎直立，表面淡紫色，有纵沟纹。基生叶及茎下部叶有长柄，叶柄由基部向两侧扩展成膜质叶鞘，抱茎；叶片为三出三回羽状复叶，小叶3～4对，末回裂片卵状披针形至长圆卵形，边缘缺刻状浅裂至羽状深裂；茎上部叶简化成鞘状，近无柄，先端有羽状分裂的小叶片。复伞形花序顶生或腋生，花瓣白色，5枚。双悬果卵圆形，背棱及中棱有翅，侧棱无翅，果实成熟时裂开成2分果，悬挂在两果柱的顶端。花期8～9月；果期9～10月。生于高山灌木林或草丛中。分布于青海、四川、云南、甘肃等地。

【药材采集】春、秋二季采挖，除去须根及泥沙，晒干，切厚片。

【炮制】除去杂质，洗净，润透，切厚片，晒干。置阴凉干燥处，防蛀。

【性状】本品呈类圆形、不规则形横切或斜切片，表皮棕褐色至黑褐色，切面外侧棕褐色，木部黄白色，有的可见放射状纹理。体轻，质脆。气香，味微苦而辛。

【选购贮藏】以外表皮棕褐色、切面油点多、气味浓者为佳。

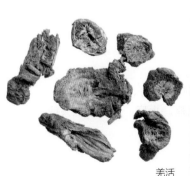

羌活

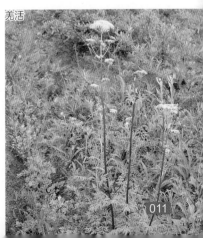

羌活

【药理】有解热、抗炎、镇痛、抗心律失常、抗凝血及抗病原微生物等作用。

【性味归经】辛、苦，温。归膀胱、肾经。

【功能主治】解表散寒，祛风除湿，止痛。用于风寒感冒、头痛项强、风湿痹痛、肩背酸痛。

【用法用量】煎服，3～9g。

【使用注意】阴血亏虚者慎用。用量过多，易致呕吐，脾胃虚弱者不宜服。

白芷

【基源】为伞形科植物白芷或杭白芷的干燥根。

【植物识别】①白芷：多年生草本，高1～2m。茎直立，茎通常带紫色。叶互生；叶柄基部鞘状抱茎，叶2～3回羽状分裂，最终裂片阔卵形至卵形，边缘有粗锯齿；花序下方的叶简化成膨大的囊状叶鞘。复伞形花序顶生或腋生，花瓣黄绿色。果实长圆形至卵圆形，背棱扁。花期5～6月。果期7～9月。栽培于江苏、安徽、浙江、江西、湖北、湖南、四川等地。②杭白芷：与白芷的主要区别为茎和叶鞘多为黄绿色。

【药材采集】夏、秋间叶黄时采挖，除去须根和泥沙，晒干或低温干燥。

白芷

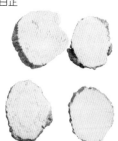

【炮制】除去杂质，大小分开，略浸，润透，切厚片，干燥。

【性状】药材呈长圆锥形，表面灰棕色或黄棕色，具纵皱纹、支根痕及皮孔样的横向突起。切片为类圆形的厚片，切面白色或灰白色，具粉性，形成层环棕色。气芳香，味辛、微苦。

【选购贮藏】以粉性足、棕色油点多、

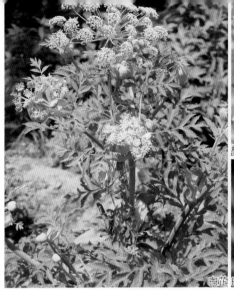
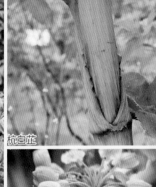
杭白芷
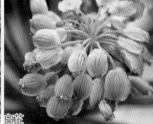
白芷 白芷

香气浓郁者为佳。置阴凉干燥处，防蛀。

【药理】本品有解热、镇痛、抗炎、抑制病原微生物、兴奋中枢、抑制肠平滑肌及抗肿瘤等作用。

【性味归经】辛，温。归胃、大肠、肺经。

【功能主治】解表散寒，祛风止痛，宣通鼻窍，燥湿止带，消肿排脓。用于感冒头痛、眉棱骨痛、鼻塞流涕、鼻衄、鼻渊、牙痛、带下、疮疡肿痛。

【用法用量】煎服，3～9g。外用适量。

【使用注意】本品辛香温燥，阴虚血热者忌服。

细辛

【基源】为马兜铃科植物华细辛、北细辛、汉城细辛的干燥根和根茎。

【植物识别】华细辛：多年生草本。根茎直立或横走。叶通常2

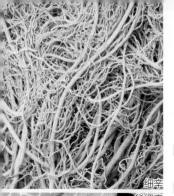

细辛
华细辛

枚，叶片心形或卵状心形，先端渐尖或急尖，基部深心形，上面疏生短毛，脉上较密，下面仅脉上被毛。花紫黑色；花被管钟状。蒴果近球状。花期4～5月。分布于陕西、山东、安徽、浙江、江西、河南、湖北、四川等地。

【药材采集】夏季果熟期或初秋采挖，除净地上部分和泥沙，阴干。

【炮制】除去杂质，喷淋清水，稍润，切段，阴干。

【性状】根茎呈不规则圆形，外表皮灰棕色。根细，表面灰黄色，平滑或具纵皱纹。切面黄白色或白色。气辛香，味辛辣、麻舌。

【选购贮藏】以色灰黄、气芳香、味辛辣、略有麻舌者为佳。置阴凉干燥处。

【药理】有解热、镇痛、抗炎、增加心肌收缩力及抗病原微生物等作用。

【性味归经】辛，温。归心、肺、肾经。

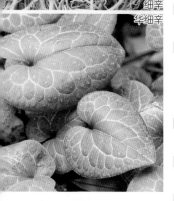

【功能主治】祛风散寒，祛风止痛，通窍，温肺化饮。用于风寒感冒、头痛、牙痛、鼻塞流涕、鼻衄、鼻渊、风湿痹痛、痰饮喘咳。

【用法用量】煎服，1～3g；散剂每次服0.5～1g。

【使用注意】阴虚阳亢头痛、肺燥伤阴干咳者忌用。不宜与藜芦同用。

藁本

【基源】为伞形科植物藁本或辽藁本的干燥根茎和根。

【植物识别】①藁本：多年生草本。茎直立，表面有纵直沟纹。叶互生，三角形，2回羽状全裂，最终裂片3～4对，卵形，边缘具不整齐的羽状深裂，茎上部的叶具扩展叶鞘。复伞形花序，顶生或腋生。花小，花瓣5，白色。双悬果广卵形，分果具5条果棱。花期7～8月，果期9～10月。

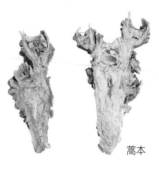

藁本

野生于向阳山坡草丛中或润湿的水滩边。分布于河南、陕西、甘肃、江西、湖北、湖南、四川、山东、云南等地。
②辽藁本：叶2～3回3出羽状全裂，最终裂片卵形或广卵形，先端短渐尖，基部楔形，或近圆形，边缘有少数缺刻状牙齿。分布于吉林、辽宁、河北、山东、山西等地。

【药材采集】秋季茎叶枯萎或次春出苗时采挖，除去泥沙，晒干或烘干。

【炮制】除去杂质，洗净，润透，切厚片，晒干。

【性状】①藁本：根茎呈不规则结节状圆柱形，表面棕褐色或暗棕色，有纵皱纹。切面黄白色至浅黄褐色，具裂隙或孔洞。②辽藁本：根茎呈不规则的团块状或柱状。切面木部有放射状纹理和裂隙。气浓香，味辛、苦、微麻。

【选购贮藏】以外表皮色棕褐、切面黄色、香气浓者为佳。置阴凉干燥处，防潮，防蛀。

【药理】有解热、镇痛、抗炎、提高耐缺氧、止泻及抗血小板聚集等作用。

【性味归经】辛，温。归膀胱经。

【功能主治】祛风，散寒，除湿，止痛。用于风寒感冒、巅顶疼痛、风湿痹痛。

【用法用量】煎服，3～9g。

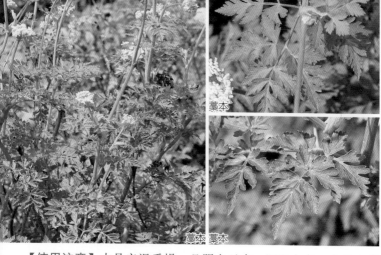

藁本

藁本 藁本

【使用注意】本品辛温香燥，凡阴血亏虚、肝阳上亢、火热内盛之头痛者忌服。

苍耳子

【基源】为菊科植物苍耳的干燥成熟带总苞的果实。

【植物识别】一年生草本，高20～90cm。茎直立，下部圆柱形，上部有纵沟。叶互生；有长柄，叶片三角状卵形或心形，全缘，基出三脉。头状花序，雄花序球形，雌花序卵形。瘦果倒卵形，包藏在有刺的总苞内。花期5～6月，果期6～8月。生于平原、丘陵、低山、荒野、路边、沟旁、田边、草地、村旁等处。分布于全国各地。

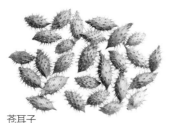

苍耳子

【药材采集】秋季果实成熟时采收，干燥，除去梗、叶等杂质。

【炮制】炒苍耳子：取净苍耳子，照清炒法炒至黄褐色，去刺，筛净。

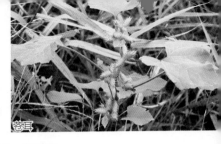

苍耳

【选购贮藏】以粒大、饱满、色黄绿者为佳。置干燥处。

【药理】有抗炎、镇痛、免疫抑制、抗病原微生物及抗氧化等作用。

【性味归经】辛、苦，温；有毒。归肺经。

【功能主治】散风寒，通鼻窍，祛风湿。用于风寒头痛、鼻塞流涕、鼻衄、鼻渊、风疹瘙痒、湿痹拘挛。

【用法用量】煎服，3～9g。或入丸、散。炒苍耳子可降低毒性，偏于通鼻窍、祛风湿、止痛，常用于鼻渊头痛、风湿痹痛。

【使用注意】血虚头痛不宜服用。过量服用易致中毒。

辛夷

【基源】为木兰科植物望春花、玉兰、武当玉兰的干燥花蕾。

【植物识别】①望春花：落叶乔木，高6～12m。小枝光滑或近梢处有毛；冬芽卵形，苞片密生淡黄色茸毛。单叶互生，叶片长圆状披针形或卵状披针形，全缘。花先叶开放，单生枝顶，呈钟状，白色，外面基部带紫红色，外轮花被3，中、内轮花被各3。聚合果圆筒形，稍扭曲。花期2～3月，果期9月。分布于陕西南部、甘肃、河南西部、湖北西部及四川等地。②玉兰：与望春花的主要区别是花被片白色。全国各大城市园林广泛栽培。

【药材采集】冬末春初花未开放时采收，除去枝梗，阴干。

【选购贮藏】以完整、花蕾未开放、色黄绿者为佳。置阴凉干燥处。

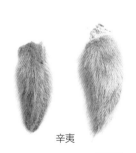

辛夷

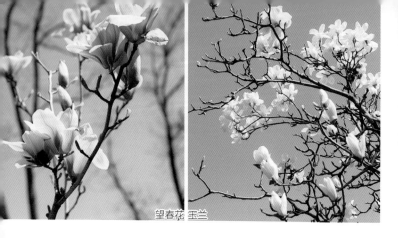

望春花 玉兰

【药理】有抗过敏、抗炎、降血压及兴奋子宫等作用。

【性味归经】辛，温。归肺、胃经。

【功能主治】散风寒，通鼻窍。用于风寒头痛、鼻塞流涕、鼻衄、鼻渊。

【用法用量】煎服，3～9g；本品有毛，易刺激咽喉，入汤剂宜用纱布包煎。

【使用注意】鼻病因阴虚火旺者忌服。

葱白

【基源】为百合科植物葱近根部的鳞茎。

【植物识别】多年生草本，全体具辛臭，折断后有辛味黏液。须根丛生，白色。鳞茎圆柱形，先端稍肥大，鳞叶成层，白色，上具白色纵纹。叶基生，圆柱形，中空，先端尖，绿色。花茎自叶丛抽出，单一，中央部膨大，中空，绿色；伞形花序圆球状。花白色，蒴果三棱形。种子黑色，三角状半圆形。花期7～9月，果期8～10月。我国各地均有栽植。

【药材采集】采挖后，切去须根及叶，剥去外膜，鲜用。

【药理】有抗病原微生物、发汗解热、利尿、健胃、祛痰等作用。

【性味归经】辛，温。归肺、胃经。

【功能主治】发汗解表，散寒通阳。用于风寒感冒。治疗阴盛格阳、厥逆脉微、面赤、下利、腹痛。外敷可治乳汁郁滞不下，乳房胀痛。

【用法用量】煎服，3～9g。外用适量。

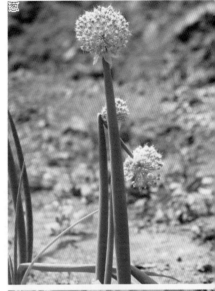
葱

鹅不食草

【基源】为菊科植物鹅不食草（石胡荽）的干燥全草。

【植物识别】一年生小草本。茎纤细，基部匍匐，着地后易生根。叶互生，无柄，叶片楔状倒披针形，边缘具不规则的疏齿。头状花序，扁球形，单生于叶腋，花淡黄色或黄绿色。瘦果椭圆形，具4棱，边缘有长毛。花期9～11月。生于田埂及阴湿草地上。分布于我国各地。

【药材采集】夏、秋二季花开时采收，洗去泥沙，晒干，

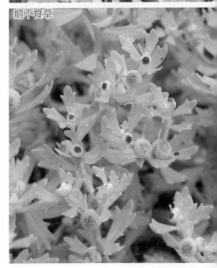
鹅不食草

切段。

【炮制】除去杂质，切段，干燥。

【选购贮藏】以色灰绿、刺激性气味强者为佳。置通风干燥处。

【药理】有抗过敏、抗炎、保肝、抗病原体及止咳、平喘、祛痰、抗肿瘤等作用。

【性味归经】辛，温。归肺经。

【功能主治】发散风寒，通鼻窍，止咳。用于风寒头痛、咳嗽痰多、鼻塞不通、鼻渊流涕。

【用法用量】煎服，6～10g。外用适量。

胡荽

【基源】为伞形科植物芫荽的全草。

【植物识别】一年生草本，全株无毛，有强烈香气。茎直立，具细条棱。根生叶具长柄，1～2回羽状分裂，裂片广卵形或扇形；茎生叶互生，叶柄较短，2～3回羽状全裂，最终裂片狭线形。伞形花序顶生或与叶对生，花白色，花瓣倒卵形。果实近球形，有棱。花果期4～11月。我国各地均有栽培。

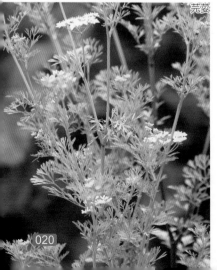
芫荽

【药材采集】八月果实成熟时连根挖起，去净泥土。鲜用或晒干切段生用。

【药理】有改善外周血液循环的作用。

【性味归经】辛，温。归肺、胃经。

【功能主治】发表透疹，开胃消食。用于麻疹不透、饮食不消、纳食不佳。

【用法用量】煎服，3～6g。外用适量。

【使用注意】热毒壅盛而疹出不畅者忌服。

柽柳

【基源】为柽柳科植物柽柳的干燥细嫩枝叶。

【植物识别】灌木。树皮及枝条均为红褐色。茎多分枝，枝条柔弱，扩张或下垂；叶片细小，鳞片状，蓝绿色。圆锥状复总状花序，顶生，花小，粉红色。蒴果狭小，先端具毛。花期6～7月，果期8～9月。生于河流冲积地、潮湿盐碱地和沙荒地。全国各地均有分布。

【药材采集】5～6月花未开时割取细嫩枝叶，阴干。切段，生用。

【炮制】除去老枝及杂质，洗净，稍润，切段，干燥。

【性状】茎枝呈细圆柱形，表面灰绿色或红褐色，叶片常脱落而残留突起的叶基。切面黄白色，中心有髓。气微，味淡。

【选购贮藏】以色绿、枝叶细嫩者为佳。置干燥处。

【药理】本品有解热、抗炎、镇痛、止咳、抗病原微生物等作用。

【性味归经】甘、辛，平。归心、肺、胃经。

【功能主治】发表透疹，祛风除湿。用于麻疹不透、风湿痹痛。

【用法用量】煎服，3～10g。外用适量。

【使用注意】麻疹已透者不宜使用。用量过大易致心烦、呕吐。

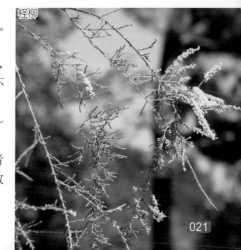

柽柳

（二）发散风热药

薄荷

【基源】为唇形科植物薄荷的干燥地上部分。

【植物识别】多年生芳香草本，茎直立，高30～80cm。茎四棱形，多分枝。单叶对生，叶片长卵形至椭圆状披针形，边缘具细尖锯齿，密生缘毛。轮伞花序腋生，愈向茎顶，叶及花序递渐变小；花冠二唇形，淡紫色至白色，小坚果长卵球形。花期8～10月，果期9～11月。生于小溪沟边、路旁及山野湿地，或为栽培。分布于华北、华东、华南、华中及西南各地。

【药材采集】夏、秋二季茎叶茂盛或花开至三轮时，选晴天，分次采割，晒干或阴干。

【炮制】除去老茎及杂质，略喷清水，稍润，切短段，及时低温干燥。

【选购贮藏】以叶多、色绿、气味浓者为佳。置阴凉干燥处。

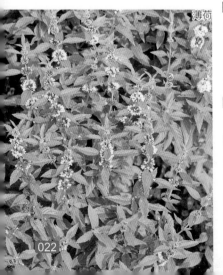
薄荷

【药理】有发汗、解热、镇痛、镇静、抗病原体、解痉、利胆及排石、抗早孕和抗着床等作用。薄荷醇具有促进药物皮肤渗透作用。

【性味归经】辛，凉。归肺、肝经。

【功能主治】疏散风热，清利头目，利咽，透疹，疏肝行气。用于风热感冒、风温初起、头痛、目赤、喉痹、口疮、风疹、麻疹、胸胁胀闷。

【用法用量】煎服，3～6g；宜后下。薄荷叶长于发汗解表，薄荷梗偏于疏肝行气。

【使用注意】体虚多汗者不宜使用。

牛蒡子

【基源】为菊科植物牛蒡的干燥成熟果实。

【植物识别】二年生草本，高1～2m。茎直立，上部多分枝，带紫褐色，有纵条棱。根生叶丛生，茎生叶互生；叶片长卵形或广卵形，全缘，边缘稍带波状。头状花序簇生于茎顶或排列成伞房状；总苞球形，由多数覆瓦状排列之苞片组成，苞片先端成针状，末端钩曲；管状花，花小，红紫色。瘦果长圆形或

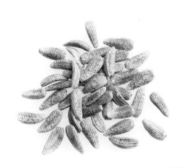
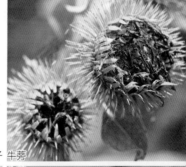

牛蒡子 牛蒡
牛蒡 牛蒡

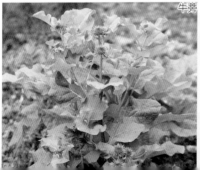
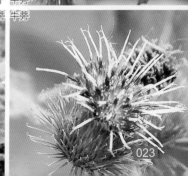

长圆状倒卵形，灰褐色，具纵棱。花期6～8月，果期8～10月。分布于全国各地。

【药材采集】秋季果实成熟时采收果序，晒干，打下果实，除去杂质，再晒干。

【炮制】①牛蒡子：除去杂质，洗净，干燥，用时捣碎。②炒牛蒡子：取净牛蒡子，照清炒法炒至略鼓起、微有香气，用时捣碎。

【选购贮藏】以粒大、饱满、色灰褐者为佳。置通风干燥处。

【药理】有抗病原微生物、调节免疫、降血糖及抗肿瘤等作用。

【性味归经】辛，苦，寒。归肺、胃经。

【功能主治】疏散风热，宣肺透疹，解毒利咽。用于风热感冒、咳嗽痰多、麻疹、风疹、咽喉肿痛、痄腮、丹毒、痈肿疮毒。

【用法用量】煎服，6～12g。炒用可使其苦寒及滑肠之性略减。生牛蒡子长于疏散风热、解毒散结，多用于风温初起、痄腮、丹毒、痈肿疮疡。炒牛蒡子宣散作用更强，长于解毒透疹、利咽散结、化痰止咳，多用于麻疹不透、咽喉肿痛、风热咳嗽。

【使用注意】气虚便溏者慎用。脾虚腹泻者忌用；痈疽已溃、脓水清稀者也不宜应用。

蝉蜕

【基源】蝉科昆虫黑蚱的若虫羽化时脱落的皮壳。主产于山东、河北、河南、江苏等地。

【药材采集】夏、秋二季收集，除去泥沙，晒干。

【选购贮藏】以体轻、色黄亮者为佳。置干燥处，防压。

【药理】有解热、镇痛、镇静、抗惊厥、镇咳祛痰、平喘、调节免疫、降血脂等作用。

【性味归经】甘，寒。归肺、肝经。

【功能主治】疏散风热，利咽，透疹，明目退翳，解痉。用于风热感冒、咽痛音哑、麻疹不透、风疹瘙痒、目赤翳障、惊风抽搐、破伤风。

【用法用量】煎服，3～10g，或单味研末冲服。一般病证用量宜小，止痉则需大量。

【使用注意】孕妇当慎用。

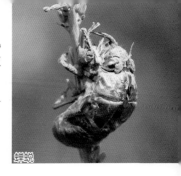
蝉蜕

桑叶

【基源】为桑科植物桑的干燥叶。

【植物识别】落叶灌木或小乔木，高3～15m。树皮灰白色，有条状浅裂。单叶互生，叶片卵形或宽卵形，边缘有粗锯齿或圆齿，有时有不规则的分裂，基出脉与细脉交织成网状。穗状葇荑花序，腋生，花黄绿色。聚合果腋生，肉质，椭圆形，深紫色或黑色。花期4～5月，果期5～6月。多为人工栽培。我国各地大都有野生或栽培。

【药材采集】初霜后采收，除去杂质，晒干。

【炮制】①桑叶：除去杂质，搓碎，去柄，筛去灰屑。②蜜桑叶：净桑叶加入炼熟的蜂蜜与少许开水，拌匀稍闷，炒至不粘手，取出晾凉。

【选购贮藏】以色黄绿者为佳。置干燥处。

桑 桑
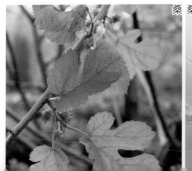
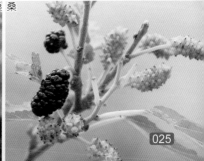

【药理】有抗炎、抗凝血、降血糖、降血压、抗动脉粥样硬化、抗氧化、抗应激反应及抗疲劳等作用。

【性味归经】甘、苦，寒。归肺、肝经。

【功能主治】疏散风热，清肺润燥，清肝明目。用于风热感冒、肺热燥咳、头晕头痛、目赤昏花。

【用法用量】煎服，5～9g；或入丸、散。外用煎水洗眼。桑叶蜜制能增强润肺止咳的作用，故肺燥咳嗽多用蜜桑叶。

菊花

【基源】为菊科植物菊的干燥头状花序。

【植物识别】多年生草本，高50～140cm，茎直立，密被白色绒毛。叶互生，卵形或卵状披针形，羽状浅裂或半裂，两面密被白绒毛。头状花序顶生成腋生，单个或数个集于茎枝顶端；舌状花位于边缘，白色、黄色、淡红色或淡紫色；管状花位于

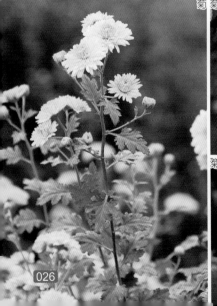
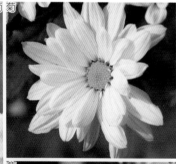
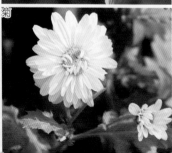

菊 菊

菊

中央，黄色。瘦果矩圆形。花期9～11月。我国大部分地区有栽培。

【药材采集】9～11月花盛开时分批采收，阴干或焙干，或熏、蒸后晒干。

【选购贮藏】以花朵完整、色鲜艳、香气浓郁者为佳。置阴凉干燥处，密闭保存，防霉，防蛀。

【药理】有抗炎、调节免疫、增加冠脉血流量、抗氧化、抗肿瘤等作用。

【性味归经】甘、苦，微寒。归肺、肝经。

【功能主治】散风清热，平肝明目，清热解毒。用于风热感冒、头痛眩晕、目赤肿痛、眼目昏花、疮痈肿毒。

【用法用量】煎服，5～9g。疏散风热宜用黄菊花，平肝、清肝明目宜用白菊花。

蔓荆子

【基源】为马鞭草科植物单叶蔓荆或蔓荆的干燥成熟果实。

【植物识别】①单叶蔓荆：落叶灌木或小乔木，高约3m，有香气。幼枝4方形，密生细柔毛。单叶，叶片卵形或倒卵形，全缘，侧脉8对。圆锥花序顶生，花冠淡紫色，5裂，中间1裂片最大，下半有毛。浆果球形。花期7月，果期9月。分布于辽宁、河北、河南、山东、安徽、江苏、浙江、福建、台湾、江西、湖南、湖北、云南、广东等地。②蔓荆：形态与单叶蔓荆相似，所异者为叶通常为3小叶的复叶，在同一枝条的上部或下部有时为单叶。分布于我国沿海各省及云南、广西等地。

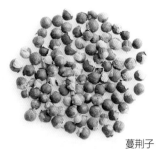

蔓荆子

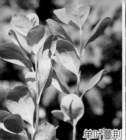
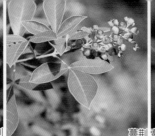
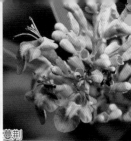

单叶蔓荆　　　　蔓荆 蔓荆

【药材采集】秋季果实成熟时采收，除去杂质，晒干。

【炮制】炒蔓荆子：取净蔓荆子，微炒。用时捣碎。

【性状】本品呈球形，表面灰黑色或黑褐色，被灰白色粉霜状茸毛，有纵向浅沟4条，顶端微凹，基部有灰白色宿萼及短果梗。气特异而芳香，味淡、微辛。

【选购贮藏】以粒大、饱满、气味浓者为佳。置阴凉干燥处。

【药理】有解热、镇痛、抗炎、降压和祛痰平喘、抗病原体等作用。

【性味归经】辛、苦，微寒。归膀胱、肝、胃经。

【功能主治】疏散风热，清利头目。用于风热感冒头痛、齿龈肿痛、目赤多泪、目暗不明、头晕目眩。

【用法用量】煎服，5～9g。生蔓荆子偏于疏散风热、清利头目，常用于风热头痛、鼻塞、目赤肿痛。炒蔓荆子长于升清阳之气、祛风止痛，多用于耳目失聪、风湿痹痛、偏正头痛。

柴胡

【基源】为伞形科植物柴胡或狭柴胡的干燥根。

【植物识别】①柴胡（北柴胡）：多年生草本，高40～85cm。茎直立，丛生，上部多分枝，并略作"之"字形弯曲。叶互生，茎生叶长圆状披针形，全缘，有平行脉7～9条，基部收缩成叶鞘，抱茎。复伞形花序顶生或侧生，花瓣鲜黄色。双悬果广椭圆形，棱狭翼状。花期7～9月，果期9～11月。分布于东北、华北及陕西、甘肃、山东、江苏、安徽、广西等地。②狭叶柴胡（红柴胡）：主根发达，圆锥形；支根稀少，深红棕色。茎细圆，茎上部有多回分枝。略呈"之"字形弯曲。叶细线形，基生叶下部略收缩成叶柄，其他均无柄。

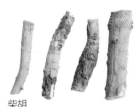

柴胡

【药材采集】春、秋二季采挖，除去茎叶和泥沙，干燥。按性状不同，分别称为北柴胡和南柴胡。

【炮制】①柴胡：除去杂质及残茎，洗净，润透，切厚片，干燥。②醋柴胡：取柴胡片，照醋炙法炒干。

【性状】①北柴胡：呈圆柱形或长圆锥形，表面黑褐色或浅棕色，具纵皱纹、支根痕及皮孔。质硬而韧，不易折断，断面显纤维性，皮部浅棕色，木部黄白色，气微香，味微苦。②南柴胡：根较细，圆锥形，表面红棕色或黑棕色，靠近根头处多具细密环纹。质稍软，易折断，断面略平坦，不显纤维性。具败油气。

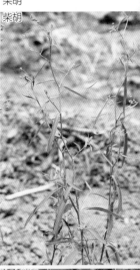

柴胡

【选购贮藏】以外表皮黑褐、切面黄白色者为佳。置通风干燥处，防蛀。

【药理】有解热、抗炎、抗病毒、抗惊厥、调节免疫、保肝、抗肿瘤等作用。

【性味归经】辛、苦，微寒。归肝、胆、肺经。

【功能主治】疏散退热，疏肝解郁，升举阳气。用于感冒发热、寒热往来、胸胁

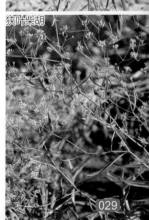

狭叶柴胡

胀痛、月经不调、子宫脱垂、脱肛。

【用法用量】煎服，3～9g。生柴胡偏于疏散退热，多用治感冒发热、寒热往来。醋柴胡升散之性较为缓和，疏肝解郁止痛的作用增强，多用于肝郁气滞的胸胁胀痛、腹痛、月经不调。

【使用注意】阴虚阳亢、肝风内动、阴虚火旺及气机上逆者忌用或慎用。

升麻

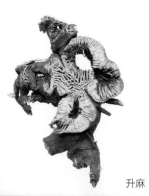

升麻

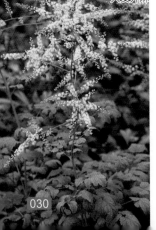

兴安升麻

【基源】为毛茛科植物兴安升麻、升麻、大三叶升麻的干燥根茎。

【植物识别】兴安升麻：多年生草本，高达1m余。茎直立，单一。2回3出复叶，小叶片卵形至卵圆形，中央小叶片再3深裂或浅裂，边缘有深锯齿。复总状花序；萼片花瓣状，白色，宽椭圆形或宽倒卵形；花瓣无。蓇葖果5。花期7～8月。果期9月。分布于黑龙江、吉林、辽宁、河北、湖北、四川、山西、内蒙古等地。

【药材采集】秋季采挖，除去泥沙，晒至须根干时，燎去或除去须根，晒干。

【性状】根茎为不规则的长块状，多分枝。表面黑褐色或棕褐色，粗糙不平。体轻，质坚硬，不易折断，断面不平坦，有裂隙，黄绿色或淡黄白色。气微，味微苦而涩。

【炮制】除去杂质，略泡，洗净，润透，切厚片，干燥。

【选购贮藏】以外表皮色黑褐、切面黄绿色者为佳。置通风干燥处。

【药理】有解热、抗炎、镇痛、抗过敏、降血脂、抗肿瘤、抗病原体等作用。

【性味归经】辛、微甘、微寒。归肺、脾、胃、大肠经。

【功能主治】发表透疹，清热解毒，升举阳气。用于风热头痛、齿痛、口疮、咽喉肿痛、麻疹不透、阳毒发斑、脱肛、子宫脱垂。

【用法用量】煎服，3～9g。发表透疹、清热解毒宜生用，升阳举陷宜炙用。生升麻发表透疹、清热解毒之力较强，多用于疹出不透及热毒诸证。蜜炙升麻以升举阳气为著，常用于气虚下陷、久泻脱肛、子宫脱垂等。升麻炒炭多用于肠风下血之证。

【使用注意】麻疹已透、阴虚火旺以及阴虚阳亢者，均当忌用。

葛根

【基源】为豆科植物野葛的干燥根。

【植物识别】多年生落叶藤本，全株被黄褐色粗毛。叶互生，具长柄，三出复叶，叶片菱状圆形，先端渐尖，基部圆形，有时浅裂。总状花序腋生或顶生，蝶形花蓝紫色或紫色。荚果线形，扁平，密被黄褐色的长硬毛。花期4～8月，果期8～10月。除新疆、西藏外，全国各地均有分布。

葛根

【药材采集】秋、冬二季采挖，趁鲜切成厚片或小块，干燥。

【炮制】除去杂质，洗净，润透，切厚片或切块，干燥。

【性状】根呈圆柱形、类纺锤形或半圆柱形，表面黄白色或淡棕色，未去外皮的呈灰棕色。切片呈不规则的厚片或立方块状，切面黄白色。

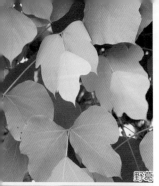

野葛
野葛

体重，质硬，富粉性。气微，味微甜。

【选购贮藏】以质疏松、切面纤维性强者为佳。置通风干燥处，防蛀。

【药理】有解热、抗动脉硬化、降血压、改善脑缺血、抗氧化、降血糖、抗肿瘤、保肝、促进骨骼生长及抗骨质疏松等作用。

【性味归经】甘、辛，凉。归脾、胃、肺经。

【功能主治】解肌退热，生津止渴，透疹，升阳止泻，通经活络，解酒毒。用于外感发热头痛、项背强痛、口渴、消渴、麻疹不透、热痢、泄泻、眩晕头痛、中风偏瘫、胸痹心痛、酒毒伤中。

【用法用量】煎服，9～15g。解肌退热、透疹、生津宜生用，升阳止泻宜煨用。

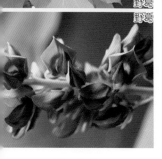

附 葛花

　为葛的未开放的花蕾。味甘，性平。有解酒毒、醒脾和胃的功效。主要用于饮酒过度、头痛头昏、烦渴、呕吐、胸膈饱胀等症。常用量3～15g。

淡豆豉

【基源】为豆科植物大豆的成熟种子的发酵加工品。

【植物识别】一年生草本，茎多分枝，密生黄褐色长硬毛。三出复叶，小叶卵形、广卵形或狭卵形。荚果黄绿色或黄褐色，密生长硬毛。花期6～7月，果期7～9月。全国各地均有栽培。

【炮制】取桑叶、青蒿各70～100g，加水煎煮，滤过，煎液拌入净大豆1000g中，俟吸尽后，蒸透，取出，稍晾，再置容器内，用煎过的桑叶、青蒿渣覆盖，闷使发酵至黄衣上遍时，取出，除去药渣，洗净，置容器内再闷15～20天，至充分发酵、香气溢出时，取出，略蒸，干燥，即得。

【性状】本品呈椭圆形，表面黑色，皱缩不平。质柔软，断面棕黑色。气香，味微甘。

【选购贮藏】以色黑、质柔、气香者为佳。置通风干燥处，防蛀。

【药理】有抗动脉硬化、降血糖、抗骨质疏松、抗肝癌、抗心肌缺血等作用。

【性味归经】苦、辛，凉。归肺、胃经。

【功能主治】解表，除烦，宣发郁热。用于感冒、寒热头痛、烦躁胸闷、虚烦不眠。

【用法用量】煎服，6～12g。

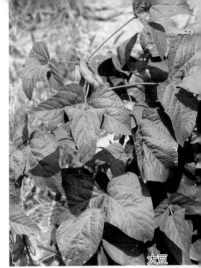

大豆

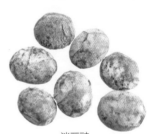

淡豆豉

附　大豆黄卷

为大豆的成熟种子经发芽干燥的炮制加工品。取净大豆，用水浸泡至膨胀，放去水，用湿布覆盖，每日淋水二次，待芽长至0.5～1cm时，取出，干燥。有解表祛暑、清热利湿的功效。用于暑湿感冒、湿温初起、发热汗少、胸闷脘痞、肢体酸重、小便不利。煎服，9～15g。

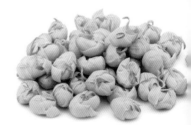

大豆黄卷

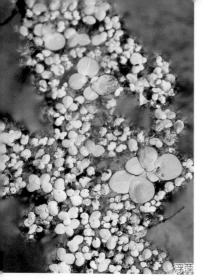

浮萍

浮萍

浮萍

【基源】为浮萍科植物紫萍的干燥全草。

【植物识别】多年生漂浮植物。叶状茎扁平，倒卵形或椭圆形，上面绿色，下面紫红色，常3～4片相连，自中央下垂10余条纤维状须根。生于湖沼、池塘或水田中。我国各地都有分布。

【药材采集】6～9月采收，洗净，除去杂质，晒干。

【选购贮藏】以色绿、背紫者为佳。置干燥处。

【药理】有解热、利尿等作用。

【性味归经】辛，寒。归肺经。

【功能主治】宣散风热，透疹，利尿。用于麻疹不透、风疹瘙痒、水肿尿少。

【用法用量】煎服3～9g。外用适量，煎汤浸洗。

【使用注意】表虚自汗者不宜使用。

木贼

【基源】为木贼科植物木贼的干燥地上部分。

【植物识别】多年生草本，高50cm以上。根茎横走或直立，黑棕色，节和根有黄棕色长毛。茎丛生，坚硬，直立不分枝，圆筒形，有关节状节，节间中空，茎表面有纵棱，棱上有多数细

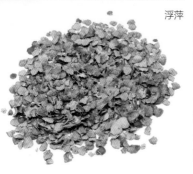

小光亮的疣状突起；节明显，节间长2.5～9cm，节上着生筒状鳞叶，叶鞘基部和鞘齿黑棕色。孢子囊穗生于茎顶，长圆形，先端具暗褐色的小尖头。孢子囊穗6～8月间抽出。生于山坡林下阴湿处、河岸湿地、溪边。分布于我国东北、华北、西北、华中、西南。

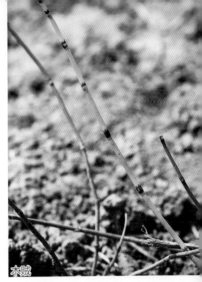

木贼

【药材采集】夏、秋二季采割，除去杂质，晒干或阴干。

【炮制】除去枯茎及残根，喷淋清水，稍润，切段，干燥。

【选购】以色绿、不脱节者为佳。置干燥处。

【药理】有扩张血管、降低血压、降血脂、抗凝血及镇静等作用。

【性味归经】辛、甘，平。归肺、肝经。

【功能主治】疏散风热，明目退翳。用于风热目赤、迎风流泪、目生云翳。

【用法用量】煎服，3～9g。

二、清热药

（一）清热泻火药

石膏

【基源】为硫酸盐类矿物硬石膏族石膏，主含含水硫酸钙。主产于湖北、安徽、山东。

【药材采集】采挖后，除去杂石及泥沙。用时打碎。

【炮制】①生石膏：打碎，除去杂石，粉碎成粗粉。②煅石膏：取石膏，煅至酥脆。

【性状】本品为纤维状的集合体，呈长块状、板块状或不规则块状。白色、灰白色或淡黄色，有的半透明。体重，质软，纵断面具绢丝样光泽。气微，味淡。

【选购贮藏】以色白、半透明、纵断面如丝者为佳。置干燥处。

【药理】有解热、降血糖及生肌等作用。

【性味归经】①石膏：甘、辛，大寒；归肺、胃经。②煅石膏：甘、辛、涩，寒；归肺、胃经。

【功能主治】①石膏：清热泻火，除烦止渴；用于外感热病、高热烦渴、肺热喘咳、胃火亢盛、头痛、牙痛。②煅石膏：收湿，生肌，敛疮，止血；外治溃疡不敛、湿疹瘙痒、水火烫伤、外伤出血。

【用法用量】生石膏煎服，15～60g，宜先煎。煅石膏适量外

石膏

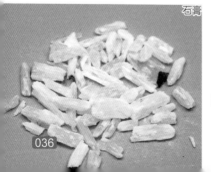

用，研末撒敷患处。

【使用注意】脾胃虚寒及阴虚内热者忌用。

知母

【基源】为百合科植物知母的干燥根茎。

【植物识别】多年生草本。叶基生，丛出，线形。花葶直立，不分枝，高50～120cm，下部具披针形退化叶，上部疏生鳞片状小苞片；花2～6朵成一簇，散生在花葶上部呈总状花序；花黄白色，多于夜间开放，具短梗。蒴果卵圆形，种子长卵形，具3棱，黑色。花期5～8月，果期7～9月。生于向阳干燥的山坡、丘陵草丛或草原地带。分布于东北、华北及陕西、宁夏、甘肃、山东、江苏等地。

【药材采集】春、秋二季采挖，除去须根和泥沙，晒干，习称"毛知母"；或除去外皮，晒干，习称"知母肉"。

【炮制】①知母：除去杂质，洗净，润透，切厚片，干燥，去毛屑。②盐知母：取知母片，加盐水拌润，炒干。

【性状】根茎呈长条状。饮片呈不规则类圆形的厚片。外表皮黄棕色或棕色。切面黄白色至黄色。气微，味微甜、略苦，嚼之带黏性。盐知母色黄或微带焦斑，味微咸。

【选购贮藏】以切面色黄白者为佳。置通风干燥处，防潮。

【药理】有抗病原微生物、解热、抗炎、抑制钠泵、降血糖、改善学习记忆能力及抗肿瘤等作用。

【性味归经】苦、甘，寒。归肺、胃、肾经。

【功能主治】清热泻火，滋阴润燥。用于外感热病、高热烦渴、

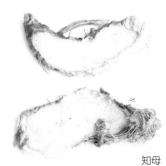

知母

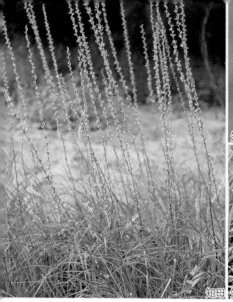

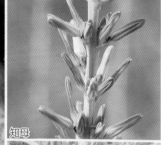

知母

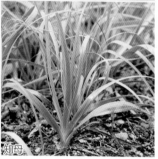

知母 知母

肺热燥咳、骨蒸潮热、内热消渴、肠燥便秘。

【用法用量】煎服，6～12g。生知母多用于外感热病、高热烦渴、肺热燥咳、内热消渴、肠燥便秘。盐知母常用于骨蒸潮热、盗汗遗精。

【使用注意】脾虚便溏者不宜用。

芦根

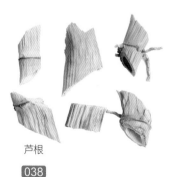

芦根

【基源】为禾本科植物芦苇的新鲜或干燥根茎。

【植物识别】多年生高大草本，高1～3m。地下茎粗壮，横走，节间中空，节上有芽。茎直立，中空。叶2列，互生，叶片扁平。穗状花序排列成大型圆锥花序，顶生，小穗暗紫色或褐紫色。颖果椭圆形。花、果期7～10月。生于河流、池沼岸边浅水中。全国大部分地区都有分布。

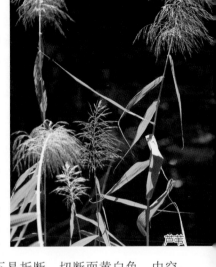
芦苇

【药材采集】全年均可采挖，除去芽、须根及膜状叶，鲜用或晒干。

【炮制】①鲜芦根：除去杂质，洗净，切段。②芦根：除去杂质，洗净，切段，干燥。

【性状】①鲜芦根：呈长圆柱形，表面黄白色，有光泽，外皮疏松可剥离，节呈环状，有残根和芽痕。体轻，质韧，不易折断。切断面黄白色，中空，壁厚1～2mm，有小孔排列成环。气微，味甘。②芦根：呈扁圆柱形。节处较硬，节间有纵皱纹。

【选购贮藏】以色黄白，有光泽者为佳。干芦根置干燥处；鲜芦根埋于湿沙中。

【药理】有保肝、解热、镇痛等作用。

【性味归经】甘，寒。归肺、胃经。

【功能主治】清热泻火，生津止渴，除烦，止呕，利尿。用于热病烦渴、肺热咳嗽、肺痈吐脓、胃热呕吐、热淋涩痛。

【用法用量】煎服，干品15～30g；鲜品加倍，或捣汁用。

【使用注意】脾胃虚寒者忌服。

天花粉

【基源】为葫芦科植物栝楼或双边栝楼的干燥根。

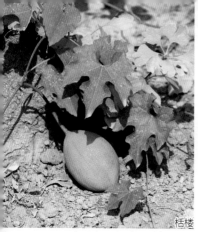

栝楼
天花粉

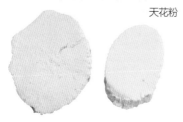

【植物识别】①栝楼：攀援藤本。茎较粗，具纵棱及槽，被白色伸展柔毛。卷须3～7分歧；叶互生；近圆形或近心形，常3～5浅裂至中裂，裂片菱状倒卵形、长圆形，先端钝，急尖，边缘常再浅裂，基部心形，基出掌状脉5条。花冠白色，裂片倒卵形，两侧具丝状流苏，被柔毛。果实椭圆形。花期5～8月，果期8～10月。全国大部分地区有产。②双边栝楼：茎细长，叶通常3～9深裂，几达基部，裂片披针形或狭倒卵形，锐尖，边缘具疏齿。生于平地或溪沟较阴湿处。分布于广东、广西、四川等地。

【药材采集】秋、冬二季采挖，洗净，除去外皮，切段或纵剖成瓣，干燥。

【炮制】略泡，润透，切厚片，干燥。

【性状】根呈不规则圆柱形、纺锤形或瓣块状。外表皮黄白色或淡棕黄色。切面可见黄色木质部小孔，略呈放射状排列。气微，味微苦。

【选购贮藏】以色白、粉性足、质坚细腻者为佳。置干燥处，防蛀。

【药理】有抗病毒、抗肿瘤、致流产及抗早孕等作用。

【性味归经】甘、微苦，微寒。归肺、胃经。

【功能主治】清热泻火，生津止渴，消肿排脓。用于热病烦渴、肺热燥咳、内热消渴、疮疡肿毒。

【用法用量】煎服，10～15g。

【使用注意】不宜与乌头类药材同用。孕妇慎用。

竹叶

【基源】为禾本科植物淡竹、青竿竹等的叶。其卷而未放的幼叶，称竹叶卷心。

【植物识别】①淡竹：竿高6～18m；中部节间长30～40cm；新竿蓝绿色，密被白粉；老竿绿色或黄绿色，节下有白粉环。竿环及箨环均稍隆起，箨鞘淡红褐色或淡绿色，有紫褐色斑点，无箨耳及繸毛。箨舌紫色。竿的节上多2分枝。末级小枝具2或3叶；叶舌紫褐色。笋期4月中旬至5月下旬。分布于黄河流域至长江流域各地。②青竿竹：竿高6～10m，节间30～36cm，幼时薄被白蜡粉；节处微隆起，基部第一至第二节于箨环之上下方各环生一圈灰白色绢毛；分枝常自竿基第一或第二节开始，以数枝乃至多枝簇生，主枝较粗长。叶片披针形至狭披针形。分布于广东、广西。

【药材采集】随时可采，宜用鲜品。

【选购】以色绿、完整、无枝梗者为佳。

【性味归经】甘、辛、淡、寒。归心、胃、小肠经。

【功能主治】清热泻火，除烦，生津，利尿。用于热病烦渴、口疮、尿赤。

【用法用量】煎服，6～15g；鲜品15～30g。

【使用注意】阴虚火旺、骨蒸潮热者忌用。

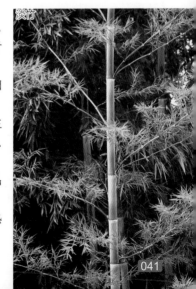

淡竹

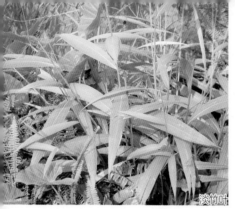

淡竹叶

淡竹叶

【基源】为禾本科植物淡竹叶的干燥茎叶。

【植物识别】多年生草本，高40～90cm。须根中部膨大呈纺锤形小块根。茎丛生，细长直立，中空。叶互生，叶片披针形，全缘，脉平行，中脉在背面明显突起；叶鞘光滑或一边有纤毛；叶舌截形，质硬，边缘有毛。圆锥花序顶生，小穗线状披针形，疏生。颖果纺锤形，深褐色。花期7～9月，果期10月。生于山坡、林地或林缘、道旁庇荫处。分布于长江流域以南和西南等地。

【药材采集】夏季未抽花穗前采割，晒干。

【选购贮藏】以叶多、色绿者为佳。置干燥处。

【药理】有抗病原体、抗肿瘤及退热作用。

【性味归经】甘、淡，寒。归心、胃、小肠经。

【功能主治】清热泻火，除烦止渴，利尿通淋。用于热病烦渴、小便短赤涩痛、口舌生疮。

【用法用量】煎服，6～10g。

【使用注意】阴虚火旺、骨蒸潮热者慎用。

鸭跖草

【基源】为鸭跖草科植物鸭跖草的干燥地上部分。

【植物识别】一年生草本，高15～60cm。茎圆柱形，肉质，表面呈绿色或暗紫色。单叶互生，无柄或近无柄；叶片卵圆状披针形或披针形，全缘。总状花序，花3、4朵，花瓣3，深蓝色，较小的1片卵形，较大的2片近圆形，有长爪。蒴果椭圆形。花期7～9月，果期9～10月。生田野间。全国大部分地区有分布。

【药材采集】夏、秋二季采收，晒干。

【炮制】除去杂质，洗净，切段，干燥。

【选购贮藏】以色黄绿者为佳。置通风干燥处，防霉。

【药理】有抗病原体、保肝及解热等作用。

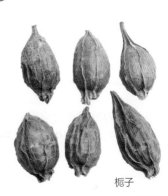
鸭跖草

【性味归经】甘、淡，寒。归肺、胃、小肠经。

【功能主治】清热泻火，解毒，利水消肿。用于感冒发热、热病烦渴、咽喉肿痛、水肿尿少、热淋涩痛、痈肿疔毒。

【用法用量】煎服，15～30g。鲜品60～90g。

【使用注意】脾胃虚弱者，用量宜少。

栀子

【基源】为茜草科植物栀子的干燥成熟果实。

【植物识别】常绿灌木，高1～2m。小枝绿色，幼时被毛。单叶对生，或三叶轮生；叶椭圆形、阔倒披针形或倒卵形，全缘，侧脉羽状。花单生于枝端或叶腋，大形，极香；花冠高脚碟状，白色，后变乳黄色，裂片5或更多，

栀子

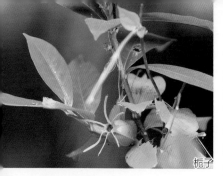
栀子

倒卵状长圆形。果实深黄色，倒卵形或长椭圆形有5～9条翅状纵棱。花期5～7月，果期8～11月。分布于中南、西南及江苏、安徽、浙江、江西、福建、台湾等地。

【药材采集】9～11月果实成熟呈红黄色时采收，除去果梗和杂质，蒸至上气或置沸水中略烫，取出，干燥。

【炮制】①栀子：除去杂质，碾碎。②炒栀子：取净栀子，照清炒法炒至黄褐色。

【性状】本品呈长卵圆形或椭圆形。表面红黄色或棕红色，具6条翅状纵棱。气微，味微酸而苦。

【选购贮藏】以皮薄、饱满、色黄者为佳。置通风干燥处。

【药理】有抗病毒、抗内毒素、解热、抗炎、镇痛、镇静催眠、保肝利胆、抗胰腺炎等作用。

【性味归经】苦，寒。归心、肺、三焦经。

【功能主治】泻火除烦，清热利湿，凉血解毒；外用消肿止痛。用于热病心烦、湿热黄疸、淋证涩痛、血热吐衄、目赤肿痛、火毒疮疡；外治扭挫伤痛。

【用法用量】煎服，5～10g。外用生品适量，研末调敷。

【使用注意】脾虚便溏者不宜用。

　　附　焦栀子

　　为栀子的炮制品。取栀子，或碾碎，照清炒法用中火炒至表面焦褐色或焦黑色，果皮内表面和种子表面为黄棕色或棕褐色，取出，放凉。味苦，性寒。归心、肺、三焦经。有凉血止血的功效。用于血热吐血、衄血、尿血、崩漏。煎服，6～9g。

夏枯草

【基源】为唇形科植物夏枯草的干燥果穗。

【植物识别】多年生草本。茎方形，基部匍匐，高约30cm，紫红色，全株密生细毛。叶对生，叶片椭圆状披针形，全缘。轮伞花序顶生，呈穗状；花冠紫色或白色，唇形，下部管状，上唇作风帽状，2裂，下唇平展，3裂。小坚果长椭圆形，具3棱。花期5～6月，果期6～7月。全国大部地区均有分布。

【药材采集】夏季果穗呈棕红色时采收，除去杂质，晒干。

【性状】本品呈圆柱形，淡棕色至棕红色。体轻。气微，味淡。

【选购贮藏】以穗大、色棕红者为佳。置干燥处。

【药理】有抗病原体、降血糖、降血压、抗肿瘤、抗心肌缺血及抗凝血等作用。

【性味归经】辛、苦，寒。归肝、胆经。

【功能主治】清肝泻火，明目，散结消肿。用于目赤肿痛、目珠夜痛、头痛眩晕、瘰疬、瘿瘤、乳痈、乳癖、乳房胀痛。

【用法用量】煎服，9～15g。或熬膏服。

【使用注意】脾胃寒弱者慎用。

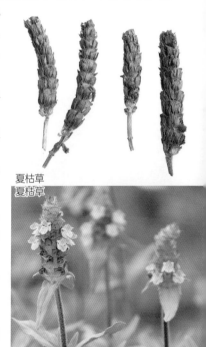

夏枯草

夏枯草

决明子

【基源】为豆科植物决明的干燥成熟种子。

【植物识别】一年生半灌木状草本，高0.5～2m。叶互生，羽状复叶，决明子小叶3对，叶片倒卵形或倒卵状长圆形，先端圆形，基部楔形，稍偏斜，下面及边缘有柔毛。花成对腋生，最上部的聚生；花冠黄色，花瓣5，倒卵形。荚果细长，近四棱形。种子多数，菱形。花期6～8月，果期8～10月。分布于长江以南各地。

【药材采集】秋季采收成熟果实，晒干，打下种子，除去杂质。

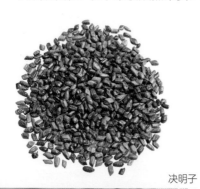

决明子
决明

【炮制】①决明子：除去杂质，洗净，干燥，用时捣碎。②炒决明子：取净决明子，照清炒法炒至微鼓起、有香气，用时捣碎。

【性状】呈菱方形或短圆柱形，两端平行倾斜。表面绿棕色或暗棕色，平滑有光泽。一端较平坦，另端斜尖，背腹面各有1条突起的棱线。质坚硬，不易破碎。气微，味微苦。

【选购贮藏】以颗粒均匀、饱满、色绿棕者为佳。置干燥处。

【药理】有缓泻、抗病原体、抗动脉粥样硬化、降血脂、减肥、护肝、保肾及抗血小板聚集等作用。

【性味归经】甘、苦、咸，微寒。归肝、大肠经。

【功能主治】清热明目，润肠通便。用于目赤涩痛、羞明多泪、头痛眩晕、目暗不明、大便秘结。

【用法用量】煎服，10～15克；用于润肠通便，不宜久煎。生决明子常用于目赤肿痛、大便秘结。炒决明子常用于头痛、头晕、青盲内障。

【使用注意】气虚便溏者不宜用。

谷精草

【基源】为谷精草科植物谷精草的干燥带花茎的头状花序。

【植物识别】一年生草本。叶线状披针形，丛生，半透明，具横格，长8～18cm，中部宽3～4mm。花茎多数，簇生，扭转，具4～5棱，长可达25cm；头状花序半球形，花序熟时近球形，禾秆色。蒴果3裂。花、果期6～11月。生长于水稻田或池沼边潮湿处。分布于浙江、江苏、安徽、江西、湖南、广东、广西等地。

【药材采集】秋季采收，将花序连同花茎拔出，晒干。

【性状】本品头状花序呈半球形。底部有苞片层层紧密排列，苞片淡黄绿色，有光泽，上部边缘密生白色短毛；花序顶部灰白色。质柔软。气微，味淡。

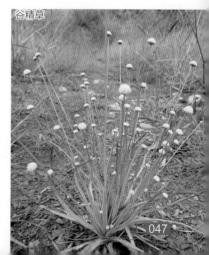
谷精草

【选购贮藏】以花序大而紧密、色灰白、花茎短者为佳。置通风干燥处。

【药理】有抗病原体作用。

【性味归经】辛、甘，平。归肝、肺经。

【功能主治】疏散风热，明目退翳。用于风热目赤、肿痛羞明、眼生翳膜、风热头痛。

【用法用量】煎服，5～10g。

【使用注意】阴虚血亏之眼疾者不宜用。

密蒙花

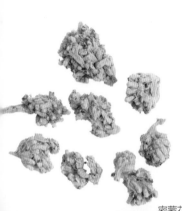

密蒙花

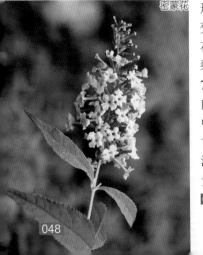

【基源】为马钱科植物密蒙花的干燥花蕾和花序。

【植物识别】落叶灌木，高1～3m。小枝灰褐色，小枝、叶下面、叶柄和花序均密被灰白色星状短绒毛。叶对生，叶片纸质，狭椭圆形、长卵形、卵状披针形或长圆状披针形，通常全缘。花多而密集，组成顶生聚伞圆锥花序；花梗极短；小苞片披针形，被短绒毛；花萼钟状，花萼裂片三角形或宽三角形；花冠紫堇色，后变白色或淡黄白色，喉部橘黄色，花冠管圆筒形，内面黄色，花冠裂片卵形。花期2～3月，果期7～8月。生于海拔200～2800m向阳山坡、河边、村旁的灌木丛中或林缘。分布于山西、陕西、甘肃、江苏、安徽、福建、河南、湖北、湖南、广东、广西、四川、贵州、云南和西藏等省区。

【药材采集】春季花未开放时采

收，除去杂质，干燥。

【性状】本品表面灰黄色或棕黄色，密被茸毛。花蕾呈短棒状，花萼钟状，花冠筒状。质柔软。气微香，味微苦、辛。

【选购贮藏】以色灰黄、花蕾密聚、茸毛多者为佳。置通风干燥处，防潮。

【药理】有抗病原体、降血糖等作用。

【性味归经】甘，微寒。归肝经。

【功能主治】清热泻火，养肝明目，退翳。用于目赤肿痛、多泪羞明、目生翳膜、肝虚目暗、视物昏花。

【用法用量】煎服，9～15g。

青葙子

【基源】为苋科植物青葙的干燥成熟种子。

【植物识别】一年生草本，高30～90cm。茎直立，绿色或红紫色。单叶互生，叶披针形或长圆状披外形，全缘。穗状花序单生于茎顶，呈圆柱形或圆锥形，花被片5，白色或粉红色，披针形。种子扁圆形，黑色，光亮。花期5～8月，果期6～10月。全国大部分地区均有野生或栽培。

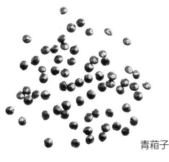

青葙

青葙子

【药材采集】秋季果实成熟时采割植株或摘取果穗，晒干，收集种子，除去杂质。

【性状】本品呈扁圆形，表面黑色或红黑色，光亮，中间微隆起，侧边微凹处有种脐。气微，味淡。

【选购贮藏】以粒饱满、色黑、光亮者为佳。置干燥处。

【药理】有降血糖、保肝及保护晶状体等作用。

【性味归经】苦，微寒。归肝经。

【功能主治】清肝泻火，明目退翳。用于肝热目赤、目生翳膜、视物昏花、肝火眩晕。

【用法用量】煎服，10～15g。

【使用注意】本品有扩散瞳孔作用，青光眼患者禁用。

　　附　青葙

　　为青葙的茎叶或根。夏季采收，鲜用或晒干。味苦，性寒。有燥湿清热、杀虫止痒、凉血止血功效。用于湿热带下、小便不利、尿浊、泄泻、阴痒、疮疥、风瘙身痒、痔疮、衄血、创伤出血。煎服，10～15g。外用适量捣敷或煎汤熏洗。

（二）清热燥湿药

黄芩

【基源】为唇形科植物黄芩的干燥根。

【植物识别】多年生草本，高30～80cm。茎四棱形。叶对生，无柄或几无柄；叶片卵状披针形至线状披针形，全缘。总状花序顶生或腋生，花偏向一侧，花冠二唇形，蓝紫色或紫红色，上唇盔状，先端微缺，下唇宽，中裂片三角状卵圆形。小坚果卵球形，黑褐色。花期6～9月，果期8～10月。分布于河北、山西、内蒙古、河南、陕西等地。

【药材采集】春、秋二季采挖，除去须根和泥沙，晒后撞去粗皮，晒干。

【炮制】①黄芩片：除去杂质，置沸水中煮10分钟，取出，闷透，切薄片，干燥；或蒸半小时，取出，切薄片，干燥（注意避免暴晒）。②酒黄芩：取黄芩片，照酒炙法炒干。

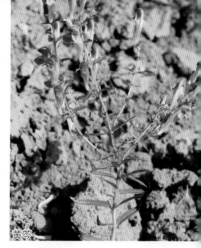

黄芩

【性状】根呈圆锥形，扭曲，表面棕黄色或深黄色。切面黄棕色或黄绿色，具放射状纹理。气微，味苦。

【选购贮藏】以外表皮棕黄色、切面色黄者为佳。置通风干燥处，防潮。

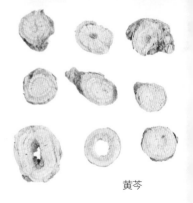

黄芩

【药理】有抗病原体、抗内毒素、解热、抗炎、抗过敏、保肝、抗肿瘤、抗氧化、降血糖、防治白内障等作用。

【性味归经】苦，寒。归肺、胆、脾、大肠、小肠经。

【功能主治】清热燥湿，泻火解毒，止血，安胎。用于湿温、暑湿、胸闷呕恶、湿热痞满、泻痢、黄疸、肺热咳嗽、高热烦渴、血热吐衄、痈肿疮毒、胎动不安。

【用法用量】煎服，3～10g。清热多生用，安胎多炒用，清上焦热可酒炙用，止血可炒炭用。

【使用注意】脾胃虚寒者不宜使用。置通风干燥处，防潮。

黄连

【基源】为毛茛科植物黄连、三角叶黄连或云连的干燥根茎。以上三种分别习称"味连"、"雅连"、"云连"。

【植物识别】黄连：多年生草本。叶全部基生；叶片卵状三角形，3全裂；中央裂片有细柄，卵状菱形，顶端急尖，羽状深裂，边缘有锐锯齿，侧生裂片不等2深裂。花葶1～2，高12～25cm，二歧或多歧聚伞花序，有花3～8朵；总苞片通常3，披针形，羽状深裂；萼片5，黄绿色；花瓣线形或线状披针形。蓇葖果。花期2～4月，果期3～6月。分布于陕西、湖北、湖南、四川、贵州等地

黄连

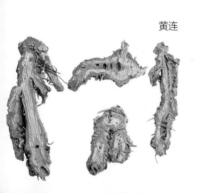

黄连

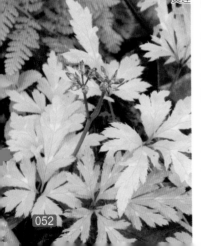

【药材采集】秋季采挖，除去须根和泥沙，干燥，撞去残留须根，切薄片。

【炮制】①黄连片：除去杂质，润透后切薄片，晾干，或用时捣碎。②酒黄连：取黄连片，加黄酒拌润，炒干。③姜黄连：取黄连片，加姜汁拌润，炒干。

【性状】味连多集聚成簇，常弯曲，形如鸡爪。雅连多为单枝，略呈圆柱形。云连弯曲呈钩状。饮片呈不规则的薄片。外表皮灰黄色或黄褐色，粗糙，有细小的须根。切面或碎断面鲜黄色或红

黄色，具放射状纹理，气微，味极苦。

【选购贮藏】以切面鲜黄、味极苦者为佳。置通风干燥处。

【药理】有抗病原体、抗细菌毒素、解热、抗炎、抗肿瘤、抗动脉粥样硬化、抗心肌缺血、抗心律失常、抗脑缺血、抗腹泻、抗消化道溃疡、利胆保肝及降血糖等作用。

【性味归经】苦，寒。归心、脾、胃、肝、胆、大肠经。

【功能主治】清热燥湿，泻火解毒。用于湿热痞满、呕吐吞酸、泻痢、黄疸、高热神昏、心火亢盛、心烦不寐、心悸不宁、血热吐衄、目赤、牙痛、消渴、痈肿疔疮；外治湿疹、湿疮、耳道流脓。

【用法用量】煎服，2～5g。外用适量，涂口可治口舌生疮。生黄连适用于肠胃湿热所致的呕吐吞酸、泻痢、热盛火炽、壮热烦躁、神昏谵语、吐血衄血、疔疮肿毒，口舌生疮，耳道流脓。酒黄连多用于目赤肿痛、口舌生疮。姜黄连用于湿热中阻、胃失和降、恶心呕吐。

【使用注意】脾胃虚寒者忌用；阴虚津伤者慎用。

黄柏

【基源】为芸香科植物黄皮树的干燥树皮。习称"川黄柏"。

【植物识别】落叶乔木，高10～12m。树皮外观棕褐色，可见唇形皮孔，外层木栓较薄。奇数羽状复叶对生；小叶7～15，长圆状披针形至长圆状卵形，先端长渐尖，基部宽楔形或圆形，不对称，近全缘，小叶厚纸质。花单性，雌雄异株；排成顶生圆锥花序，花序轴密被短毛。萼片5，卵形；花瓣6，紫色，长圆

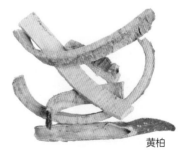

黄柏

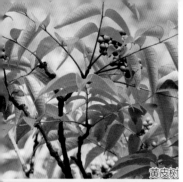

黄皮树

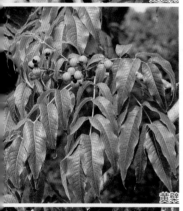

黄檗

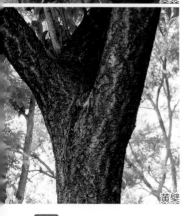

黄檗

形。果轴及果皮粗大；浆果状核果近球形，直径1～1.5cm，密集成团，熟后黑色。花期5～6月，果期10～11月。生于山上沟边的杂木林中。分布于四川、湖北、贵州、云南、江西、浙江等地。

【药材采集】剥取树皮后，除去粗皮，晒干。

【炮制】①黄柏：除去杂质，喷淋清水，润透，切丝，干燥。②盐黄柏：取黄柏丝，加盐水拌润，炒干。③黄柏炭：取黄柏丝，炒至表面焦黑色。

【性状】树皮呈板片状或浅槽状，饮片呈丝条状。外表面黄褐色或黄棕色。内表面暗黄色或淡棕色，具纵棱纹。切面纤维性，呈裂片状分层，深黄色。味极苦，嚼之有黏性。

【选购贮藏】以皮厚、色鲜黄、味极苦者为佳。置通风干燥处，防潮。

【药理】有抗病原体、抗炎、抗变态反应、降血压、抗痛风等作用。

【性味归经】苦，寒。归肾、膀胱经。

【功能主治】清热燥湿，泻火除蒸，解毒疗疮。用于湿热泻痢、黄疸尿赤、带下阴痒、热淋涩痛、脚气痿躄、骨蒸劳热、盗汗、遗精、疮疡肿毒、湿疹湿疮。

【用法用量】煎服，3～12g。外用适量。生黄柏多用于湿热痢疾、黄疸、热淋、足膝肿痛、疮疡肿毒、湿疹等。盐黄柏多用于阴虚发热、骨蒸盗汗、遗精、足膝痿软、咳嗽咯血。黄柏炭多用于便血、崩漏。

　　附　关黄柏

　　为芸香科植物黄檗的干燥树皮。性味归经、功能主治、用法用量同黄柏。植物识别：落叶乔木，高10～25m；树皮表面有纵向沟裂，内皮鲜黄色。小枝通常灰褐色或淡棕色。叶对生，单数羽状复叶，小叶5～13片，小叶柄短，小叶片长圆状披针形、卵状披针形或近卵形，边缘有细圆锯齿或近无齿。花序圆锥状，花单性，较小；花瓣5，长圆形，带黄绿色。浆果状核果圆球形，成熟时紫黑色。花期5～6月；果期9～10月。生于山地杂木林中或山谷洪流附近。分布于东北及华北。

龙胆

【基源】为龙胆科植物龙胆、条叶龙胆、三花龙胆或坚龙胆的干燥根和根茎。

【植物识别】龙胆：多年生草本，高30～60cm。根茎平卧或直立，短缩或长达5cm，具多数粗壮、略肉质的须根。花茎单生，不分枝。叶对生，无柄；下部叶成鳞片状，基部合生，中部和上部叶片卵形或卵状披针形，叶脉3～5条。花簇生枝顶和叶腋，花冠筒状钟形，蓝紫色，花冠先端5裂，裂片卵形，褶三角形。蒴果长圆形。花期8～9月，果期9～10月。生于山坡草丛、灌

龙胆

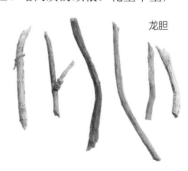

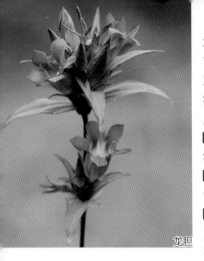
龙胆

木丛中及林缘。分布于黑龙江、吉林、辽宁、内蒙古、河北、山东、江苏、安徽、浙江、福建、江西、湖南、湖北、贵州、四川、广东、广西等地。

【药材采集】春、秋二季采挖，洗净，干燥。

【炮制】除去杂质，洗净，润透，切段，干燥。

【性状】根圆柱形。饮片呈不规则块片。表面淡黄色至黄棕色，有的有横皱纹，具纵皱纹。切面皮部黄白色至棕黄色，木部色较浅。气微，味甚苦。

【选购贮藏】以色黄或色黄棕者为佳。置干燥处。

【药理】有抗病原体、解热、抗炎、利胆、保肝及健胃等作用。

【性味归经】苦，寒。归肝、胆经。

【功能主治】清热燥湿，泻肝胆火。用于湿热黄疸、阴肿阴痒、带下、湿疹瘙痒、肝火目赤、耳鸣耳聋、胁痛口苦、强中、惊风抽搐。

【用法用量】煎服，3 ～ 6g。

【使用注意】脾胃寒者不宜用，阴虚津伤者慎用。

秦皮

【基源】为木犀科植物白蜡树、苦枥白蜡树、尖叶白蜡或宿柱白蜡树的干燥枝皮或干皮。

【植物识别】白蜡树：落叶乔木，高10m左右。树皮灰褐色，较平滑，老时浅裂。小枝黄褐色，粗糙。单数羽状复叶，对生，小叶通常5片，叶片卵形，边缘有浅粗锯齿。圆锥花序顶生或腋生枝梢，花雌雄异株；雄花密集，花萼小，钟状，无花冠；雌花疏离，花萼大，桶状，4浅裂。翅果匙形，上中部最宽，先端锐尖，常呈犁头状，基部渐狭，翅平展，下延至坚果中部，坚果圆柱形。花期5～6月，果期8～9月。多为栽培。分布于南北各省区。

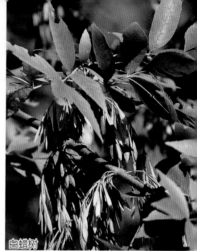

白蜡树

【药材采集】春、秋二季剥取，晒干。切丝，干燥。

【炮制】除去杂质，洗净，润透，切丝，干燥。

【性状】干皮为长条状块片，枝皮呈卷筒状或槽状，饮片为长短不一的丝条状。外表面灰白色、灰棕色或黑棕色。内表面黄白色或棕色，平滑。切面纤维性。质硬。气微，味苦。

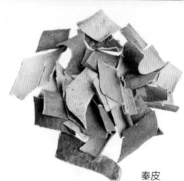

秦皮

【选购贮藏】以外表皮色灰白、味苦者为佳。置通风干燥处。

【药理】有抗病原体、抗炎、抗痛风、保肝、抗肿瘤等作用。

【性味归经】苦、涩，寒。归肝、胆、大肠经。

【功能主治】清热燥湿，收涩止痢，止带，明目。用于湿热泻痢、赤白带下、目赤肿痛、目生翳膜。

【用法用量】煎服，6～12g。外用适量，煎洗患处。

【使用注意】脾胃虚寒者忌用。

苦参

【基源】为豆科植物苦参的干燥根。

【植物识别】落叶半灌木，高1.5～3m。茎直立，多分枝，具纵沟。奇数羽状复叶，互生；小叶15～29，叶片披针形至线状披针形，全缘。总状花序顶生，花冠蝶形，淡黄白色。荚果线形，呈不明显的串珠状。种子近球形，黑色。花期5～7月，果期7～9月。生于沙地或向阳山坡草丛中及溪沟边。分布于全国各地。

【药材采集】春、秋二季采挖，除去根头和小支根，洗净，干燥，或趁鲜切片，干燥。

【炮制】除去残留根头，大小分开，洗净，浸泡至约六成透时，润透，切厚片。

【性状】根呈长圆柱形，外表皮灰棕色或棕黄色。切面黄白色，纤维性，具放射状纹理和裂隙。气微，味极苦。

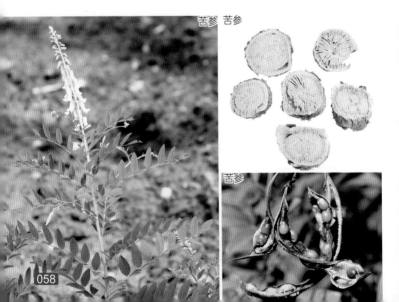

苦参 苦参

苦参

【选购贮藏】以切面色黄白、味极苦者为佳。置干燥处。

【性味归经】苦，寒。归心、肝、胃、大肠、膀胱经。

【药理】有抗病原体、解热、抗炎、抑制免疫、抗肿瘤、抗心肌缺血、抗胃溃疡等作用。

【功能主治】清热燥湿，杀虫，利尿。用于热痢、便血、黄疸尿闭、赤白带下、阴肿阴痒、湿疹、湿疮、皮肤瘙痒、疥癣麻风；外治滴虫性阴道炎。

【用法用量】煎服，5～9g。外用适量。

【使用注意】脾胃虚寒者忌用，反藜芦。本品有小毒，用量不宜过大。

白鲜皮

【基源】为芸香科植物白鲜的干燥根皮。

【植物识别】多年生草本，高达1m。全株有特异的香味。奇数

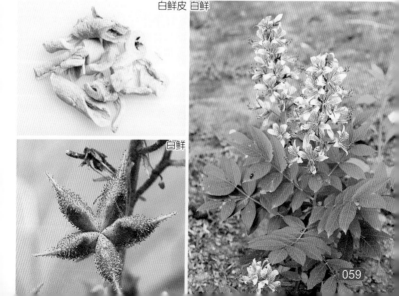

白鲜皮 白鲜

白鲜

羽状复叶互生；叶轴有狭翼，无叶柄；小叶9～13，叶片卵形至椭圆形，边缘具细锯齿。总状花序顶生，花瓣5，色淡红而有紫红色线条，倒披针形或长圆形。蒴果，密被腺毛，成熟时5裂，每瓣片先端有一针尖。花期4～5月，果期6月。分布于辽宁、河北、四川、江苏等地。

【药材采集】春、秋二季采挖根部，除去泥沙和粗皮，剥取根皮，干燥。

【炮制】除去杂质，洗净，稍润，切厚片，干燥。

【性状】根皮呈卷筒状，外表皮灰白色或淡灰黄色，具细纵皱纹及细根痕，常有突起的颗粒状小点；内表面类白色，有细纵纹。切面类白色，略呈层片状。有羊膻气，味微苦。

【选购贮藏】以皮厚、色灰白、羊膻气浓者为佳。置通风干燥处。

【药理】有抗病原体、抗内毒素、抗炎、抑制免疫、抗肿瘤及保肝等作用。

【性味归经】苦，寒。归脾、胃、膀胱经。

【功能主治】清热燥湿，祛风解毒。用于湿热疮毒、黄水淋漓、湿疹、风疹、疥癣疮癞、风湿热痹、黄疸尿赤。

【用法用量】煎服，5～10g。外用适量。

【使用注意】脾胃虚寒者慎用。

苦豆子

【基源】为豆科植物苦豆子的干燥成熟种子。

【植物识别】灌木，枝密被灰色平伏的绢毛。奇数羽状复叶，互生；小叶15～25，灰绿色，长圆形，叶两面及叶轴均被绢毛。总状花序顶生，花密生；萼钟状，萼齿短三角状，密生平贴绢毛；花冠蝶形，黄色，旗瓣先端微凹，基部渐窄或具爪，翼瓣具耳。荚果串珠状。花期6月，果期7～8月。生于阳光充足、排水良好的石灰性土壤上。分布于华北、西北及河南、西藏。

【药材采集】秋季采收成熟果实，晒干，打下种子，除去杂质。

【选购贮藏】以颗粒饱满、色淡黄者为佳。置干燥处。

【药理】有抗病原体、抗炎、镇痛、抑制免疫、抗肿瘤等作用。

【性味归经】苦、寒。有毒。归胃、大肠经。

【功效主治】清热燥湿，止痛，杀虫。用于湿热泻痢、胃脘痛、吞酸、湿疹、顽癣、白带过多、疮疖、溃疡。

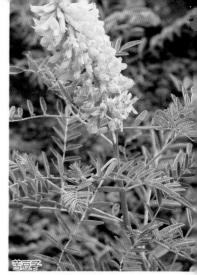
苦豆子

【用法用量】内服，炒黑研末，每次5粒。外用适量，煎水洗。

【使用注意】本品有毒，内服用量不宜过大。

三棵针

【基源】为小檗科植物细叶小檗等同属数种植物的干燥根。

【植物识别】细叶小檗：落叶灌木，老枝灰黄色，幼枝紫褐色，生黑色疣点，具条棱；茎刺缺如或单一，有时三分叉，长4～9mm。叶纸质，倒披针形至狭倒披针形，先端渐尖或急尖，具小尖头，基部渐狭，叶缘平展，全缘；近无柄。穗状总状花序具8～15朵花，常下垂；花黄色，花瓣倒卵形或椭圆形，先端锐裂，基部微部缩，略呈爪。

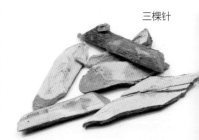
三棵针

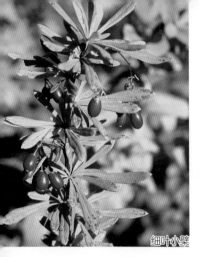
细叶小檗

浆果长圆形，红色，长约9mm，顶端无宿存花柱，不被白粉。花期5～6月，果期7～9月。生于山地灌丛、砾质地、草原化荒漠、山沟河岸或林下。分布于吉林、辽宁、内蒙古、青海、陕西、山西、河北等地。

【药材采集】春、秋二季采挖，除去泥沙和须根，晒干或切片晒干。

【炮制】除去杂质；未切片者，喷淋清水，润透，切片，干燥。

【性状】根呈类圆柱形，根头粗大，向下渐细。外皮灰棕色，有细皱纹，易剥落。质坚硬，不易折断，切面不平坦，鲜黄色，切片近圆形或长圆形，稍显放射状纹理，髓部棕黄色。气微，味苦。

【选购贮藏】以色黄、苦味浓者为佳。置干燥处。

【药理】有广谱抗菌作用。

【性味归经】苦，寒；有毒。归肝、胃、大肠经。

【功能主治】清热燥湿，泻火解毒。用于湿热泻痢、黄疸、湿疹、咽痛目赤、聤耳流脓、痈肿疮毒。

【用法用量】煎服，10～15g。外用适量。

【使用注意】脾胃虚寒者慎用。

马尾连

【基源】为毛茛科植物贝加尔唐松草、多叶唐松草或偏翅唐松草的根茎及根。

【植物识别】贝加尔唐松草：多年生草本，茎高50～120cm。

3回3出复叶，小叶草质，顶生小叶宽菱形、扁菱形或菱状宽倒卵形，基部宽楔形或近圆形，3浅裂，裂片有圆齿；叶轴基部扩大呈耳状，抱茎。复单歧聚伞花序近圆锥状，萼片4，绿白色，早落，椭圆形或卵形，长约2mm。瘦果卵球形或宽椭圆球形，稍扁，长约3mm，有8条纵肋。5～6月开花。生于山地林下或湿润草坡。分布于甘肃、青海、陕西、河南、山西、河北、内蒙古和东北。

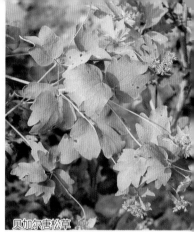

贝加尔唐松草

【药材采集】秋、冬二季采挖，洗净，切段，干燥。生用或鲜用。

【性状】根茎上端有多数芦头。根茎长圆形，外表棕褐色；腹面密生成束的须根，形如马尾；须

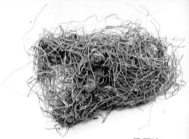

马尾连

根外表红黄色或金黄色，有光泽，具纵向细纹。体轻，质脆易断。根茎断面外圈棕褐色，内有黄色的木质心；须根断面深黄色，外表为一薄层金黄色的外皮。气微，味微苦。

【选购贮藏】以根条均匀、色金黄者为佳。置干燥处。

【药理】有抗病原体、利胆、抗肿瘤、升高白细胞、解热、利尿、镇静等作用。有乙酰胆碱样作用。

【性味归经】苦，寒。归心、肺、肝、胆、大肠经。

【功能主治】清热燥湿，泻火解毒。用于湿热泻痢、黄疸、热病烦躁、肺热咳嗽、痈疮肿毒、目赤肿痛。

【用法用量】煎服，6～12g；全草15～30g。

功劳木

【基源】为小檗科植物阔叶十大功劳或细叶十大功劳的干燥茎。

【植物识别】①阔叶十大功劳：灌木或小乔木。羽状复叶，具4～10对小叶，小叶上面暗灰绿色，背面被白霜，两面叶脉不显；小叶厚革质，硬直，自叶下部往上小叶渐次变长而狭，最下一对小叶卵形，具1～2粗锯齿，往上小叶近圆形至卵形或长圆形，基部阔楔形或圆形，偏斜，有时心形，边缘每边具2～6粗锯齿，先端具硬尖，顶生小叶较大。总状花序直立，通常3～9个簇生；花瓣倒卵状椭圆形。浆果卵形，深蓝色，被白粉。花期9月至翌年1月，果期3～5月。生于林下、林缘、草坡、溪边、路旁或灌丛中。分布于浙江、安徽、江西、福建、湖南、湖北、陕西、河南、广东、广西、四川。②细叶十大功劳：常绿灌木。羽状复叶，小叶3～9，革质，披针形，侧生小叶等长，顶生小叶最大，边缘有刺状锐齿。总状花序直立，花黄色。浆果球形，紫黑色，被白粉。分布于广西、四川、湖北、

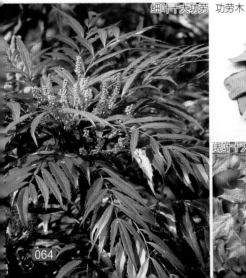

细叶十大功劳　功劳木

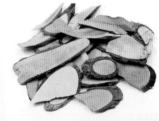

阔叶十大功劳

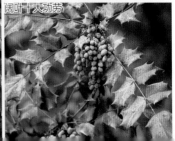

江西、浙江等地。

【药材采集】全年均可采收，切块片，干燥。

【性状】本品为不规则的块片。外表面灰黄色至棕褐色，有明显的纵沟纹和横向细裂纹。质硬，切面皮部薄，棕褐色，木部黄色，可见数个同心形环纹及排列紧密的放射状纹理，髓部色较深。气微，味苦。

【选购贮藏】以断面色鲜黄者为佳。置干燥处。

【药理】有抗菌、抗肿瘤细胞耐药、抗矽肺等作用。

【性味归经】苦，寒。归肝、胃、大肠经。

【功能主治】清热燥湿，泻火解毒。用于湿热泻痢、黄疸尿赤、目赤肿痛、胃火牙痛、疮疖痈肿。

【用法用量】煎服，9 ～ 15g。外用适量。

【使用注意】脾胃虚寒者禁用。

（三）清热解毒药

金银花

【基源】为忍冬科植物忍冬的干燥花蕾或带初开的花。

【植物识别】多年生半常绿缠绕木质藤本。叶对生，纸质，叶片卵形、长圆卵形或卵状披针形，顶端尖或渐尖，基部圆或近心形，全缘。小枝上部叶通常两面均密被短糙毛，下部叶常平滑无毛。花成对腋生，花冠唇形，上唇4浅裂，花冠筒细长，上唇4裂片先端钝形，下唇带状而反曲，花初开时为白色，2 ～ 3天后变金黄色。浆果球形，成熟时蓝黑色。花期4 ～ 7月，果期6 ～ 11月。生于山坡灌丛或疏林中、乱石堆、山路旁及村庄篱笆边。除黑龙江、内蒙古、宁夏、青海、新疆、海南和西藏无自然生长外，全国各省均有分布。

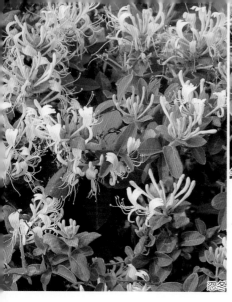

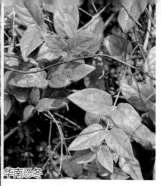

华南忍冬

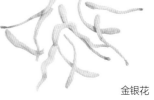

忍冬

金银花

【药材采集】夏初花开放前采收，干燥。

【炮制】金银花炭：取净金银花，用中火炒至黑褐色。

【性状】本品呈棒状，上粗下细，略弯曲。表面黄白色或绿白色，密被短柔毛。气清香，味淡、微苦。

【选购贮藏】以花蕾多、色黄白、气清香者为佳。置阴凉干燥处，防潮，防蛀。

【药理】有抗病毒、抗细菌、抗细菌毒素、解热、抗炎、抗氧化、保肝、降血糖及降血脂等作用。

【性味归经】甘，寒。归肺、心、胃经。

【功能主治】清热解毒，疏散风热。用于痈肿疔疮、喉痹、丹毒、热毒血痢、风热感冒、温病发热。

【用法用量】煎服，6～15g。疏散风热、清泄里热以生品为佳；炒炭宜用于热毒血痢。

【使用注意】脾胃虚寒及气虚疮疡脓清者忌用。

附　1.山银花

为忍冬科植物灰毡毛忍冬、红腺忍冬、华南忍冬或黄褐毛忍冬的干燥花蕾或带初开的花。性味归经、功效主治、用法用量同金银花。

2.忍冬藤

为忍冬的干燥茎枝。味甘，性寒。归肺、胃经。有清热解毒、疏风通络的功效。用于温病发热、热毒血痢、痈肿疮疡、风湿热痹、关节红肿热痛。用量，9～30g。

连翘

【基源】为木犀科植物连翘的干燥果实。

【植物识别】落叶灌木。小枝土黄色或灰褐色，呈四棱形，疏生皮孔，节间中空。单叶对生，或成为3小叶，叶片卵形、宽卵形至椭圆形，边缘有不整齐的锯齿。花先叶开放，腋生，花冠黄色，裂片4。蒴果卵球形，表面疏生瘤点，先端有短喙，成熟时2瓣裂。种子棕色，狭椭圆形，扁平，一侧有薄翅。花期3～

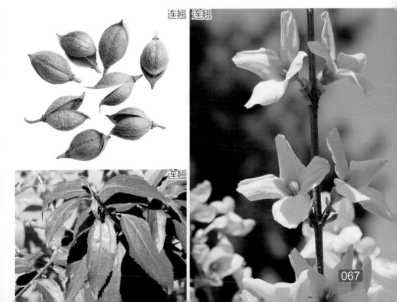

连翘　连翘

连翘

5月，果期7～8月。生山坡灌丛、林下或草丛中，或山谷、山沟疏林中。分布于我国东北、华北、长江流域至云南。

【药材采集】秋季果实初熟尚带绿色时采收，除去杂质，蒸熟，晒干，习称"青翘"；果实熟透时采收，晒干，除去杂质，习称"老翘"。

【性状】本品呈长卵形至卵形，表面有不规则的纵皱纹和多数突起的小斑点。青翘多不开裂，表面绿褐色，突起的灰白色小斑点较少。老翘自顶端开裂或裂成两瓣，表面黄棕色或红棕色。气微香，味苦。

【选购贮藏】青翘以色绿、不开裂者为佳。老翘以色较黄、瓣大、壳厚者为佳。置干燥处。

【药理】有抗病原体、解热、抗炎、抗氧化、镇吐及保肝等作用。

【性味归经】苦，微寒。归肺、心、小肠经。

【功能主治】清热解毒，消肿散结，疏散风热。用于痈疽、瘰疬、乳痈、丹毒、风热感冒、温病初起、温热入营、高热烦渴、神昏发斑、热淋涩痛。

【用法用量】煎服，6～15g。

【使用注意】脾胃虚寒及气虚脓清者不宜用。

穿心莲

【基源】为爵床科植物穿心莲的干燥地上部分。

【植物识别】一年生草本，高40～80cm。茎直立，方形，下部多分枝，节呈膝状膨大，茎叶具有苦味。叶对生，长圆状卵形至披针形，全缘，顶端略钝。花序轴上叶较小，总状花序顶生和腋生，集成大一型的圆锥花序。花萼裂片三角状披针形，有腺毛和微毛；花冠白色而小，下唇带紫色斑纹，2唇形，上唇微2裂，下唇3深裂，花冠筒与唇瓣等长。蒴果长椭圆形，中有一

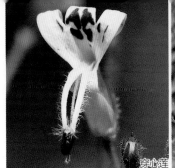

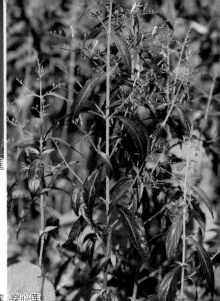

穿心莲

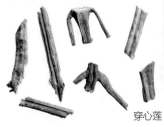

穿心莲 穿心莲

沟，种子12粒，四方形，红色。长江以南温暖地区多栽培。

【药材采集】秋初茎叶茂盛时采割，晒干。

【炮制】除去杂质，洗净，切段，干燥。

【选购贮藏】以叶多、色绿者为佳。置干燥处。

【药理】有解热、抗炎、保肝利胆、抗肿瘤、抗心肌缺血及抗脑缺血等作用。

【性味归经】苦，寒。归心、肺、大肠、膀胱经。

【功能主治】清热解毒，凉血，消肿。用于感冒发热、咽喉肿痛、口舌生疮、顿咳劳嗽、泄泻痢疾、热淋涩痛、痈肿疮疡、毒蛇咬伤。

【用法用量】煎服，6～9g。煎剂易致呕吐，故多作丸、散、片剂。外用适量。

【使用注意】不宜多服久服；脾胃虚寒者不宜用。

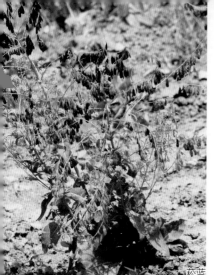
菘蓝

大青叶

【基源】为十字花科植物菘蓝的干燥叶。

【植物识别】二年生草本，高50～100cm。茎直立，绿色，顶部多分枝，植株光滑无毛，带白粉霜。基生叶莲座状，蓝绿色，叶片长圆形至宽倒披针形，全缘或稍具波状齿，基部叶耳不明显或为圆形，具柄；茎生叶互生，长圆形至长圆状倒披针形，茎顶部叶宽条形，全缘，无柄。总状花序顶生或腋生，在枝顶组成圆锥状，花瓣4，黄色，倒卵形。短角果近长圆形，扁平，无毛，边缘有翅；果梗细长，微下垂。种子长圆形，淡褐色。花期4～5月，果期5～6月。各地均有栽培。

【药材采集】夏、秋二季分2～3次采收，除去杂质，晒干。

【炮制】除去杂质，略洗，切碎，干燥。

【选购贮藏】以叶完整、色灰绿者为佳。置通风干燥处，防霉。

【药理】有抗病原微生物、抗内毒素、解热、抗炎等作用。

【性味归经】苦，寒。归心、胃经。

【功能主治】清热解毒，凉血消斑。用于温病高热、神昏、发斑发疹、疟腮、喉痹、丹毒、痈肿。

【用法用量】煎服，9～15g，鲜品30～60g。外用适量。

【使用注意】脾胃虚寒者忌用。

板蓝根

【基源】为十字花科植物菘蓝的干燥根。

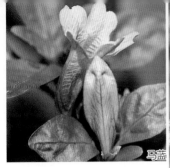
马蓝

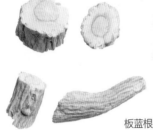
板蓝根

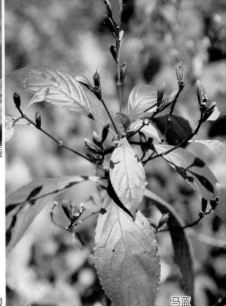
马蓝

【植物识别】参见大青叶项。

【药材采集】秋季采挖，除去泥沙，晒干。

【炮制】除去杂质，洗净，润透，切厚片，干燥。

【性状】根呈圆柱形。外表皮淡灰黄色至淡棕黄色，有纵皱纹。切面皮部黄白色，木部黄色。气微，味微甜后苦涩。

【选购贮藏】以切面皮部黄白色、木部色黄者为佳。置干燥处，防霉，防蛀。

【药理】有抗病毒、抗内毒素、解热、抗炎等作用。

【性味归经】苦，寒。归心、胃经。

【功能主治】清热解毒，凉血利咽。用于温疫时毒、发热咽痛、温毒发斑、痄腮、烂喉丹痧、大头瘟疫、丹毒、痈肿。

【用法用量】煎服，9～15g。

【使用注意】体虚而无实火热毒者忌服，脾胃虚寒者慎用。

附　南板蓝根

为爵床科植物马蓝的干燥根茎及根。性味归经、功能主治、用法用量同板蓝根。植物识别：多年生草本，高30～70cm。地上茎基部稍木质化，稍分枝，节膨大。叶对生，叶柄长1～4cm；叶片倒卵状椭圆形或卵状椭圆形；先端急尖，微钝头，基部渐狭细，边缘有浅锯齿或波状齿或全缘。花无梗，成疏生的穗状花序，顶生或腋生；花冠漏斗状，淡紫色，5裂近相等，先端微凹。蒴果为稍狭的匙形。花期6～10月，果期7～11月。

青黛

【基源】为爵床科植物马蓝、蓼科植物蓼蓝或十字花科植物菘蓝的叶或茎叶经加工制得的干燥粉末、团块或颗粒。

【炮制】秋季采收以上植物的落叶，加水浸泡，至叶腐烂，叶落脱皮时，捞去落叶，加适量石灰乳，充分搅拌至浸液由乌绿色转为深红色时，捞取液面泡沫，晒干而成。研细用。

【性状】本品为深蓝色的粉末，体轻，易飞扬；或呈不规则多孔性的团块、颗粒，用手搓捻即成细末。微有草腥气，味淡。

【选购贮藏】以粉细、色蓝、质轻而松、能浮于水面，以火烧之呈紫红色火焰者为佳。置干燥处。

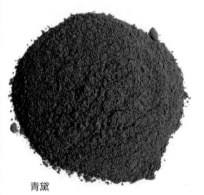

青黛

【药理】有抗病原体、抗炎、镇痛等作用。

【性味归经】咸，寒。归肝经。

【功能主治】清热解毒，凉血消斑，泻火定惊。用于温毒发斑、血热吐衄、胸痛咯血、口疮、痄腮、喉痹、小儿惊痫。

【用法用量】内服，1.5～3g。

本品难溶于水，一般作散剂冲服，或入丸剂服用。外用适量。

【使用注意】胃寒者慎用。

贯众

【基源】为鳞毛蕨科植物粗茎鳞毛蕨的干燥根茎和叶柄残基。本品又称绵马贯众。

【植物识别】多年生草本，高50～100cm。叶簇生于根茎顶端；叶柄长10～25cm，基部以上直达叶轴密生棕色条形至钻形狭鳞片，叶片倒披针形，二回羽状全裂或深裂；羽片无柄。孢子囊群着生于叶中部以上的羽片上，生于叶背小脉中部以下，囊群盖肾形或圆肾形，棕色。分布于东北及内蒙古、河北等地。

【药材采集】秋季采挖，削去叶柄，须根，除去泥沙，晒干。

【炮制】①贯众：除去杂质，喷淋清水，洗净，润透，切厚片，干燥，筛去灰屑，即得。②贯众炭：取净贯众，用武火炒至表面焦黑色。

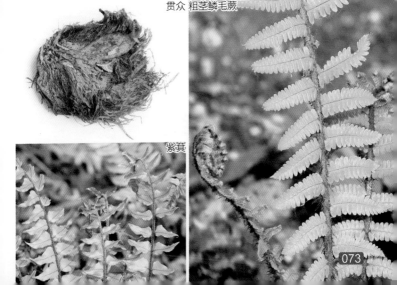

贯众 粗茎鳞毛蕨

紫萁

【性状】呈长倒卵形，表面黄棕色至黑褐色，密被排列整齐的叶柄残基及鳞片，并有弯曲的须根。切面淡棕色至红棕色，有黄白色维管束小点，环状排列。气特异，味初淡而微涩，后渐苦、辛。

【选购贮藏】以切面棕色、须根少者为佳。置通风干燥处。

【药理】有抗病原体、驱虫、抗肿瘤及保肝等作用。

【性味归经】苦，微寒；有小毒。归肝、胃经。

【功能主治】清热解毒，止血，杀虫。用于时疫感冒、风热头痛、温毒发斑、疮疡肿毒、崩漏下血、虫积腹痛。

【用法用量】煎服，4.5～9g。杀虫及清热解毒宜生用；止血宜炒炭用。外用适量。

【使用注意】本品有小毒，用量不宜过大。服用本品时忌油腻。脾胃虚寒者及孕妇慎用。

  附　紫萁贯众

  为紫萁科植物紫萁的干燥根茎和叶柄残基。性味归经、功能主治、用法用量同贯众。植物识别：多年生草本，高30～100cm。根茎粗壮，横卧或斜升，无鳞片。叶二型，幼时密被绒毛；营养叶有长柄，叶片三角状阔卵形，顶部以下二回羽状，小羽片长圆形或长圆状披针形，先端钝或尖，基部圆形或宽楔形，边缘有均匀的细钝锯齿。孢子叶强度收缩，小羽片条形，长1.5～2cm，沿主脉两侧密生孢子囊，形成长大深棕色的孢子囊穗，成熟后枯萎。

蒲公英

【基源】为菊科植物蒲公英、碱地蒲公英或同属种植物的干燥全草。

【植物识别】①蒲公英：多年生草本。叶根生，排列成莲座状，具叶柄，叶片线状披针形、倒披针形或倒卵形，边缘浅裂或作不规则羽状分裂，裂片齿牙状或三角状，全缘或具疏齿，裂片间有细小锯齿。头状花序单一，顶生，舌状花，花冠黄色。瘦

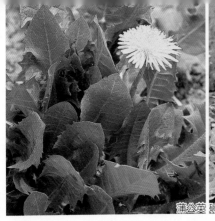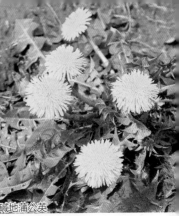

蒲公英 碱地蒲公英

果倒披针形，顶端着生白色冠毛。花期4～5月，果期6～7月。

②碱地蒲公英：小叶为规则的羽状分裂。全国各地均有分布。

【药材采集】春至秋季花初开时采挖，除去杂质，洗净，晒干。

【炮制】除去杂质，洗净，切断，干燥。

【选购贮藏】以叶多、色灰绿、带根者为佳。置通风干燥处，防潮，防蛀。

【药理】有抗病原体、抗消化道溃疡、保肝及抗氧化等作用。

【性味归经】苦、干、寒。归肝、胃经。

【功能主治】清热解毒，消肿散结，利尿通淋。用于疔疮肿毒、乳痈、瘰疬、目赤、咽痛、肺痈、肠痈、湿热黄疸、热淋涩痛。

【用法用量】煎服，9～15g。外用鲜品适量捣敷或煎汤熏洗患处。

【使用注意】用量过大，可致缓泻。

紫花地丁

【基源】为堇菜科植物紫花地丁的干燥全草。

【植物识别】多年生草本，无地上茎，高4～14cm。根状茎短，垂直，有数条淡褐色或近白色的细根。叶多数，基生，莲座状；叶片下部者通常较小，呈三角状卵形或狭卵形，上部者较

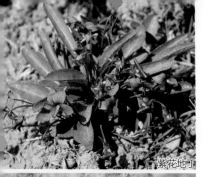

紫花地丁

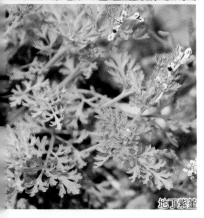

地丁紫堇

长，呈长圆形、狭卵状披针形或长圆状卵形，长1.5～4cm，宽0.5～1cm，先端圆钝，基部截形或楔形边缘具较平的圆齿。花紫堇色或淡紫色，喉部色较淡并带有紫色条纹，花瓣倒卵形或长圆状倒卵形。蒴果长圆形；种子卵球形，淡黄色。花果期4月中下旬至9月。生于田间、荒地、山坡草丛、林缘或灌丛中。分布于全国大部分地区。

【药材采集】春、秋二季采收，除去杂质，晒干。

【炮制】除去杂质，洗净，切碎，干燥。

【选购贮藏】以色绿者为佳。置干燥处。

【药理】有抗病原体、抗炎等作用。

【性味归经】苦、辛，寒。归心、肝经。

【功能主治】清热解毒，凉血消肿。用于疔疮肿毒、痈疽发背、丹毒、毒蛇咬伤。

【用法用量】煎服，15～30g。外用鲜品适量，捣烂敷患处。

【使用注意】体质虚寒者忌服。

　　附　苦地丁

　　为罂粟科植物地丁紫堇的干燥全草。味苦，性寒。归心、肝、大肠经。有清热解毒、散结消肿的功效。用于时疫感冒、咽喉肿痛、疔疮肿痛、痈疽发背、痄腮、丹毒。用量9～15g。外用适量，煎汤洗患处。植物识别：二年生草本，高10～50cm，具主根。茎自基部铺散分枝，灰绿色。基生叶多数，叶柄约与叶片等长；叶片上面绿色，下面苍白色，二至三回羽状全裂，一回羽片3～5对，具短柄，二回羽片2～3对，顶端分裂成短小的裂片，裂片顶端圆钝。茎生叶与基生叶同形。总状花序长1～6cm，多花。花粉红色至淡紫色，平展。蒴果椭圆形。分布于吉林、辽宁、河北、山东、河南、山西、陕西、甘肃、宁夏、内蒙古、湖南、江苏等地。

野菊花

【基源】为菊科植物野菊的干燥头状花序。

【植物识别】多年生草本，高25～100cm。茎直立或基部铺展。茎生叶卵形或长圆状卵形，羽状分裂或分裂不明显；顶裂片大；侧裂片常2对，卵形或长圆形，全部裂片边缘浅裂或有锯齿，全部叶上面有腺体及疏柔毛，下面灰绿色，毛较多，基部渐狭成具翅的叶柄。头状花序，在茎枝顶端排成伞房状圆锥花序或不规则的伞房花序；舌状花黄色。花期9～10月。全国各地均有分布。

【药材采集】秋、冬二季花初开放时采摘，晒干，或蒸后晒干。

【选购贮藏】以完整、色黄、香气浓者为佳。置阴凉干燥处，防潮，防蛀。

【药理】有抗病原体、抗炎等作用。

【性味归经】苦、辛，微寒。归肝、心经。

【功能主治】清热解毒，泻火平肝。用于疔疮痈肿、目赤肿痛、头痛眩晕。

【用法用量】煎服，10～15g。外用适量。

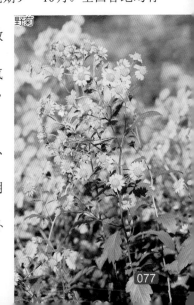
野菊

重楼

【基源】为百合科植物七叶一枝花或云南重楼的干燥根茎。

【植物识别】七叶一枝花：多年生草本，高35～60cm。根状茎粗厚，外面棕褐色，密生多数环节和许多须根。茎直立，常带紫红色。叶5～10片，轮生于茎顶，叶片草质，矩圆形、椭圆形或倒卵状披针形，长7～15cm，宽2.5～5cm，全缘，基出主脉3条。叶柄长2～6cm，带紫红色。花单一，顶生；花梗长，外轮花被片绿色，3～6枚，狭卵状披针形；内轮花被片狭条形，通常比外轮长；子房近球形，具棱。蒴果紫色，3～6瓣裂开。花期6月，果期7～8月。生于海拔1800～3200m的林下。分布于四川、广西等地。

【药材采集】秋季采挖，除去须根，洗净，晒干。

【炮制】除去杂质，洗净，润透，切薄片，晒干。

【性状】根茎呈结节状扁圆柱形，表面黄棕色或灰棕色，密具层状突起的粗环纹，一面结节明显，结节上具椭圆形凹陷茎痕，另一面有疏生的须根或疣状须根痕。顶端具鳞叶和茎的残基。质坚实，断面平坦，白色至浅棕色，粉性或角质。气微，味微苦、麻。

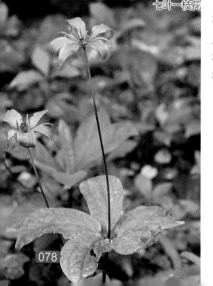

七叶一枝花

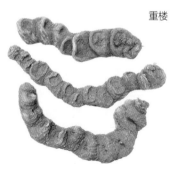

重楼

【选购贮藏】以切面色白、粉性足者为佳。置阴凉干燥处，防蛀。

【药理】有抗病原体、抗炎镇痛、抗肿瘤、止血等作用。

【性味归经】苦，微寒；有小毒。归肝经。

【功能主治】清热解毒，消肿止痛，凉肝定惊。用于疔疮痈肿、咽喉肿痛、蛇虫咬伤、跌扑伤痛、惊风抽搐。

【用法用量】煎服，3～9g。外用适量，捣敷或研末调涂患处。

【使用注意】体虚、无实火热毒者、孕妇及患阴证疮疡者均忌服。本品有小毒，若摄入过量，可致中毒。

拳参

【基源】为蓼科植物拳参的干燥根茎。

【植物识别】多年生草本，高35～90cm。茎直立，单一或数茎丛生，不分枝。根生叶丛生，有长柄，叶片椭圆形至卵状披针形；茎生叶互生，向上叶柄渐短至抱茎，托叶鞘筒状，膜质，长2～5cm。总状花序呈穗状顶生，小花密集，花淡红色或白色。瘦果三棱状椭圆形。花期6～9月，果期9～11月。生山坡草丛阴湿处。分布于华北、西北及河南、湖北、山东、江苏、浙江。

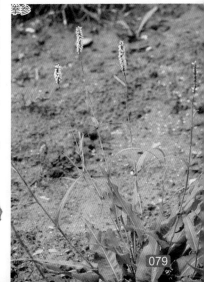

拳参

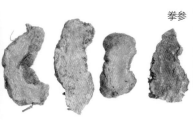

拳参

【药材采集】春初发芽时或秋季茎叶将枯萎时采挖，除去泥沙，晒干，去须根。

【炮制】除去杂质，洗净，略泡，润透，切薄片，干燥。

【性状】根茎呈扁长条形或扁圆柱形，外表皮紫褐色或紫黑色。切面棕红色或浅棕红色，平坦，近边缘有一圈黄白色小点（维管束），气微，味苦、涩。

【选购贮藏】以切面浅棕红色者为佳。置干燥处。

【药理】有抗病原微生物、镇痛、镇静催眠及抗心律失常等作用。

【性味归经】苦、涩，微寒。归肺、肝、大肠经。

【功能主治】清热解毒，消肿，止血。用于赤痢热泻、肺热咳嗽、痈肿瘰疬、口舌生疮、血热吐衄、痔疮出血、蛇虫咬伤。

【用法用量】煎服，3～9g。外用适量。

【使用注意】无实火热毒者不宜使用。阴证疮疡患者忌服。

漏芦

【基源】为菊科植物祁州漏芦的干燥根。

【植物识别】多年生草本，高25～65cm。茎直立，不分枝，具白色绵毛或短毛。基生叶有长柄，被厚绵毛；基生叶及下部茎叶全为椭圆形，羽状全裂呈琴形，裂片常再羽状深裂或深裂，两面均被蛛丝状毛或粗糙毛茸；中部及上部叶较小。头状花序，单生茎顶；总苞宽钟状，总苞片多层；花冠淡紫色。瘦果倒圆锥形，棕褐色，有宿存之羽状冠毛。花期5～7月，果期6～8月。分布于黑龙江、吉林、辽宁、内蒙古、河北、山东、

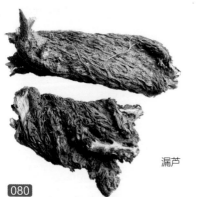

漏芦

山西、陕西、甘肃等地。

【药材采集】春、秋二季采挖，除去须根和泥沙，晒干。

【炮制】除去杂质，洗净，润透，切厚片，晒干。

【性状】根呈圆锥形或扁片块状，多扭曲，长短不一。外表皮暗棕色至黑褐色，粗糙，有网状裂纹。切面黄白色至灰黄色，有放射状裂隙。气特异，味微苦。

【选购贮藏】以切面具裂隙、色灰黑者为佳。置通风干燥处。

【药理】有抗炎、镇痛、抗氧化、保肝、抗衰老等作用。

【性味归经】苦，寒。归胃经。

【功能主治】清热解毒，消痈，下乳，舒筋通脉。用于乳痈肿痛、痈疽发背、瘰疬疮毒、乳汁不通、湿痹拘挛。

【用法用量】煎服，5～9g。外用，研末调敷或煎水洗。

【使用注意】气虚、疮疡平塌者及孕妇忌服。

附　禹州漏芦

为菊科植物蓝刺头的干燥根。性味归经、功能主治、用法用量同漏芦。植物识别：多年生草本，高约1m。茎直立，不分枝或少分枝，上部密生白绵毛。叶二回羽状分裂

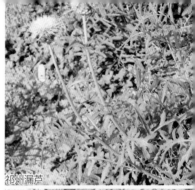

祁州漏芦

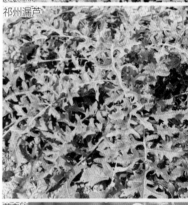

祁州漏芦

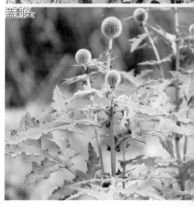

蓝刺头

或深裂，边缘短刺；基生叶有长柄，上部叶渐小，长椭圆形至卵形，基部抱茎。复头状花序，集合成圆球形，外总苞片刚毛状；花冠筒状，裂片5，条形，淡蓝色，筒部白色。花期7～9月，果期10月。

土茯苓

【基源】为百合科植物光叶菝葜的干燥根茎。

【植物识别】攀援灌木，茎光滑，无刺。单叶互生，革质，披针形至椭圆状披针形，基出脉3～5条；叶柄略呈翅状，常有纤细的卷须2条。伞形花序单生于叶腋，花绿白色。浆果球形，熟时黑色。花期7～8月，果期9～10月。长江流域及南部各省均有分布。

【药材采集】夏、秋二季采挖，除去须根，洗净，干燥；或趁鲜切成薄片，干燥。

【炮制】未切片者，浸泡，洗净，润透，切薄片，干燥。

【性状】根茎略呈圆柱形，稍扁或呈不规则条块，有结节状隆起，具短分枝。表面黄棕色或灰褐色，凹凸不平。切面类白色至淡红棕色，粉性，可见点状维管束及多数小亮点；以水湿润后有黏滑感。气微，味微甘、涩。

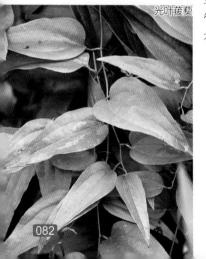

光叶菝葜

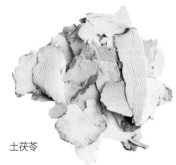

土茯苓

【选购贮藏】以粉性大、筋脉少、切面淡棕色者为佳。置通风干燥处。

【药理】有抗病原体、抗炎、抗心肌缺血等作用。

【性味归经】甘、淡，平。归肝、胃经。

【功能主治】解毒，除湿，通利关节。用于梅毒及汞中毒所致的肢体拘挛、筋骨疼痛，湿热淋浊，带下，痈肿，瘰疬，疥癣。

【用法用量】煎服，15～60g。外用适量。

【使用注意】肝肾阴虚者慎服。服药时忌茶。

鱼腥草

【基源】为三白草科植物蕺菜的新鲜全草或干燥地上部分。

【植物识别】多年生草本，高15～50cm。茎下部伏地，节上生根。叶互生，心形或宽卵形，全缘。穗状花序生于茎的上端，与叶对生；总苞片4枚，长方倒卵形，白色；花小而密，无花被。蒴果卵圆形。花期5～6月，果期10～11月。生长于阴湿地或水边。分布于西北、华北、华中及长江以南各地。

【药材采集】鲜品全年均可采割；干品夏季茎叶茂盛、花穗多时采割，除去杂质，晒干。

【炮制】①鲜鱼腥草：除去杂质。②干鱼腥草：除去杂质，迅速洗净，切段，干燥。

【选购贮藏】以叶多、色灰绿、有花穗、鱼腥气浓者为佳。干鱼腥草置干燥处；鲜鱼腥草置阴凉潮湿处。

【药理】有抗菌、解热、抗炎、抗内毒素、抗过敏等

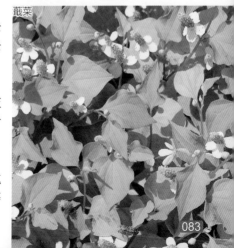
蕺菜

作用。

【性味归经】辛，微寒。归肺经。

【功能主治】清热解毒，消痈排脓，利尿通淋。用于肺痈吐脓、痰热喘咳、热痢、热淋、痈肿疮毒。

【用法用量】煎服，15～25g。鲜品用量加倍，水煎或捣汁服。外用适量，捣敷或煎汤熏洗患处。

【使用注意】本品含挥发油，不宜久煎。虚寒证及阴性疮疡忌服。

金荞麦

【基源】为蓼科植物金荞麦的干燥根茎。

【植物识别】多年生草本，高0.5～1.5m。主根粗大，呈结节状，横走，红棕色。茎直立，绿色或红褐色。单叶互生，具柄，叶片为戟状三角形，长宽几相等，先端长渐尖或尾尖状，基部心状戟形，顶端叶狭窄，无柄抱茎，全缘成微波状，下面脉上有白色细柔毛；托叶鞘抱茎。秋季开白色小花，为顶生或腋生、稍有分枝的聚伞花序；花被片5。瘦果呈卵状三棱形，红棕色。花期7～8月，果期10月。生于路边、沟旁较阴湿地。分布于华东、中南、西南和陕西、甘肃等地。

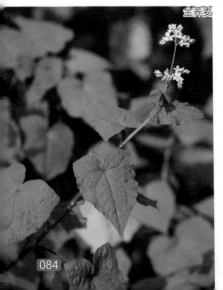

金荞麦

金荞麦

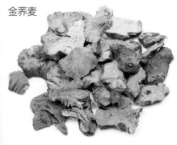

【药材采集】冬季采挖，除去茎和须根，洗净，晒干。

【炮制】除去杂质，洗净，润透，切厚片，干燥。

【性状】根茎呈不规则团块或圆柱状，常有瘤状分枝，表面棕褐色，有横向环节和纵皱纹，密布点状皮孔，断面淡黄白色或淡棕红色，有放射状纹理，中央髓部色较深。气微，味微涩。

【选购贮藏】以切面色淡棕红者为佳。置干燥处，防霉，防蛀。

【药理】有抑菌、抗肿瘤、解热、抗炎等作用。

【性味归经】微辛、涩，凉。归肺经。

【功能主治】清热解毒，排脓祛瘀。用于肺痈吐脓、肺热喘咳、乳蛾肿痛。

【用法用量】煎服，15～45g。亦可用水或黄酒隔水密闭炖服。

大血藤

【基源】为木通科植物大血藤的干燥藤茎。

【植物识别】落叶木质藤本。茎圆柱形，褐色扭曲，砍断时有红色液汁渗出。三出复叶互生；有长柄；中间小叶倒卵形，全缘；侧生小叶较大，斜卵形，基部两边不对称，几无柄。总状花序腋生，花瓣6，黄色。浆果卵圆形。花期3～5月，果熟期8～10月。生于深山疏林、大山沟畔肥沃土壤的灌木丛中。分

大血藤　大血藤

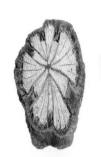
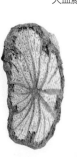
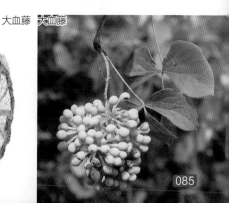

布于中南及陕西、安徽、江苏、浙江、江西、福建、四川、贵州、云南等地。

【药材采集】秋、冬二季采收，除去侧枝，截段，干燥。

【炮制】除去杂质，洗净，润透，切厚片，干燥。

【性状】饮片为类椭圆形的厚片。外表皮灰棕色，粗糙。切面皮部红棕色，有数处向内嵌入木部，木部黄白色，有多数导管孔，射线呈放射状排列。气微，味微涩。

【选购贮藏】以色红者为佳。置通风干燥处。

【药理】有抑制葡萄球菌、抗炎、抗肿瘤等作用。

【性味归经】苦，平。归大肠、肝经。

【功能主治】清热解毒，活血，祛风止痛。用于肠痈腹痛、热毒疮疡、经闭、痛经、跌扑肿痛、风湿痹痛。

【用法用量】煎服，9～15g。外用适量。

【使用注意】孕妇慎服。

败酱草

【基源】为败酱科植物黄花败酱、白花败酱的干燥全草。

【植物识别】①黄花败酱：多年生草本，高50～100cm。茎直立，具倒生的白色粗毛。基生叶丛生，花时叶枯落；茎生叶对生，叶片2～3对羽状深裂，中央裂片最大，椭圆形或卵形，叶

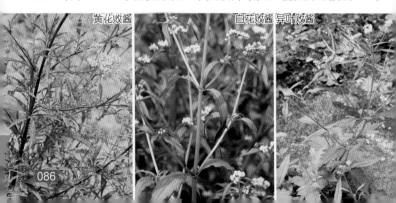
黄花败酱　　　　白花败酱　异叶败酱

缘有粗锯齿。聚伞状圆锥花序集成疏而大的伞房状花序，腋生或顶生，花冠黄色，上部5裂。果椭圆形。花期7～9月，果期9～10月。生长丁山坡草地及路旁。全国大部分地区有分布。②白花败酱：茎生叶卵形，边缘具粗锯齿，或3裂而基部裂片很小。花冠白色。瘦果倒卵形。

【药材采集】夏、秋季采收，全株拔起，除去泥沙，洗净，阴干或晒干。切段，生用。

【选购贮藏】以叶多、色绿、气浓者为佳。

【药理】有抑菌、增强免疫、镇静、抗肿瘤等作用。

【性味归经】辛、苦，微寒。归胃、大肠、肝经。

【功能主治】清热解毒，祛瘀排脓，利湿。用于肠痈、肺痈、痈肿疮毒、湿热泻痢、产后瘀阻腹痛、目赤肿痛。

【用法用量】煎服，6～15g。外用适量。

【使用注意】脾胃虚弱、食少泄泻者忌服。

附　墓头回

为败酱科植物异叶败酱的根。秋季采挖，去净茎苗，晒干。味辛、苦，性微寒。效用与败酱草相似，兼有止血、止带的功效。多用于治疗崩漏下血、赤白带下等证。用法用量同败酱草。植物识别：多年生草本，高30～80cn；茎直立。基生叶丛生，具长柄，叶片边缘圆齿状或具糙齿状缺刻，不分裂或羽状分裂至全裂；茎生叶对生，茎下部叶常2～3对羽状全裂，顶生裂片较侧裂片稍大或近等大，卵形或宽卵形，先端渐尖或长渐尖，中部叶常具1～2对侧裂片，顶生裂片最大，卵形、卵状披针形或近菱形，具圆齿，疏被短糙毛，叶柄长1cm，上部叶较窄，近无柄。花黄色，组成顶生伞房状聚伞花序，花冠钟形，裂片5，卵形或卵状椭圆形。花期7～9月，果期8～10月。

射干

【基源】为鸢尾科植物射干的干燥根茎。

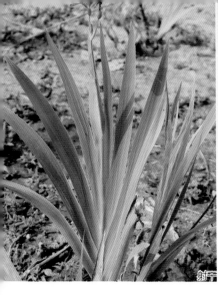
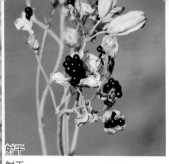

射干

射干

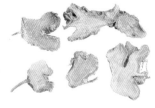

射干

【植物识别】多年生草本。茎直立，高50～150cm，实心，下部生叶。叶互生，扁平，宽剑形，排成2列，全缘，叶脉平行。聚伞花序伞房状顶生，2叉状分枝。花被片6，2轮，外轮花被裂片倒卵形或长椭圆形，内轮3片略小，倒卵形或长椭圆形，橘黄色，有暗红色斑点。蒴果椭圆形，具3棱，成熟时3瓣裂。种子黑色，近球形。花期7～9月，果期8～10月。常见栽培。分布于全国各地。

【药材采集】春初刚发芽或秋末茎叶枯萎时采挖，除去须根和泥沙，干燥。

【炮制】除去杂质，洗净，润透，切薄片，干燥。

【性状】根呈不规则结节状，外表皮黄褐色、棕褐色或黑褐色。切面淡黄色或鲜黄色，具散在筋脉小点或筋脉纹，有的可见环纹。气微，味苦、微辛。

【选购贮藏】以切面色黄、苦味浓者为佳。置干燥处。

【药理】有抑菌、抗炎、抗肿瘤等作用。

【性味归经】苦，寒。归肺经。

【功能主治】清热解毒，消痰，利咽。用于热毒痰火郁结、咽喉肿痛、痰涎壅盛、咳嗽气喘。

【用法用量】煎服，3 ～ 9g。

【使用注意】本品苦寒，脾虚便溏者不宜使用。孕妇忌用或慎用。

山豆根

【基源】为豆科植物越南槐的干燥根和根茎。

【植物识别】灌木，高1 ～ 2m。茎圆柱形，茎上部常作"之"字形弯曲。单数羽状复叶，互生，小叶片11 ～ 17，卵状长椭圆形，顶端小叶较大，全缘，上面深绿色，被短毛。总状花序顶生，蝶形花冠黄白色。荚果紫黑色，串珠状。花期4 ～ 5月。分布于我国南部。

【药材采集】秋季采挖，除去杂质，洗净，干燥。

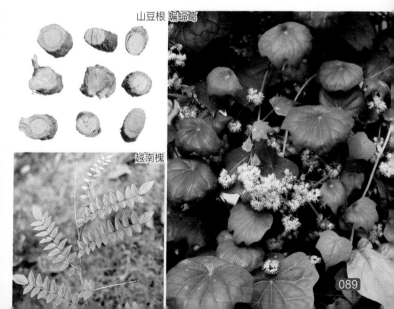

山豆根 蝙蝠葛

越南槐

【炮制】除去残茎及杂质，浸泡，洗净，润透，切厚片，干燥。

【性状】根茎呈不规则的结节状，外表皮棕色至棕褐色。切面皮部浅棕色，木部淡黄色。有豆腥气，味极苦。

【选购贮藏】以粗壮、块大、粉多者为佳。置干燥处。

【药理】有抗炎、解热、抗肿瘤、保肝及抑菌等作用。

【性味归经】苦，寒；有毒。归肺、胃经。

【功能主治】清热解毒，消肿利咽。用于火毒蕴结、乳蛾喉痹、咽喉肿痛、齿龈肿痛、口舌生疮。

【用法用量】煎服，3～6g。外用适量。

【使用注意】本品有毒，用量不宜过大。脾胃虚寒者慎用。

附　北豆根

为防己科植物蝙蝠葛的干燥根茎。味苦，性寒；有小毒。归肺、胃、大肠经。有清热解毒、祛风止痛的功效。用于咽喉肿痛、热毒泻痢、风湿痹痛。煎服，3～10g。脾胃虚寒者不宜使用。植物识别：多年生缠绕藤本。小枝绿色。单叶互生，圆肾形或卵圆形，边缘3～7浅裂，掌状脉5～7条；叶柄盾状着生。圆锥花序腋生，花小，黄绿色。核果扁球形，熟时黑紫色。花期5～6月，果期7～9月。分布于东北、华北、华东及陕西、宁夏、甘肃等地。

马勃

【基源】为灰包科真菌脱皮马勃、大马勃或紫色马勃的干燥子实体。主产于内蒙古、甘肃、吉林、湖北。

【药材采集】夏、秋二季子实体成熟时及时采收，除去泥沙，干燥。

【炮制】除去杂质，剪成小块。

【性状】①脱皮马勃：呈扁球形或类球形，无不孕基部。包被灰棕色至黄褐色，纸质，常破碎呈块片状，或已全部脱落。孢体灰褐色或浅褐色，紧密，有弹性，用手撕之，内有灰褐色棉絮

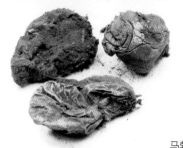
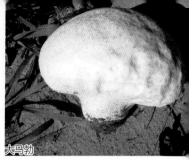
马勃 大马勃

状的丝状物。触之则孢子呈尘土样飞扬，手捻有细腻感。②大马勃：不孕基部小或无。残留的包被由黄棕色的膜状外包被和较厚的灰黄色的内包被所组成，光滑，质硬而脆，成块脱落。孢体浅青褐色，手捻有润滑感。③紫色马勃：呈陀螺形，不孕基部发达。包被薄，两层，紫褐色，粗皱，有圆形凹陷，外翻，上部常裂成小块或已部分脱落。孢体紫色。

【选购贮藏】以皮薄、饱满、有弹性者为佳。置干燥处，防尘。

【药理】有解热、抗炎、抗肿瘤等作用。

【性味归经】辛，平。归肺经。

【功能主治】清肺利咽，止血。用于风热郁肺、咽痛、音哑、咳嗽；外治鼻衄、创伤出血。

【用法用量】煎服，2～6g，布包煎。外用适量，敷患处或研末撒。

【使用注意】风寒伏肺、咳嗽失音者禁服。

青果

【基源】为橄榄科植物橄榄的干燥成熟果实。

【植物识别】常绿乔木，高10～20m。树皮淡灰色，平滑。奇数羽状复叶互生，小叶11～15，长圆状披针形，全缘，网脉。圆锥花序顶生或腋生，花瓣3～5，白色。核果卵形，青黄色，两端锐尖。花期5～7月，果期8～10月。多为栽培。分布于

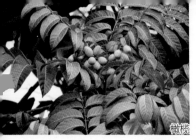
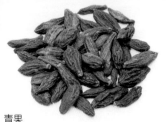

橄榄 青果

福建、四川、广东、云南、广西。

【药材采集】秋季果实成熟时采收，干燥。

【炮制】除去杂质，洗净，干燥。用时打碎。

【性状】本品呈纺锤形，两端钝尖。表面棕黄色或黑褐色，有不规则皱纹。果肉灰棕色或棕褐色，质硬。果核梭形，暗红棕色，具纵棱；内分3室，各有种子1粒。气微，果肉味涩，久嚼微甜。

【选购贮藏】以肉厚、灰绿色、味先涩后甜者为佳。置干燥处，防蛀。

【药理】有抑菌、抗炎、镇痛、保肝等作用。

【性味归经】甘、酸，平。归肺、胃经。

【功能主治】清热解毒，利咽，生津。用于咽喉肿痛、咳嗽痰黏、烦热口渴、鱼蟹中毒。

【用法用量】煎服，5～10g；鲜品尤佳，可用至30～50g。

锦灯笼

【基源】为茄科植物酸浆的干燥宿萼或带果实的宿萼。

锦灯笼

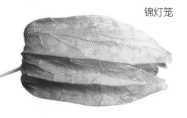

【植物识别】多年生草本，高35～100cm。茎直立，多单生，不分枝。叶互生，叶片卵形至广卵形，叶缘具稀疏不规则的缺刻，或呈波状。花单生于叶腋，白色，花冠钟形，5裂。浆果圆球形，成熟时呈橙红色；宿存花萼在结果时增大，厚膜质，膨胀如灯笼，具5棱角，橙红色或深红色，疏松地包围在浆果外面。花期7～10月，果期8～11月。生于田野、沟边、山坡草地、林下或路旁水边。在我国广泛分布。

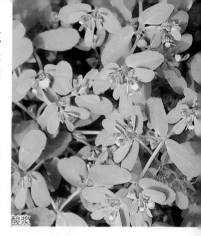
酸浆

【药材采集】秋季果实成熟、宿萼呈红色或橙红色时采收，干燥。

【选购贮藏】以个大、色橙红者为佳。置通风干燥处，防蛀。

【药理】有抑菌、抗炎及降血糖等作用。

【性味归经】苦，寒。归肺经。

【功能主治】清热解毒，利咽化痰，利尿通淋。用于咽痛音哑、痰热咳嗽、小便不利、热淋涩痛；外治天疱疮、湿疹。

【用法用量】煎服，5～9g。外用适量，捣敷患处。

【使用注意】脾虚泄泻者及孕妇忌用。

金果榄

【基源】为防己科植物青牛胆或金果榄的干燥块根。

【植物识别】青牛胆：草质藤本，具连珠状块根，黄色；枝纤细，有条纹，常被柔毛。叶纸质至薄革质，披针状箭形或有时披针状戟形，先端渐尖，基部弯缺常很深，后裂片圆钝或短尖，常向后伸；掌状脉5

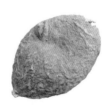
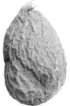
金果榄

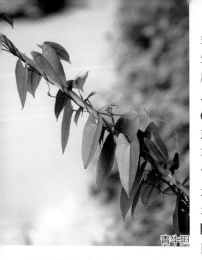

青牛胆

条，叶柄长2.5～5cm。花序腋生，常数个或多个簇生，聚伞花序或分枝成疏花的圆锥状花序，总梗、分枝和花梗均丝状；花瓣6，肉质，常有爪，瓣片近圆形或阔倒卵形。核果球形，红色。花期3～5月，果期8～10月。常散生于林下、林缘、竹林及草地上。分布于广西、湖南、湖北、四川、贵州等地。

【药材采集】秋、冬二季采挖，除去须根，洗净，晒干。

【炮制】除去杂质，浸泡，润透，切厚片，干燥。

【性状】本品呈不规则圆块状。表面棕黄色或淡褐色，粗糙不平，有深皱纹。质坚硬，不易击碎、破开，横断面淡黄白色，导管束略呈放射状排列，色较深。气微，味苦。

【选购贮藏】以切面淡黄白色、味苦者为佳。置干燥处，防蛀。

【药理】有抗菌、抗炎、抗应激、抗抑郁、抗溃疡等作用。

【性味归经】苦，寒。归肺、大肠经。

【功能主治】清热解毒，利咽，止痛。用于咽喉肿痛、痈疽疔毒、泄泻、痢疾、脘腹疼痛。

【用法用量】煎服，3～9g。外用适量，研末吹喉或醋磨涂敷患处。

【使用注意】脾胃虚弱者慎用。

木蝴蝶

【基源】为紫葳科植物木蝴蝶的干燥成熟种子。

【植物识别】乔木，高7～12m。树皮厚，有皮孔。小枝皮孔

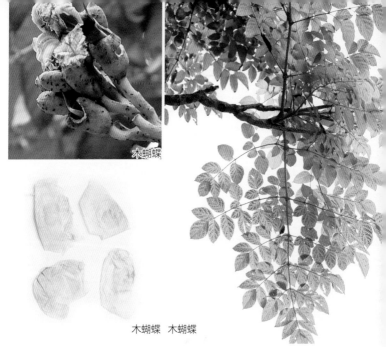

木蝴蝶 木蝴蝶

极多而突起，叶痕明显而大。叶对生，奇数二至四回羽状复叶，着生于茎干近顶端，小叶片三角状卵形，全缘。总状聚伞花序顶生，花萼钟状，紫色；花冠橙红色，肉质，钟形，先端5浅裂，裂片大小不等。蒴果木质，扁平，阔线形，下垂，长40～120cm。种子多数，全被白色半透明的薄翅包围。花期7～10月，果期10～12月。分布于福建、台湾、广东、海南、广西、四川、贵州、云南等地。

【药材采集】秋、冬二季采收成熟果实，暴晒至果实开裂，取出种子，晒干。

【性状】本品为蝶形薄片，除基部外三面延长成宽大菲薄的翅。表面浅黄白色，翅半透明，有绢丝样光泽，上有放射状纹理，边缘多破裂。体轻，剥去种皮，可见一层薄膜状的胚乳紧裹于子叶之外。气微，味微苦。

【选购贮藏】以张大、色白、翅柔软如绢者为佳。置通风干燥处。

【药理】有镇咳、祛痰、抗白内障等作用。

【性味归经】苦、甘，凉。归肺、肝、胃经。

【功能主治】清肺利咽，疏肝和胃。用于肺热咳嗽、喉痹、音哑、肝胃气痛。

【用法用量】煎服，1～3g。

白头翁

【基源】为毛茛科植物白头翁的干燥根。

【植物识别】多年生草本，高15～35cm，全株密被白色长柔毛。叶基生，3出复叶，小叶再分裂，裂片倒卵形或矩圆形，先端有1～3个不规则浅裂。花单一，顶生；花茎根出；花被6，排列为内外2轮，紫色，瓣状，卵状长圆形或圆形，外被白色柔毛。瘦果密集成头状，花柱宿存，长羽毛状。花期3～5月，果期5～6月。分布于东北、华北及陕西、甘肃、山东、江苏、安徽、河南、湖北、四川。

【药材采集】春、秋二季采挖，除去泥沙，干燥。

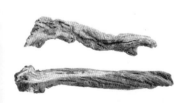

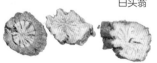

白头翁

【炮制】除去杂质，洗净，润透，切薄片，干燥。

【性状】根呈类圆柱形或圆锥形，表面黄棕色或棕褐色，具不规则纵皱纹或纵沟，根头部稍膨大，有白色绒毛。切面皮部黄白色或淡黄棕色，木部淡黄色。气微，味微苦涩。

【选购贮藏】以切面色淡黄、根头

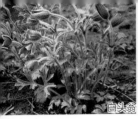
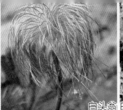
白头翁 白头翁
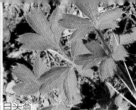

部有白色茸毛者为佳。置通风干燥处。

【药理】有抑菌、抗炎、镇咳平喘等作用。

【性味归经】苦，寒。归胃、大肠经。

【功能主治】清热解毒，凉血止痢。用于热毒血痢、阴痒带下。

【用法用量】煎服，9～15g，鲜品15～30g。外用适量。

【使用注意】虚寒泻痢忌服。

马齿苋

【基源】为马齿苋科植物马齿苋的干燥地上部分。

【植物识别】一年生肉质草本，全株光滑无毛，高20～30cm。茎圆柱形，平卧或斜向上，由基部分歧四散。叶互生或对生，叶柄极短，叶片肥厚肉质，倒卵形或匙形，全缘。花小，花瓣5，黄色，倒心形，常3～5朵簇生于枝端。蒴果短圆锥形。花期5～9月，果期6～10月。我国大部分地区有分布。

【药材采集】夏、秋二季采收，除去残根和杂质，洗净，略蒸或烫后晒干。

【选购贮藏】以质嫩、叶多、色青绿者为佳。置通风干燥处，防潮。

【药理】有抑菌、增强免疫、解热、抗炎、降血糖、降血脂等作用。

【性味归经】酸，寒。归肝、大

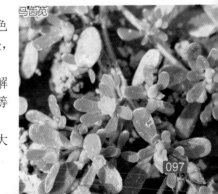
马齿苋

肠经。

【功能主治】清热解毒，凉血止血，止痢。用于热毒血痢、痈肿疔疮、湿疹、丹毒、蛇虫咬伤、便血、痔血、崩漏下血。

【用法用量】煎服，9～15g，鲜品30～60g。外用适量，捣敷患处。

【使用注意】脾胃虚寒、肠滑作泄者忌服。

鸦胆子

【基源】为苦木科植物鸦胆子的干燥成熟果实。

【植物识别】灌木或小乔木；嫩枝、叶柄和花序均被黄色柔毛。单数羽状复叶，有小叶3～15；小叶卵形或卵状披针形，先端渐尖，基部宽楔形至近圆形，通常略偏斜，边缘有粗齿，两面均被柔毛；小叶柄短，长4～8mm。圆锥花序，花细小，暗紫色。核果1～4，分离，长卵形，成熟时灰黑色，干后有不规则多角形网纹，外壳硬骨质而脆，种仁黄白色，卵形，有薄膜。花期夏季，果期8～10月。生于海拔950～1000m的旷野或山麓灌丛中或疏林中。分布于福建、台湾、广东、广西、海南和云南等地。

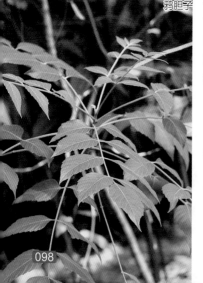

鸦胆子

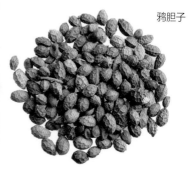

鸦胆子

【药材采集】秋季果实成熟时采收，除去杂质，晒干。

【炮制】除去果壳及杂质。

【性状】本品呈卵形。表面黑色或棕色，有隆起的网状皱纹，网眼呈不规则的多角形，两侧有明显的棱线，顶端渐尖。气微，味极苦。

【选购贮藏】以粒大、饱满、种仁色白、油性足者为佳。置干燥处。

【药理】有抗菌、抗肿瘤、抗消化道溃疡等作用。

【性味归经】苦，寒；有小毒。归大肠、肝经。

【功能主治】清热解毒，截疟，止痢。用于痢疾、疟疾；外治赘疣、鸡眼。

【用法用量】用量0.5～2g，用龙眼肉包裹或装入胶囊吞服。外用适量。

【使用注意】本品有小毒，胃肠出血及肝肾病患者，应慎用。内服需严格控制剂量，不宜多用久服。外用注意用胶布保护好周围正常皮肤，以防止对正常皮肤的刺激。

地锦草

【基源】为大戟科植物地锦或斑地锦的干燥全草。

【植物识别】①地锦：茎纤细，带紫红色。叶对生，叶柄极短，叶片长圆形，边缘有细齿，绿色或淡红色。杯状花序单生于叶腋；总苞倒圆锥形，浅红色，顶端4裂，裂片长三角形。蒴果三棱状球形，光滑无毛。花期6～10月，果实7月渐次成熟。生于田野路旁及庭院间。全国各地均有分布。②斑叶地锦：形态似地锦，叶片中央有一紫斑；蒴果表面密生白色细柔毛。生境及分布同地锦。

【药材采集】夏、秋二季采收，除去杂质，晒干。

【炮制】除去杂质，喷淋清水，稍润，切段，干燥。

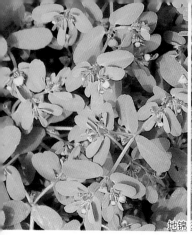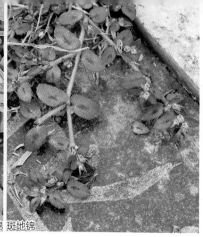

地锦 斑地锦

【选购贮藏】以叶色绿、茎色紫红者为佳。置干燥处。

【药理】有抑菌、抗氧化、止血和保肝等作用。

【性味归经】辛，平。归肝、大肠经。

【功能主治】清热解毒，凉血止血，利湿退黄。用于痢疾、泄泻、咯血、尿血、便血、崩漏、疮疖痈肿、湿热黄疸。

【用法用量】煎服，9～20g；鲜品30～60g。外用适量。

委陵菜

【基源】为蔷薇科植物委陵菜的干燥全草。

【植物识别】多年生草本，高20～70cm。根粗壮，圆柱形，稍木质化。花茎直立或上升，被稀疏短柔毛及白色绢状长柔毛。基生叶为羽状复叶，小叶5～15对，上部小叶较长，向下渐变短，无柄；小叶边缘羽状中裂，裂片三角状卵形、三角状披针形，边缘向下反卷；茎生叶与基生叶相似，唯叶片对数较少，边缘通常呈齿牙状分裂。花茎直立或上升。伞房状聚伞花序，花茎被白色绢状长柔毛；花瓣5，宽倒卵形，先端微凹，黄色。

瘦果卵球形。花、果期4～10月。生山坡草地、沟谷、林缘、灌丛或疏林下。全国大部分地区均有分布，以山东、河南为最多。

【药材采集】春季未抽茎时采挖，除去泥沙，晒干。

【炮制】除去杂质，洗净，润透，切段，干燥。

【选购贮藏】以叶多、带根者为佳。置通风干燥处。

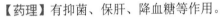
委陵菜

【药理】有抑菌、保肝、降血糖等作用。

【性味归经】苦，寒。归肝、大肠经。

【功能主治】清热解毒，凉血止痢。用于赤痢腹痛、久痢不止、痔疮出血、痈肿疮毒。

【用法用量】煎服，9～15g。外用鲜品适量，煎水洗或捣烂敷患处。

翻白草

【基源】为蔷薇科植物翻白草的干燥全草。

【植物识别】多年生草本，高15～30cm。根粗壮，下部常肥厚呈纺锤形。花茎直立，上升或微铺散，密被白色绵毛。基生叶丛生，单数羽状复叶，小叶5～9；茎生叶小，为三出复叶，顶端叶近无柄，小叶长椭圆形或狭长椭圆形，边缘具锯齿，上面稍有柔毛，下面密被白色绵毛。聚伞

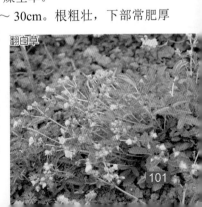
翻白草

花序，花瓣5，黄色，倒卵形，先端微凹或圆钝。瘦果近肾形。花、果期5～9月。生长于荒地、山谷、沟边、山坡草地、草甸及疏林下。分布于东北、华北、华东、中南及陕西、四川等地。

【药材采集】夏、秋二季开花前采挖，除去泥沙和杂质，干燥。

【炮制】除去杂质，洗净，稍润，切段，干燥。

【选购贮藏】以叶色灰绿者为佳。置于阴凉干燥处，防潮，防蛀。

【药理】有抑菌、降血糖等作用。

【性味归经】甘、微苦，平。归肝、胃、大肠经。

【功能主治】清热解毒，止痢，止血。用于湿热泻痢、痈肿疮毒、血热吐衄、便血、崩漏。

【用法用量】煎服，9～15g。鲜品30～60g。外用适量，捣敷患处。

【使用注意】孕妇慎用。

半边莲

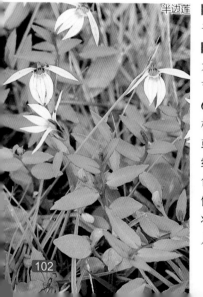

半边莲

【基源】为桔梗科植物半边莲的干燥全草。

【植物识别】多年生蔓性草本。茎细长，多匍匐地面，多节，在节上生根，分枝直立，高6～15cm，无毛。叶互生，无柄；叶片狭披针形或条形，全缘或有疏锯齿。花单生于叶腋，有细长的花柄；花冠粉红色或白色，一侧开裂，上部5裂，裂片倒披针形，偏向一方。蒴果倒锥状。花期5～8月，果期8～10月。生于水田边、沟边及潮湿草地上。分布于江苏、安徽、浙江、江西、福建、台湾、湖北、湖南、广东、广西、四川、贵州、云南等地。

【药材采集】夏季采收，除去泥沙，洗净，晒干。

【炮制】除去杂质，洗净，切段，晒干。

【选购贮藏】以干燥、叶绿、根黄、无泥杂者为佳。置干燥处

【药理】有抗蛇毒、降血压、利尿等作用。

【性味归经】辛，平。归心、小肠、肺经。

【功能主治】清热解毒，利尿消肿。用于痈肿疔疮、蛇虫咬伤、臌胀水肿、湿热黄疸、湿疹湿疮。

【用法用量】煎服，干品 10～15g，鲜品 30～60g。外用适量。

【使用注意】虚证水肿忌用。

白花蛇舌草

【基源】为茜草科植物白花蛇舌草的全草。

【植物识别】一年生草本，高 15～50cm。茎纤弱。叶对生，具短柄或无柄；叶片线形至线状披针形。花单生或 2 朵生于叶腋，无柄或近于无柄；花冠漏斗形，纯白色，先端 4 深裂。蒴果扁球形。花期 7～9 月，果期 8～10 月。生于水田、田埂和湿润的旷地。分布于云南、广东、广西、福建、浙江、江苏、安徽等地。

【药材采集】夏、秋二季采收，洗净。或晒干，切段，生用。

【选购】以叶多、色灰绿、具花果者为佳。

【药理】有抗病原体、抗炎、增强免疫、抗肿瘤等

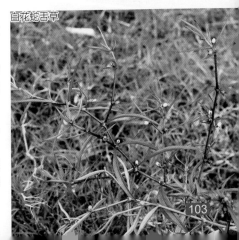
白花蛇舌草

作用。

【性味归经】微苦、甘，寒。归胃、大肠、小肠经。

【功能主治】清热解毒，利湿通淋。用于痈肿疮毒、咽喉肿痛、毒蛇咬伤、热淋涩痛。

【用法用量】煎服，15～60g。外用适量。

【使用注意】阴疽及脾胃虚寒者忌用。

山慈菇

【基源】为兰科植物杜鹃兰、独蒜兰或云南独蒜兰的干燥假鳞茎。前者习称"毛慈菇"，后二者习称"冰球子"。

【植物识别】杜鹃兰：假鳞茎聚生，近球形。顶生1叶，叶片椭圆形，长1～34cm，宽5～8cm，先端渐尖，基部收窄为柄。叶柄长7～17cm，下半部常为残存的鞘所包蔽。花葶侧生于假鳞茎顶端，直立，粗壮，长27～70cm；总状花序疏生多数花；花偏向一侧，紫红色。花瓣倒披针形或狭披针形，向基部收狭成狭线形；唇瓣与花瓣近等长，线形，上部1/4处3裂；侧裂片近线形，中裂片卵形至狭长圆形，基部在两枚侧裂片之间具1枚肉质突起。花期6～8月。生于林下湿地或沟边湿地上。分布于长江流域以南地区及山西、陕

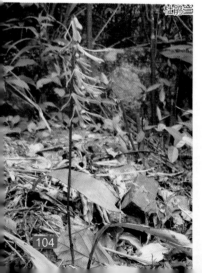

杜鹃兰

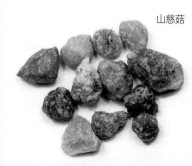

山慈菇

104

西、甘肃等地。

【药材采集】夏、秋二季采挖，除去地上部分及泥沙，分开大小，置沸水锅中蒸煮至透心，干燥。

【炮制】除去杂质，水浸约1小时，润透，切薄片，干燥或洗净干燥，用时捣碎。

【性状】①毛慈菇：呈不规则扁球形或圆锥形，顶端渐突起。表面黄棕色或棕褐色，有纵皱纹或纵沟。质坚硬，难折断，断面灰白色或黄白色，略呈角质。气微，味淡，带黏性。②冰球子：呈圆锥形，瓶颈状或不规则团块。顶端渐尖，尖端断头处呈盘状，基部膨大且圆平，中央凹入。撞去外皮者表面黄白色，带表皮者浅棕色，光滑，有不规则皱纹。断面浅黄色，角质半透明。

【选购贮藏】以质坚、半透明者为佳。置干燥处。

【药理】有抑菌、抗肿瘤、降血压等作用。

【性味归经】甘、微辛，凉。归肝、脾经。

【功能主治】清热解毒，化痰散结。用于痈肿疔毒、瘰疬痰核、蛇虫咬伤、癥瘕痞块。

【用法用量】煎服，3～9g。外用适量。

【使用注意】正虚体弱者慎用。置干燥处。

千里光

【基源】为菊科植物千里光的干燥地上部分。

【植物识别】多年生攀援草本。茎曲折，多分枝，皮淡褐色。叶互生，具短柄；叶片披针形至长三角形，基部宽楔形、截形或稀心形，边缘有浅或深齿，或叶的下部2～4对深裂片。头状花序顶生，排列成伞房花序状，总花梗常反折或开展；周围舌状花黄色，中央管状花，黄色。瘦果圆筒形。花期10月到翌年3月，果期2～5月。分布于华东、中南、西南及陕西、甘肃、广西、西藏等地。

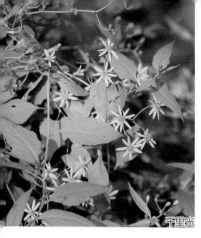
千里光

【药材采集】全年均可采收，除去杂质，阴干。

【选购贮藏】以叶多、色绿者为佳。置阴凉干燥处。

【药理】有抗菌、抗炎等作用。

【性味归经】苦，寒。归肺、肝经。

【功能主治】清热解毒，明目，利湿。用于痈肿疮毒、感冒发热、目赤肿痛、泄泻痢疾、皮肤湿疹。

【用法用量】煎服，9～15g，鲜品30g。外用适量。

【使用注意】脾胃虚寒者慎服。

白蔹

【基源】为葡萄科植物白蔹的干燥块根。

【植物识别】落叶攀援木质藤本。茎多分枝，幼枝带淡紫色；卷须与叶对生。掌状复叶互生；小叶3～5，羽状分裂或羽状缺刻，裂片卵形至椭圆状卵形或卵状披

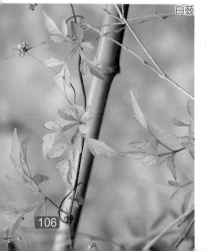
白蔹

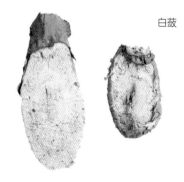
白蔹

针形，边缘有深锯齿或缺刻，中间裂片最长，两侧的较小，叶轴及小叶柄有翅。聚伞花序，与叶对生；花小，黄绿色，花瓣5。浆果球形。花期5～6月，果期9～10月。分布于华北、东北、华东、中南及陕西、宁夏、四川等地。

【药材采集】春、秋二季采挖，除去泥沙和细根，切成纵瓣或斜片，晒干。

【炮制】除去杂质，洗净，润透，切厚片，干燥。

【性状】本品纵瓣呈长圆形或近纺锤形，切面周边常向内卷曲，中部有1突起的棱线。外皮红棕色或红褐色，有纵皱纹、细横纹及横长皮孔，易层层脱落，脱落处呈淡红棕色。饮片呈卵圆形。切面类白色或浅红棕色，可见放射状纹理，周边较厚，微翘起或略弯曲。体轻，质硬脆，易折断，折断时，有粉尘飞出。气微，味甘。

【选购贮藏】以肥大、断面粉红色、粉性足者为佳。置通风干燥处，防蛀。

【药理】有抑菌、抗氧化等作用。

【性味归经】苦，微寒。归心、胃经。

【功能主治】清热解毒，消痈散结，敛疮生肌。用于痈疽发背、疔疮、瘰疬、烧烫伤。

【用法用量】煎服，4.5～9g。外用适量，煎汤外洗或研成极细粉末敷于患处。

【使用注意】脾胃虚寒者不宜服。不宜与乌头类药材同用。

四季青

【基源】为冬青科植物冬青的干燥叶。

【植物识别】常绿乔木，高达13m；树皮灰黑色，当年生小枝浅灰色，圆柱形，具细棱；二至多年生枝具不明显的小皮孔，叶

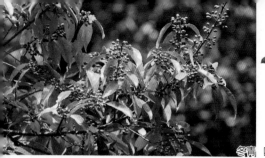
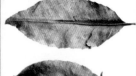

冬青　四季青

痕新月形，凸起。叶互生，单质，狭长椭圆形，边缘疏生浅锯齿，上面深绿色而有光泽，冬季变紫红色。聚伞花序着生于叶腋外或叶腋内；雄花，花淡紫色或紫红色，花萼浅杯状，裂片阔卵状三角形，花冠辐状，花瓣卵形，开放时反折，基部稍合生；雌花，花萼和花瓣同雄花。果长球形，成熟时红色。花期4～6月，果期7～12月。生于海拔500～1000m的山坡常绿阔叶林中和林缘。分布于长江以南各地。

【药材采集】秋、冬二季采收，晒干。

【选购贮藏】色绿、味苦者为佳。置干燥处。

【药理】有抗菌、抗炎、促进烫伤愈合等作用。

【性味归经】苦、涩，凉。归肺、大肠、膀胱经。

【功能主治】清热解毒，消肿祛瘀。用于肺热咳嗽、咽喉肿痛、痢疾、胁痛、热淋；外治烧烫伤、皮肤溃疡。

【用法用量】煎服，15～30g。外用适量。

【使用注意】脾胃虚寒、肠滑泄泻者慎用。

绿豆

【基源】为豆科植物绿豆的干燥种子。

【植物识别】一年生直立或顶端微缠绕草本。三出复叶，互生，叶片阔卵形至菱状卵形，侧生小叶偏斜。总状花序腋生，花绿黄色。荚果圆柱形，成熟时黑色，被疏褐色长硬毛。种子绿色

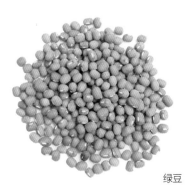
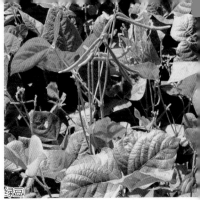

绿豆　绿豆

或暗绿色，长圆形。花期6～7月，果期8月。全国各省区多有栽培。

【药材采集】秋后种子成熟时采收，簸净杂质，洗净，晒干。打碎入药或研粉用。

【选购】以粒大、饱满、色绿者为佳。置干燥处，防蛀。

【药理】有解毒、抗动脉粥样硬化、降血脂、抗肿瘤及平喘等作用。

【性味归经】甘，寒。归心、胃经。

【功能主治】清热解毒，消暑，利水。用于痈肿疮毒、暑热烦渴、药食中毒、水肿、小便不利。

【用法用量】煎服，15～30g。外用适量。

【使用注意】脾胃虚寒、肠滑泄泻者忌用。

　　附　绿豆衣

　　为绿豆的种皮。将绿豆用清水浸泡后取皮晒干即成。有清热解毒、消暑、利水的功效。其清热解毒作用强于绿豆。用于痈肿疮毒、暑热烦渴、水肿、药食中毒。煎服，6～12g。

半枝莲

【基源】为唇形科植物半枝莲的干燥全草。

【植物识别】根茎短粗，生出簇生的须状根。茎直立，高12～

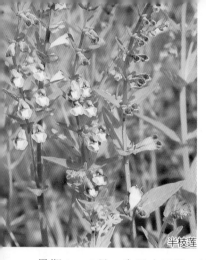
半枝莲

35cm，四棱形，不分枝。叶对生，叶具短柄或近无柄，叶片三角状卵圆形或卵圆状披针形，先端急尖，基部宽楔形或近截形，边缘生有疏而钝的浅牙齿，上面橄榄绿色，下面淡绿，有时带紫色。花单生于茎或分枝上部叶腋内。花冠紫蓝色，冠筒基部囊大，向上渐宽；冠檐2唇形，上唇盔状，半圆形，先端圆，下唇中裂片梯形，全缘。小坚果褐色，扁球形，具小疣状突起。花果期4～7月。生于水田边、溪边或湿润草地上。分布于河北、山东、陕西、河南、江苏、浙江、台湾、福建、江西、湖北、湖南、广东、广西、四川、贵州、云南等地。

【药材采集】夏、秋二季茎叶茂盛时采挖，洗净，晒干。

【炮制】除去杂质，洗净，切段，干燥

【选购贮藏】以色绿、味苦者为佳。置干燥处。

【药理】有抗肿瘤、抑菌、解热、抗炎等作用。

【性味归经】辛、苦，寒。归肺、肝、肾经，

【功能主治】清热解毒，化瘀，利尿。用于疔疮肿毒、咽喉肿痛、跌扑伤痛、水肿、黄疸、蛇虫咬伤。

【用法用量】煎服，15～30g。外用鲜品适量，捣敷患处。

苘麻子

【基源】为锦葵科植物苘麻的干燥成熟种子。

【植物识别】一年生亚灌木状草本，高达1～2m，茎枝被柔毛。叶互生，圆心形，长5～10cm，先端长渐尖，基部心形，边缘

具细圆锯齿，两面均密被星状柔毛；叶柄长3～12cm。花单生于叶腋，花黄色，花瓣倒卵形，长约1cm；心皮15～20，长1～1.5cm，顶端平截，具扩展、被毛的长芒2，排列成轮状，密被软毛。蒴果半球形，直径约2cm，长约1.2cm，分果片15～20，被粗毛，顶端具长芒2；种子肾形，褐色，被星状柔毛。花期7～8月。生于路旁、荒地和田野间。分布于我国除青藏高原外各地。

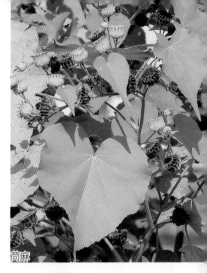

苘麻

【药材采集】秋季采收成熟果实，晒干，打下种子，除去杂质。

【性状】本品呈三角状肾形。表面灰黑色或暗褐色，有白色稀疏绒毛，凹陷处有类椭圆状种脐，淡棕色，四周有放射状细纹。种皮坚硬，子叶2，重叠折曲，富油性。气微，味淡。

【选购贮藏】以饱满、色黑灰者为佳。置阴凉干燥处。

【性味归经】苦，平。归大肠、小肠、膀胱经。

【功能主治】清热解毒，利湿，退翳。用于赤白痢疾、淋证涩痛、痈肿疮毒、目生翳膜。

【用法用量】煎服，3～9g。

天葵子

【基源】为毛茛科植物天葵的干燥块根。

【植物识别】块根长1～2cm，外皮棕黑色。茎1～5条，高10～32cm，被稀疏的白色柔毛，分歧。基生叶多数，为掌状三出复叶；叶片轮廓卵圆形至肾形，长1.2～3cm；小叶扇状菱

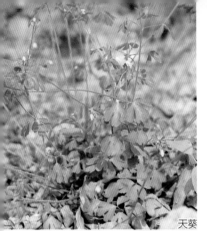

天葵
天葵子

形或倒卵状菱形，三深裂，深裂片又有2～3个小裂片；叶柄长3～12cm，基部扩大呈鞘状。茎生叶与基生叶相似，较小。花梗纤细，长1～2.5cm，被伸展的白色短柔毛；萼片白色，常带淡紫色，狭椭圆形；花瓣匙形，顶端近截形，基部凸起呈囊状。蓇葖卵状长椭圆形，表面具凸起的横向脉纹，种子卵状椭圆形，褐色至黑褐色，表面有许多小瘤状突起。3～4月开花，4～5月结果。生于疏林下、路旁或山谷地的较阴处。分布于四川、贵州、湖北、湖南、广西北部、江西、福建、浙江、江苏、安徽、陕西南部。

【药材采集】夏初采挖，洗净，干燥，除去须根。

【性状】快根呈不规则短柱状、纺锤状或块状，表面暗褐色至

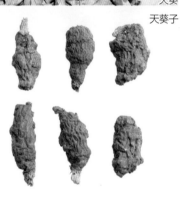

灰黑色，具不规则的皱纹及须根或须根痕。顶端常有茎叶残基，外被数层黄褐色鞘状鳞片。质较软，易折断，断面皮部类白色，木部黄白色或黄棕色，略呈放射状。气微，味甘、微苦辛。

【选购贮藏】以个大、断面皮部色白者为佳。置通风干燥处，防蛀。

【性味归经】甘、苦，寒。归肝、胃经。

【功能主治】清热解毒，消肿散结。用于痈肿疔疮、乳痈、瘰疬、蛇虫咬伤。

【用法用量】煎服，9～15g。

【使用注意】脾胃虚寒者慎用。

（四）清热凉血药

生地黄

【基源】为玄参科植物地黄的新鲜或干燥块根。

【植物识别】多年生草本，高10～40cm。全株被灰白色长柔毛及腺毛。茎直立。基生叶丛生，叶片倒卵状披针形，叶面多皱，边缘有不整齐锯齿；茎生叶较小。花茎直立，总状花序，花萼钟状，先端5裂；花冠筒状，紫红色或淡紫红色，有明显紫纹，先端5浅裂，略呈二唇形。蒴果卵形或长卵形。花期4～5月，果期5～6月。分布于河南、河北、内蒙古及东北等地。

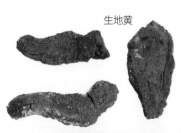
生地黄

【药材采集】秋季采挖，除去芦头、须根及泥沙，鲜用；或将地黄缓缓烘焙至约八成干。前者习称"鲜地黄"，后者习称"生地黄"。

【炮制】除去杂质，洗净，闷润，切厚片，干燥。

【性状】饮片为类圆形或不规则的厚片。外表皮棕黑色或棕灰色，极皱缩，具不规则的横曲纹。切面棕黑色或乌黑色，有光泽，具黏性。气微，味微甜。

【选购贮藏】鲜地黄以粗壮、色

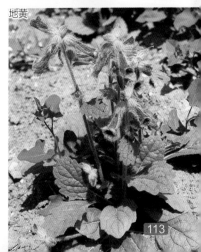
地黄

红黄者为佳；生地黄以切面乌黑者为佳。鲜地黄埋在沙土中，防冻；生地黄置通风干燥处，防霉，防蛀。

【药理】有止血、促进造血、增强免疫、抗肿瘤、降血糖等作用。

【性味归经】甘、苦，寒。归心、肝、肾经。

【功能主治】①鲜地黄：清热生津，凉血，止血；用于热病伤阴、舌绛烦渴、温毒发斑、吐血、衄血、咽喉肿痛。②生地黄：清热凉血，养阴生津；用于热入营血、温毒发斑、吐血、衄血、热病伤阴、舌绛烦渴、津伤便秘、阴虚发热、内热消渴。

【用法用量】煎服，10～15g。鲜品用量加倍，或以鲜品捣汁入药。

【使用注意】脾虚湿滞、腹满便溏者不宜使用。

玄参

【基源】为玄参科植物玄参的干燥根。

【植物识别】多年生草本，高60～120cm。茎直立，四棱形。叶对生，卵形或卵状椭圆形，边缘具细锯齿。聚伞花序疏散开展，呈圆锥状；花冠暗紫色，管部斜壶状，先端5裂，不等大。蒴果卵圆形。花期7～8月，果期8～9月。分布于我国长江流域及陕西、福建等地。

【药材采集】冬季茎叶枯萎时采挖，除去根茎、幼芽、须根及泥沙，晒或烘至半干，堆放3～6天，反复数次至干燥。

【炮制】除去残留根茎和杂质，洗净，润透，切薄片，干燥；或微泡，蒸透，稍晾，切薄片，干燥。

【性状】根呈类圆柱形，中间略粗或上粗下细。外表皮灰黄色或灰褐色。切面黑色，微有光泽，有的具裂隙。气特异似焦糖，味甘、微苦。

【选购贮藏】以切面黑色者为佳。置干燥处，防霉，防蛀。

【药理】有解热、抗炎、镇痛、抗血小板聚集、脑保护等作用。

【性味归经】甘、苦、咸，微寒。归肺、胃、肾经。

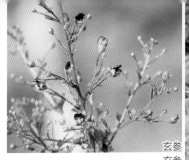

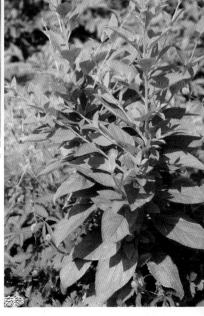

玄参
玄参

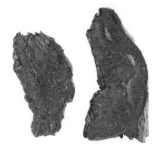

玄参

【功能主治】清热凉血，滋阴降火，解毒散结。用于热入营血、温毒发斑、热病伤阴、舌绛烦渴、津伤便秘、骨蒸劳嗽、目赤、咽痛、白喉、瘰疬、痈肿疮毒。

【用法用量】煎服，10～15g。

【使用注意】脾胃虚寒、食少便溏者不宜服用。反藜芦。

牡丹皮

【基源】为毛茛科植物牡丹的干燥根皮。

【植物识别】落叶小灌木，高1～2m。茎直立。叶互生，纸质；叶通常为二回三出复叶，近枝顶的叶为三小叶，顶生小叶常深3裂。花单生枝顶，花瓣5，或为重瓣，紫色、红色、粉红色、玫瑰色或白色。蓇葖果长圆形。花期4～5月，果期6～7月。全国各地均有栽培。

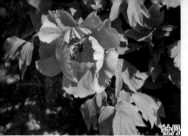

牡丹

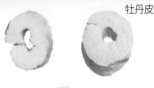

牡丹皮

【药材采集】秋季采挖根部，除去细根和泥沙，剥取根皮，晒干；或刮去粗皮，除去木心，晒干。前者习称连丹皮，后者习称刮丹皮。

【炮制】迅速洗净，润后切薄片，晒干。

【性状】饮片呈圆形或卷曲形的薄片。连丹皮外表面灰褐色或黄褐色，栓皮脱落处粉红色；刮丹皮外表面红棕色或淡灰黄色。内表面有时可见发亮的结晶。切面淡粉红色，粉性。气芳香，味微苦而涩。

【选购贮藏】以皮厚、切面粉白色、粉性足、香气浓者为佳。置阴凉干燥处。

【药理】有抗炎、镇痛、抗肿瘤及保肝等作用。

【性味归经】苦、辛，微寒。归心、肝、肾经。

【功能主治】清热凉血，活血化瘀。用于热入营血，温毒发斑，吐血衄血，夜热早凉，无汗骨蒸，经闭痛经，跌扑伤痛，痈肿疮毒。

【性能】苦、甘，微寒。归心、肝、肾经。

【功效】清热凉血，活血祛瘀。

【用法用量】煎服，6～12g。清热凉血宜生用，活血祛瘀宜酒炙用。

【使用注意】血虚有寒、月经过多及孕妇不宜用。

赤芍

【基源】为毛茛科植物川赤芍或芍药的干燥根。

【植物识别】①川赤芍：多年生草本。根圆柱形，直径1.5～2cm。茎高30～80cm，少有1m以上，无毛。叶为二回三出复叶，叶片轮廓宽卵形，长7.5～20cm；小叶成羽状分裂，裂片窄披针形至披针形，宽4～16mm，顶端渐尖，全缘，表面深绿色；叶柄长3～9cm。花2～4朵，生茎顶端及叶腋；苞片2～3，分裂或不裂，披针形，大小不等；萼片4，宽卵形；花瓣6～9，倒卵形，长3～4cm，宽1.5～3cm，紫红色或粉红色；花丝长5～10mm；花盘肉质，仅包裹心皮基部；心皮2～3，密生黄色绒毛。蓇葖果长1～2cm，

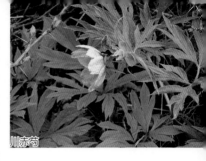

川赤芍

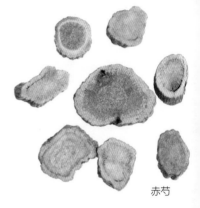

赤芍

密生黄色绒毛。花期5～6月，果期7月。分布于西藏东部、四川西部、青海东部、甘肃及陕西南部。②芍药：参见白芍项下。

【药材采集】春、秋二季采挖，除去根茎、须根及泥沙，晒干。

【炮制】除去杂质，分开大小，洗净，润透，切厚片，干燥。

【性状】饮片为类圆形切片，外表皮棕褐色。切面粉白色或粉红色，皮部窄，木部放射状纹理明显，有的有裂隙。

【选购贮藏】以切面粉白色者为佳。置通风干燥处。

【药理】有抑菌、抗内毒素、抗凝血、抗心肌缺血、保肝、抗脑缺血、抗肿瘤、抗动脉粥样硬化及抗炎、解痉及抗应激性溃疡等作用。

【性味归经】苦，微寒。归肝经。

【功能主治】清热凉血，散瘀止痛。用于热入营血、温毒发斑、吐血、衄血、目赤肿痛、肝郁胁痛、经闭痛经、癥瘕腹痛、跌扑损伤、痈肿疮疡。

【用法用量】煎服，6～12g。

【使用注意】血寒经闭不宜用。反藜芦。

紫草

【基源】为紫草科植物新疆紫草、内蒙紫草的干燥根。

【植物识别】①新疆紫草（软紫草）：多年生草本，高15～35cm。全株被白色硬糙毛。根圆锥形，多扭曲，紫色栓皮多层。茎直立，单一或基部分成二歧。基生叶丛生，叶条状披针形，长约13cm，全缘，黄绿褐色；茎生叶互生，较少，短小。花集结成聚伞花序，密生于茎顶，近于头状；苞片条状披针形；花冠紫色，长筒形漏斗状，先端5裂，裂片椭圆形。小坚果宽卵形，淡褐色，表面有疣状突起。花期6～8月，果期8～9月。生于山地阳坡草丛中。分布于新疆、西藏。②内蒙紫草（黄花软紫草）：多年生草本。茎直立，多分枝，高10～25cm，密生开展的长硬毛和短伏毛。叶无柄，匙状线形至线形，两面密生具基盘的白色长硬毛。镰状聚伞花序，花冠黄色，筒状钟形，外面有短柔毛裂片宽卵形或半圆形，开展，常有紫色斑点。小坚果三角状卵形，淡黄褐色，有疣状突起。果期6～10月。生于戈壁、石质山坡、湖滨砾石地。分布于西藏、新疆、甘肃西部、宁夏、内蒙古至河北北部。

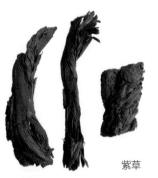

紫草

【药材采集】春、秋二季采挖，除去泥沙，干燥。

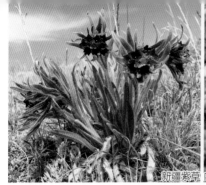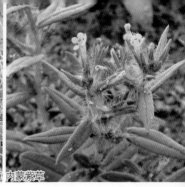

新疆紫草 内蒙紫草

【炮制】①新疆紫草：除去杂质，切厚片或段。②内蒙紫草：除去杂质，洗净，润透，切薄片，干燥。

【性状】①新疆紫草（软紫草）：呈不规则的长圆柱形，多扭曲。表面紫红色或紫褐色，皮部疏松，呈条形片状，常10余层重叠，易剥落。体轻，质松软，易折断，断面不整齐，木部较小，黄白色或黄色。气特异，味微苦、涩。②内蒙紫草：呈圆锥形或圆柱形，扭曲。表面紫红色或暗紫色，皮部略薄，常数层相叠，易剥离。质硬而脆，易折断，断面较整齐，皮部紫红色，木部较小，黄白色。气特异，味涩。

【选购贮藏】以质松软、色紫者为佳。置干燥处。

【药理】有抗菌、抗炎、抗生育、保肝、抗肿瘤等作用。

【性味归经】甘、咸，寒。归心、肝经。

【功能主治】清热凉血，活血解毒，透疹消斑。用于血热毒盛、斑疹紫黑、麻疹不透、疮疡、湿疹、水火烫伤。

【用法用量】煎服，5～10g。外用适量，熬膏或用植物油浸泡涂搽。

【使用注意】脾虚便溏者忌服。

水牛角

【基源】为牛科动物水牛的角。主产于华南、华东地区。

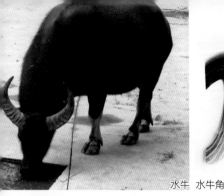
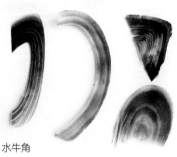

水牛 水牛角

【药材采集】取角后，水煮，除去角塞，干燥。

【炮制】洗净，镑片或锉成粗粉。

【选购贮藏】以色灰褐者为佳。置干燥处，防霉。

【药理】有抗内毒素、解热、抗炎、镇静、降血压等作用。

【性味归经】苦，寒。归心、肝经。

【功能主治】清热凉血，解毒，定惊。用于温病高热、神昏谵语、惊风、癫狂、发斑发疹、吐血衄血。

【用法用量】煎服，15～30g，宜先煎3小时以上。

【使用注意】脾胃虚寒者忌用。

（五）清虚热药

青蒿

【基源】为菊科植物黄花蒿的干燥地上部分。

【植物识别】一年生草本，高40～150cm。全株具较强挥发油气味。茎直立。茎生叶互生，为三回羽状全裂，裂片短细。头状花序细小，球形，多数组成圆锥状；管状花，黄色。瘦果椭圆形。花期8～10月，果期10～11月。全国大部分地区有分布。

【药材采集】秋季花盛开时采割，除去老茎，阴干。

【炮制】除去杂质，喷淋清水，稍润，切段，干燥。

【选购贮藏】以色绿、质嫩、叶多、香气浓者为佳。置阴凉干燥处。

【药理】有抗疟原虫、抗内毒素、抗肿瘤、解热、镇痛等作用。

【性味归经】苦、辛，寒。归肝、胆经。

【功能主治】清虚热，除骨蒸，解暑热，截疟，退黄。用于温邪

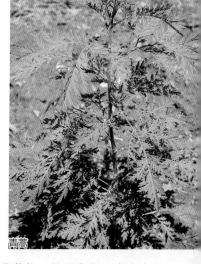

青蒿

伤阴、夜热早凉、阴虚发热、骨蒸劳热、暑邪发热、疟疾寒热、湿热黄疸。

【用法用量】煎服，6～12g，不宜久煎；或鲜用绞汁服。

【使用注意】脾胃虚弱、肠滑泄泻者忌服。

白薇

【基源】为萝藦科植物白薇或蔓生白薇的干燥根和根茎。

【植物识别】①白微：多年生草本，高40～70cm。茎直立，密被灰白色短柔毛。叶对生，叶片卵形，或卵状长圆形，全缘，两面均被白色绒毛，侧脉6～7对。聚伞花序，花深紫色，花冠幅状，5深裂。蓇葖果角状，纺锤形。种子卵圆形，有狭翼，先端有白色长绵毛。花期5～7月，果期8～10月。我国南北各省均有分布。②蔓生白薇：半灌木；茎上部缠绕，下部直立，全株被绒毛。叶对生，纸质，宽卵形或椭圆形。伞状聚伞花序腋生，花冠初呈黄色，渐变为黑紫色，枯干时呈暗褐色，钟

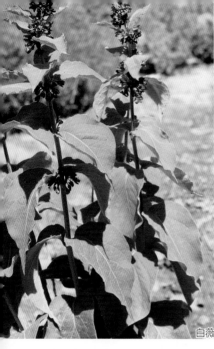

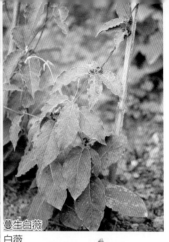

蔓生白薇
白薇

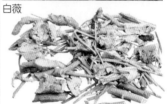

白薇

状辐形。蓇葖果单生，宽披针形；种子宽卵形，暗褐色，种毛
白色绢质。花期5～8月，果期7～9月。分布于吉林、辽宁、
河北、河南、四川、山东、江苏和浙江等地。

【药材采集】春、秋二季采挖，洗净，干燥。

【炮制】除去杂质，洗净，润透，切段，干燥。

【性状】本品根茎粗短，有结节，多弯曲。上面有圆形的茎痕，
下面及两侧簇生多数细长的根。表面棕黄色。质脆，易折断，
断面皮部黄白色，木部黄色。气微，味微苦。

【选购贮藏】以色淡黄者为佳。置通风干燥处。

【药理】有抗炎、解热、祛痰、平喘等作用。

【性味归经】苦、咸，寒。归胃、肝、肾经。

【功能主治】清热凉血，利尿通淋，解毒疗疮。用于温邪伤营发

热、阴虚发热、骨蒸劳热、产后血虚发热、热淋、血淋、痈疽肿毒。

【用法用量】煎服，4.5～9g。

【使用注意】脾胃虚寒、食少便溏者不宜服用。

地骨皮

【基源】为茄科植物枸杞或宁夏枸杞的干燥根皮。

【植物识别】①枸杞：多分枝灌木，高0.5～1m，栽培时可达2m多；枝条细弱，弓状弯曲或俯垂，淡灰色，有纵条纹，棘刺长0.5～2cm，生叶和花的棘刺较长，小枝顶端锐尖成棘刺状。叶纸质，单叶互生或2～4枚簇生，卵形、卵状菱形、长椭圆形、卵状披针形，顶端急尖，基部楔形。花在长枝上单生或双

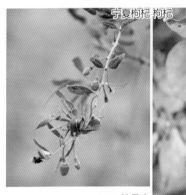

宁夏枸杞 枸杞

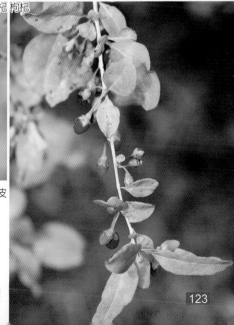

地骨皮

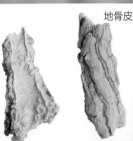

生于叶腋，在短枝上则同叶簇生；花萼通常3中裂或4～5齿裂；花冠漏斗状，淡紫色，5深裂，裂片卵形。浆果红色，卵状。花果期6～11月。分布于我国南北各地。②宁夏枸杞：宁夏枸杞与枸杞的主要区别是叶通常为披针形或长椭圆状披针形；花萼通常为2中裂；花冠筒明显长于檐部裂片，裂片边缘无缘毛；果实甜，无苦味。分布于甘肃、宁夏、新疆、内蒙古、青海等地。

【药材采集】春初或秋后采挖根部，洗净，剥取根皮，晒干。

【性状】本品早筒状或槽状。外表面灰黄色至棕黄色，粗糙，有不规则纵裂纹。内表面黄白色至灰黄色，较平坦，有细纵纹。断面不平坦，外层黄棕色，内层灰白色。气微，味微甘而后苦。

【选购贮藏】以块大、肉厚、色黄者为佳。置干燥处。

【药理】有抑菌、解热、降血糖、降血压等作用。

【性味归经】甘，寒。归肺、肝、肾经。

【功能主治】凉血除蒸，清肺降火。用于阴虚潮热、骨蒸盗汗、肺热咳嗽、咯血、衄血、内热消渴。

【用法用量】煎服，9～15g。

【使用注意】外感风寒发热及脾虚便溏者不宜用。

银柴胡

【基源】为石竹科植物银柴胡的干燥根。

【植物识别】多年生草本，高20～40cm。主根圆柱形，直径1～3cm，外皮淡黄色，顶端有许多疣状的残茎痕迹。茎直立，节明显，上部二叉状分歧。叶对生，无柄，叶片线状披针形、披针形或长圆状披针形，顶端渐尖，全缘。花单生，花小，白色；萼片5，绿色，披针形；花瓣5，先端2深裂，裂片长圆形。蒴果近球形，成熟时顶端6齿裂。花期6～7月，果期8～9月。生长于干燥的草原、悬崖的石缝或碎石中。分布于陕西、甘肃、内蒙古、宁夏等地。

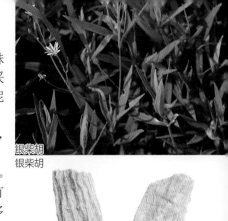

银柴胡

【药材采集】春、夏间植株萌发或秋后茎叶枯萎时采挖，除去残茎、须根及泥沙，晒干。切片，生用。

【炮制】除去杂质，洗净，润透，切厚片，干燥。

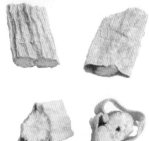

【性状】本品呈类圆柱形。表面浅棕黄色至浅棕色，有扭曲的纵皱纹和支根痕，多具孔穴状或盘状凹陷，习称"砂眼"，从砂眼处折断可见棕色裂隙中有细砂散出。切面较疏松，有裂隙，皮部薄，木部有黄、白色相间的放射状纹理。气微，味甘。

【选购贮藏】以外皮棕黄色、切面黄白色者为佳。置通风干燥处，防蛀。

【药理】有解热、抗动脉粥样硬化及杀精子等作用。

【性味归经】甘，微寒。归肝、胃经。

【功能主治】清虚热，除疳热。用于阴虚发热、骨蒸劳热、小儿疳积发热。

【用法用量】煎服，3～9g。

【使用注意】外感风寒、血虚无热者忌用。

胡黄连

【基源】本品为玄参科植物胡黄连的干燥根茎。

【植物识别】多年生草本。高15～25cm。叶近于根生；叶片匙

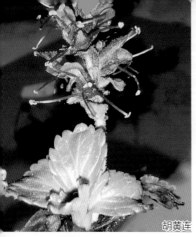

形，基部狭窄成有翅的具鞘叶柄，边缘有锯齿。花茎比叶长；穗状花序；花冠先端有几相等的5裂片，裂片卵形，多缘毛；雄蕊4，花丝细长，从花冠伸出很远；子房2室，花柱细长，柱头单一。蒴果长卵形，侧面略有槽；种子长圆形。生于高山草地及石堆中。分布于西藏南部、云南西北部、四川西部。

【药材采集】 秋季采挖，除去须根和泥沙，晒干。

【炮制】 除去杂质，洗净，润透，切薄片干燥或用时捣碎。

【性状】 根茎呈圆柱形，表面灰棕色至暗棕色，粗糙；有较密的环状节，具稍隆起的芽痕或根痕，上端密被暗棕色鳞片状的叶柄残基。体轻，质硬而脆。切面灰黑色或棕黑色，木部有4～10个类白色点状维管束排列成环。

胡黄连

胡黄连

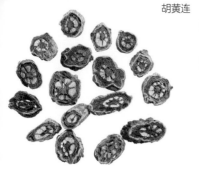

气微，味极苦。

【选购贮藏】 以条粗、折断时有粉尘、断面灰黑色、味苦者为佳。置干燥处。

【性味归经】 苦，寒。归肝、胃、大肠经。

【功能主治】 退虚热，除疳热，清湿热。用于骨蒸潮热、小儿疳热、湿热泻痢、黄疸尿赤、痔疮肿痛。

【用法用量】 煎服，3～10g。

【使用注意】 脾胃虚弱者慎服。

三、泻下药

（一）攻下药

大黄

【基源】为蓼科植物掌叶大黄、唐古特大黄、药用大黄的干燥根和根茎。

【植物识别】①唐古特大黄（鸡爪大黄）：高大草本，高1.5～2m，根及根状茎粗壮，黄色。茎粗，中空，具细棱线。根生叶大型，通常掌状5深裂，最基部一对裂片简单，中间三个裂片多为三回羽状深裂，小裂片窄长披针形，基出脉5条；叶柄近圆柱状，与叶片近等长；茎生叶较小，裂片多更狭窄。大型圆锥花序，花小，紫红色，稀淡红色。果实矩圆状卵形到矩圆形。种子卵形，黑褐色。花期6月，果期7～8月。分布于甘肃、青海及青海与西藏交界一带。②掌叶大黄：高大草本，高2m左右。根生叶宽心形或近圆形，3～7掌状深裂，裂片全缘或有齿，或浅裂，基部略呈心形，有3～7条主脉。大圆锥状花序顶生；花紫红色或带红紫色；花被片6。瘦果有3棱，沿棱生翅。分布于四川、甘肃、青海、西藏等地。③药用大黄：高大草本，高1.5～2m。基生叶大型，叶片近圆形，掌状浅裂，裂片大齿状三角形，基出脉5～7条；叶柄粗圆柱状，与叶片等长或稍短；茎生叶向上逐渐变小。大型圆锥花序，分枝开展，花绿色到黄白色。果

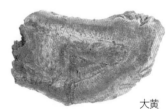

大黄

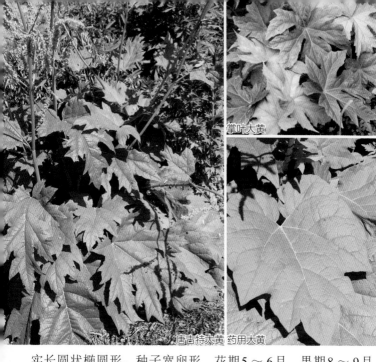
掌叶大黄

唐古特大黄 药用大黄

实长圆状椭圆形。种子宽卵形。花期5～6月，果期8～9月。分布于陕西南部、河南西部、湖北西部、四川、贵州、云南等地。

【药材采集】秋末茎叶枯萎或次春发芽前采挖，除去细根，刮去外皮，切瓣或段，绳穿成串干燥或直接干燥。

【炮制】①酒大黄：取净大黄片，照酒炙法炒干。②大黄炭：取净大黄片，照炒炭法炒至表面焦黑色、内部焦褐色。③熟大黄：取净大黄块，照酒炖或酒蒸法炖或蒸至内外均呈黑色。

【性状】表面黄棕色至红棕色。断面淡红棕色或黄棕色，髓部有星点环列或散在，木部具放射状纹理。气清香，味苦而微涩，嚼之粘牙，有沙粒感。

【选购贮藏】以切面锦纹明显、气清香、味苦而微涩者为佳。置通风干燥处，防蛀。

【药理】有泻下、抗病原微生物、抗急性胰腺炎、保护肾功能、保肝、利胆、抗溃疡、抗纤维化、抗动脉粥样硬化等作用。

【性味归经】苦，寒。归脾、胃、大肠、肝、心包经。

【功能主治】泻下攻积，清热泻火，凉血解毒，逐瘀通经，利湿退黄。用于实热积滞便秘、血热吐衄、目赤咽肿、痈肿疔疮、肠痈腹痛、瘀血经闭、产后瘀阻、跌打损伤、湿热痢疾、黄疸尿赤、淋证、水肿；外治烧烫伤。

【用法用量】煎服，5～15g，用于泻下不宜久煎；入汤剂应后下，或用开水泡服。外用适量。生大黄泻下力强，故欲攻下者宜生用。酒大黄宜用于目赤咽肿、齿龈肿痛。熟大黄泻下力缓，泻火解毒，用于火毒疮疡。大黄炭凉血化瘀止血，多用于血热瘀血出血症。

【使用注意】如非实证，不宜妄用；脾胃虚弱者慎用；孕妇、月经期、哺乳期慎用。

芒硝

【基源】为硫酸盐类矿物芒硝族芒硝经加工精制而成的结晶体。主含含水硫酸钠。主产于沿海各产盐区及四川、内蒙古、新疆等内陆盐湖。

【炮制】取天然产的芒硝，用热水溶解，过滤，放冷即析出结晶，通称朴硝。再取萝卜洗净切片，置锅内加水煮透后，加入朴硝共煮，至完全溶化，取出过滤或澄清后取上层液，放冷，待析出结晶。干燥后即为芒硝（每朴硝100斤，用萝卜10～20斤）。也有取天然产的芒硝，经煮炼、过滤、冷却后，取上层的结晶为芒硝，下层的

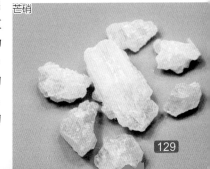
芒硝

结晶为朴硝。

【性状】本品为棱柱状、长方形或不规则块状及粒状。无色透明或类白色半透明。质脆，易碎，断面呈玻璃样光泽。气微，味咸。

【选购贮藏】以类白色、透明、呈结晶块状者为佳。密封，防潮。

【药理】有泻下、抗炎等作用。

【性味归经】咸、苦，寒。归胃、大肠经。

【功能主治】泻热通便，润燥软坚，清火消肿。用于实热便秘、大便燥结、积滞腹痛、肠痈肿痛；外治乳痈、痔疮肿痛。

【用法用量】6～12g，一般不入煎剂，待汤剂煎得后，溶入汤剂中服用。外用适量。

【使用注意】孕妇禁用。不宜与硫磺、三棱同用。

番泻叶

【基源】为豆科植物狭叶番泻或尖叶番泻的干燥小叶。前者主产于印度、埃及和苏丹，后者主产于埃及。

【性状】①狭叶番泻：叶呈长卵形或卵状披针形，叶端急尖。上表面黄绿色，下表面浅黄绿色，无毛或近无毛。气微弱而特异，味微苦，稍有黏性。②尖叶番泻：叶呈披针形或长卵形，叶端短尖或微突，两面均有细短毛茸。

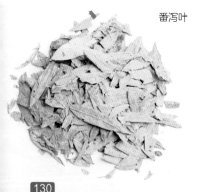

番泻叶

【选购贮藏】以完整、叶形狭尖、色绿者为佳。避光，置通风干燥处。

【药理】有泻下、抑菌等作用。

【性味归经】甘、苦，寒。归大肠经。

【功能主治】泻热行滞，通便，利水。用于热结积滞、便秘腹痛、水肿胀满。

【用法用量】温开水泡服，1.5～3g；煎服，2～6g，宜后下。

【使用注意】妇女哺乳期、月经期及孕妇忌用。

芦荟

【基源】为百合科植物库拉索芦荟叶的汁液浓缩干燥物。

【植物识别】多年生草本。茎极短。叶簇生于茎顶，肥厚多汁；呈狭披针形，粉绿色，边缘有刺状小齿。花茎单生或稍分枝，高60～90cm；总状花序疏散；花黄色或有赤色斑点。蒴果三角形。花期2～3月。主产于非洲北部，我国有栽培。

【药材采集】全年可采，割取植物的叶片，收集流出的液体，置锅内熬成稠膏，倾入容器，冷却凝固，即得。

芦荟

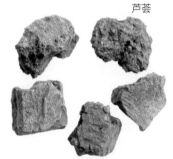

【性状】本品呈不规则块状。表面呈暗红褐色或深褐色，无光泽。体轻，质硬，断面粗糙或显麻纹。有特殊臭气，味极苦。

【选购贮藏】以气味浓、溶于水中无杂质及泥沙者为佳。置阴凉干燥处。

【药理】泻下、抑菌、抗炎、保肝、抗氧化、延缓衰老、抗辐射损伤、抗肿瘤、护肤等作用。

【性味归经】苦，寒。归肝、胃、大肠经。

【功能主治】泻下通便，清肝泻火，杀虫疗疳。用于热结便秘、惊痫抽搐、小儿疳积；外用治癣疮。

库拉索芦荟

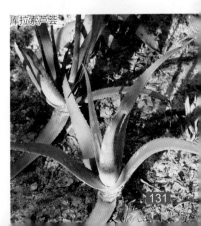

131

【用法用量】入丸、散服，每次1～2g。外用适量。

【使用注意】脾胃虚弱、食少便溏及孕妇忌用。

（二）润下药

火麻仁

【基源】为桑科植物大麻的干燥成熟种子。

【植物识别】一年生草本，高1～3m。茎直立，表面有纵沟，密被短柔毛，基部木质化。掌状叶互生，全裂，裂片3～11枚，披针形至条状披针形，边缘具粗锯齿。雄花序为疏散的圆锥花序，顶生或腋生，黄绿色；雌花簇生于叶腋，黄绿色。瘦果卵圆形。花期5～6月，果期7～8月。全国各地均有栽培。分布于东北、华北、华东、中南等地。

【药材采集】秋季果实成熟时采收，除去杂质，晒干。

【炮制】炒火麻仁：取净火麻仁，照清炒法炒至微黄色、有香气。

【性状】本品呈卵圆形。表面灰绿色或灰黄色，有微细的白色或棕色网纹，两边有棱，顶端略尖，基部有1圆形果梗痕。果皮薄而脆，易破碎。种皮绿色，子叶2，乳白色，富油性。气微，味淡。

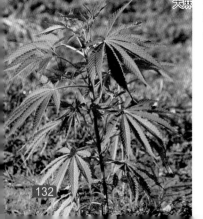

大麻

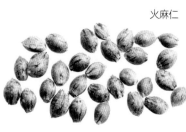

火麻仁

【选购贮藏】以种仁色乳白者为佳。置阴凉干燥处，防热，防蛀。

【性味归经】甘，平。归脾、胃、大肠经。

【功能主治】润肠通便。用于血虚津亏、肠燥便秘。

【用法用量】煎服，10～15g。

【使用注意】本品大量食入可引起中毒。

郁李仁

【基源】为蔷薇科植物欧李或郁李的干燥成熟种子。

【植物识别】①欧李：落叶灌木，高0.4～1.5m。小枝灰褐色或棕色。叶互生，叶片倒卵状长椭圆形或倒卵状披针形，边缘有单细锯齿或重锯齿。花与叶同时开放，单生或2～3朵簇生；花瓣白色或粉红色，长圆形或倒卵形。核果成熟后近球形，红色或紫红色。花期4～5月。果期6～10月。生于阳坡砂地、山地灌丛中，或庭园栽培。分布于黑龙江、吉林、辽宁、内蒙古、河北、山东、河南等地。②郁李：灌木，高1～1.5m。小枝灰褐色，嫩枝绿色或绿褐色。叶卵形或卵状披针形，先端渐尖，基部圆形，边有缺刻状尖锐重锯齿。花1～3朵，簇生，花叶同开或先叶开放；花瓣白色或粉红色，倒卵状椭圆形。核果近球形，深红色，直径约1cm。花期5月，果期7～8月。生于山坡林下、灌丛中或栽培。分布于黑龙江、吉林、辽宁、河北、山东、浙江。

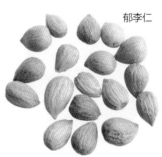

郁李仁

【药材采集】夏、秋二季采收成熟果实，除去果肉和核壳，取出种子，干燥。

【炮制】除去杂质。用时捣碎。

【性状】呈卵形，表面黄棕色，

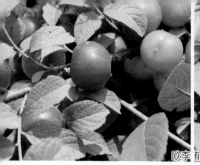
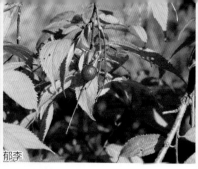

欧李 郁李

一端尖，另端钝圆。气微，味微苦。

【选购贮藏】以粒饱满、色黄白、不泛油者为佳。置阴凉干燥处，防蛀。

【药理】有促进肠蠕动、促进排便、抗炎、镇痛作用。

【性味归经】辛、苦、甘，平。归脾、大肠、小肠经。

【功能主治】润肠通便，下气利水。用于津枯肠燥、食积气滞、腹胀便秘、水肿、脚气、小便不利。

【用法用量】煎服，6～12g。

【使用注意】孕妇慎用。

松子仁

松子

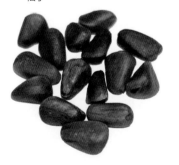

【基源】为松科植物红松等的种仁。

【植物识别】红松：常绿大乔木。树皮灰褐色，鳞状裂开。小枝暗褐色，密生锈褐色茸毛，新枝棕黄色，密被茸毛。叶针形，5针一束，粗硬，三棱形。雄花序圆柱状，生于新枝基部，密集成穗状，呈红黄色；雌花序生于主枝或侧枝的先端，单生或数个集生，有长柄。球果大，卵状长圆形。种子卵状三角形，红褐色。花期5月，果期10～11月。生长于湿润的缓山坡或排水良好的平坦地，多与阔叶树成混交林。分布于东北。

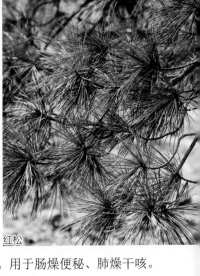

红松

【药材采集】果实成熟后采收，晒干，去硬壳取出种子。

【性状】种仁呈卵状长圆形，先端尖，淡黄色或白色。有松脂样香气，味淡有油腻感。

【性味归经】甘，温。归肺、肝、大肠经。

【功能主治】润肠通便，润肺止咳。用于肠燥便秘、肺燥干咳。

【用法用量】煎服，5～10g。或入膏、丸。

【使用注意】脾虚便溏、湿痰者禁用。

亚麻子

【基源】为亚麻科植物亚麻的干燥成熟种子。

【植物识别】一年生直立草本，高30～100cm。茎圆柱形，表面具纵条纹，基部稍木质化，上部多分枝。叶互生，无柄或近无柄，叶片披针形或线状披针形，先端渐尖，基部渐狭，全缘，叶脉通常三出。花多数，生于枝顶或上部叶腋，每叶腋生一花，花柄细弱，长约2cm；花萼5，绿色，分离，卵形；花瓣5，蓝色或白色，分离，广倒卵形，边缘稍呈波状。蒴果近球形或稍扁。

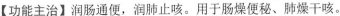

亚麻子

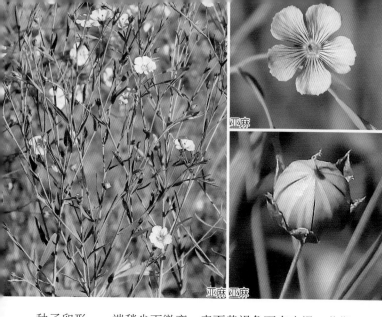

亚麻

亚麻 亚麻

种子卵形，一端稍尖而微弯，表面黄褐色而有光泽。花期6～7月，果期7～9月。我国大部分地区有栽培。

【药材采集】秋季果实成熟时采收植株，晒干，打下种子，除去杂质，再晒干。

【炮制】用时捣碎。

【性状】本品呈扁平卵圆形，一端钝圆，另端尖而略偏斜。表面红棕色或灰褐色，平滑有光泽，种脐位于尖端的凹入处；种脊浅棕色，位于一侧边缘。种皮薄。气微，嚼之有豆腥味。

【选购贮藏】以粒饱满、色红棕、光亮者为佳。置阴凉干燥处，防蛀。

【药理】有降血脂、抗肿瘤、抗糖尿病肾损伤等作用。

【性味归经】甘，平。归肺、肝、大肠经。

【功能主治】润燥通便，养血祛风。用于肠燥便秘、皮肤干燥、瘙痒、脱发。

【用法用量】煎服，9～15g。外用适量，榨油涂。

【使用注意】大便滑泻者禁用。

（三）峻下逐水药

甘遂

【基源】为大戟科植物甘遂的干燥块根。

【植物识别】多年生肉质草本，高25～40cm。茎直立，淡紫红色。单叶互生，狭披针形或线状披针形，全缘。杯状聚伞花序，5～9枝簇生于茎端，基部轮生叶状苞片多枚；有时从茎上部叶腋抽生1花枝，每枝顶端再生出1～2回聚伞式3分枝；苞叶对生；萼状总苞先端4裂，腺体4枚；雄花多数和雌花1枚生于同一总苞中；雄花仅有雄蕊1；雌花位于花序中央，雌蕊1，子房三角卵形，花柱3，柱头2裂。蒴果圆形。花期6～9月。生于山沟荒地。分布于陕西、河南、山西、甘肃、河北等地。

【药材采集】春季开花前或秋末茎叶枯萎后采挖，撞去外皮，晒干。

【炮制】醋甘遂：取净甘遂，用

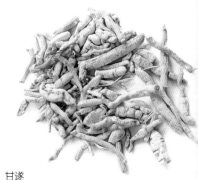

甘遂

甘遂

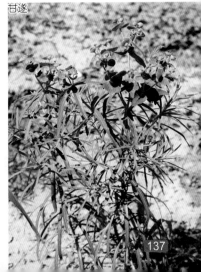

醋拌匀，炒至微干，晾凉。

【性状】根呈椭圆形、长圆柱形或连珠形。表面类白色或黄白色，凹陷处有棕色外皮残留。质脆，易折断，断面粉性，白色，木部微显放射状纹理；长圆柱状者纤维性较强。气微，味微甘而辣。

【选购贮藏】以肥大、色白、粉性足者为佳。置通风干燥处，防蛀。

【药理】有泻下、利尿、抗急性胰腺炎、抗病毒、抗肿瘤及抗生育等作用。

【性味归经】苦，寒；有毒。归肺、肾、大肠经。

【功能主治】泻水逐饮，消肿散结。用于水肿胀满、胸腹积水、痰饮积聚、气逆咳喘、二便不利、风痰癫痫、痈肿疮毒。

【用法用量】入丸、散服，每次0.5～1g。外用适量，生用。内服醋制用，以减低毒性。

【使用注意】虚弱者及孕妇忌用。不宜与甘草同用。

京大戟

【基源】为大戟科植物大戟的干燥根。

【植物识别】多年生草本。茎直立，上部分枝。单叶互生，长圆状披针形至披针形，全缘。聚伞花序顶生，通常有5伞梗，伞梗顶生1杯状聚伞花序，其基部轮生卵形或卵状披针形苞片5，杯状聚伞花序总苞坛形，顶端4裂，腺体椭圆形。蒴果三棱状球形，表面有疣状突起。花期4～5月，果期6～7月。生于山坡林下或路旁。主

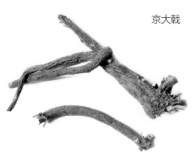

京大戟

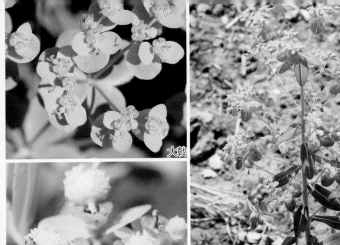
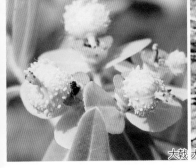
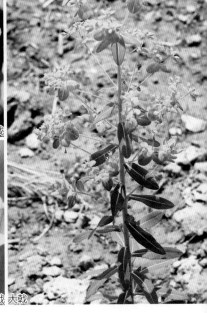

大戟

产于江苏、四川、江西、广西等地。

【药材采集】秋、冬二季采挖，洗净，晒干。

【炮制】醋京大戟：取净京大戟，照醋煮法煮至醋吸尽。

【性状】根呈不整齐的长圆锥形，略弯曲。表面灰棕色或棕褐色，粗糙，有纵皱纹、横向皮孔样突起及支根痕。质坚硬，不易折断。断面类白色或淡黄色，纤维性。气微，味微苦涩。

【选购贮藏】以切面白色者为佳。置干燥处，防蛀。

【药理】有泻下、镇痛、镇静、抗肿瘤等作用。

【性味归经】苦，寒；有毒。归肺、脾、肾经。

【功能主治】泻水逐饮，消肿散结。用于水肿胀满、胸腹积水、痰饮积聚、气逆咳喘、二便不利、痈肿疮毒、瘰疬痰核。

【用法用量】煎服，1.5～3g；入丸、散服，每次1g。外用适量，生用。内服醋制用，以减低毒性。

【使用注意】体质虚弱者及孕妇忌用。不宜与甘草同用。

芫花

【基源】为瑞香科植物芫花的干燥花蕾。

【植物识别】落叶灌木，高可达1m。茎细长而直立。叶对生，椭圆形至长椭圆形，全缘，叶柄短，密布短柔毛。花先叶开放，3～7朵簇生，淡紫色；无花瓣；花被管细长，先端4裂，裂片卵形。核果革质，白色。种子1粒，黑色。花期2～4月，果期5月。分布于华东及河北、陕西、河南、湖北、湖南、四川、贵州等地。

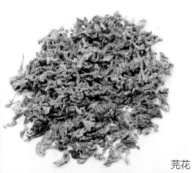

芫花

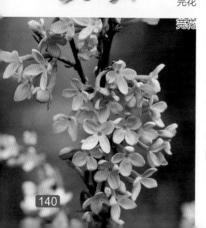

芫花

【药材采集】春季花未开放时采收，除去杂质，干燥。

【炮制】醋芫花：取净芫花，照醋炙法炒至醋吸尽。每100kg芫花，用醋30kg。

【选购贮藏】以花蕾多而整齐、色淡紫者为佳。置通风干燥处，防霉，防蛀。

【药理】有利尿、镇咳、祛痰、抗生育等作用。

【性味归经】苦、辛，温；有毒。归肺、脾、肾经。

【功能主治】泻水逐饮；外用杀虫疗疮。用于水肿胀满、胸腹积水、痰饮积聚、气逆咳喘、二便不利；外治疥癣秃疮、痈肿、冻疮。

【用法用量】煎服，1.5～3g；醋芫花研末吞服，一次0.6～0.9g，一日一次。外用适量。内服醋制用，以降低毒性。

【使用注意】虚弱者及孕妇忌用。不宜与甘草同用。

商陆

【基源】为商陆科植物商陆或垂序商陆的干燥根。

【植物识别】①商陆：多年生草本，高达1.5m。茎绿色或紫红

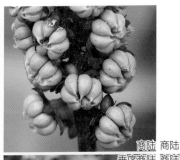

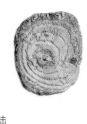
商陆

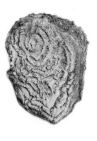
商陆

垂序商陆 商陆

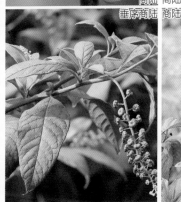

垂序商陆

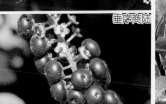

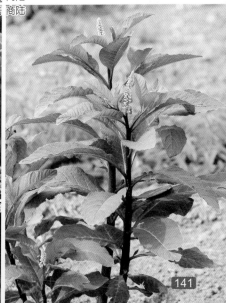

色。单叶互生，叶片卵状椭圆形或椭圆形，长 12 ～ 15cm，宽 5 ～ 8cm，全缘。总状花序直立于枝端或茎上；花被片 5，初白色后渐变为淡红色。浆果扁球形，由多个分果组成，熟时紫黑色。花、果期 5 ～ 10 月。②垂序商陆：总状果序下垂，分果间分离不明显。我国大部分地区均产。

【药材采集】秋季至次春采挖，除去须根和泥沙，切成块或片，晒干或阴干。

【炮制】醋商陆：取净商陆，照醋炙法炒干。

【性状】切片为横切或纵切的不规则块片，外皮灰黄色或灰棕色；切面浅黄棕色或黄白色，木部隆起，形成数个突起的同心形环轮。质硬。气微，味稍甜，久嚼麻舌。

【选购贮藏】以片大、色黄白、有罗盘纹者为佳。置干燥处，防霉，防蛀。

【药理】有利尿、抗肾损伤、抗炎、祛痰、抗肿瘤、调节免疫、促进造血等作用。

【性味归经】苦，寒；有毒。归肺、脾、肾、大肠经。

【功能主治】逐水消肿，通利二便，解毒散结。用于水肿胀满、二便不通；外治痈肿疮毒。

【用法用量】煎服，5 ～ 10g。醋制以降低毒性。外用适量。

【使用注意】孕妇忌用。本品有毒，过量可引起中毒。

牵牛子

【基源】为旋花科植物裂叶牵牛或圆叶牵牛的干燥成熟种子。

【植物识别】①裂叶牵牛：一年生攀援草本。茎缠绕。叶互生，心脏形，3 裂至中部，中间裂片卵圆形，两侧裂片斜卵形，全缘。花 2 ～ 3 朵腋生，花冠漏斗状，先端 5 浅裂，紫色或淡红色。蒴果球形。花期 6 ～ 9 月，果期 7 ～ 9 月。②圆叶牵牛：叶阔心形，

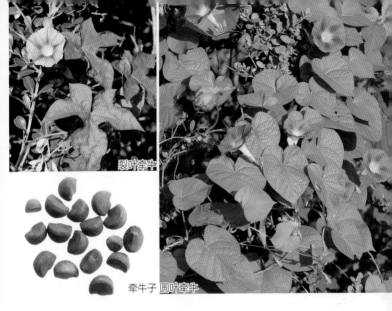

裂叶牵牛

牵牛子 圆叶牵牛

不裂，全缘。生于山野、田野。全国各地均有分布。

【药材采集】秋末果实成熟、果壳未开裂时采割植株，晒干，打下种子，除去杂质。

【炮制】炒牵牛子：取净牵牛子，照清炒法炒至稍鼓起。用时捣碎。

【性状】本品似橘瓣状，长4～8mm，宽3～5mm。表面灰黑色或淡黄白色，背面有一条浅纵沟，腹面棱线的下端有一点状种脐，微凹。质硬，横切面可见淡黄色或黄绿色皱缩折叠的子叶，微显油性。气微，味辛、苦，有麻感。

【选购贮藏】以粒大、饱满者为佳。置干燥处。

【药理】有泻下等作用。

【性味归经】苦、寒；有毒。归肺、肾、大肠经。

【功能主治】泻水通便，消痰涤饮，杀虫攻积。用于水肿胀满、二便不通、痰饮积聚、气逆喘咳、虫积腹痛。

【用法用量】煎服，3～9g。入丸、散服，每次1.5～3g。本品炒用药性减缓。

【使用注意】孕妇忌用。不宜与巴豆、巴豆霜同用。

巴豆

【基源】为大戟科植物巴豆的干燥成熟果实。

【植物识别】常绿乔木，高6～10m。叶互生，叶柄长2～6cm，叶片卵形或长圆状卵形，长5～13cm，宽2.5～6cm，近叶柄处有2个腺体，叶缘有疏浅锯齿，主脉3，基出。总状花序顶生，雄花绿色，较小，花瓣5，反卷；雌花花萼5裂，无花瓣。蒴果长圆形至倒卵形，有3钝角。花期3～5月，果期6～7月。

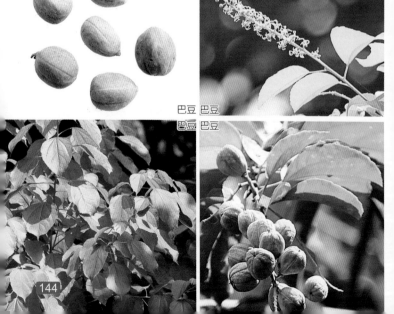

巴豆 巴豆
巴豆 巴豆

144

分布于西南及福建、湖北、湖南、广东、广西等地。

【药材采集】秋季果实成熟时采收，堆置2～3天，摊开，干燥。

【炮制】巴豆霜：取巴豆仁碾碎加泥，经微热，压榨除去大部分油脂后，取残渣研制成松散粉末；或取巴豆仁碾细，加适量的淀粉，使脂肪油含量为18%～20%。

【选购贮藏】①巴豆：以个大、饱满、种仁色白者为佳。②巴豆霜：以粒度均匀、疏松、淡黄色粉末者为佳。置阴凉干燥处。

【药理】有泻下、抗肿瘤、抗炎、抗菌等作用。

【性味归经】辛，热；有大毒。归胃、大肠经。

【功能主治】①巴豆：外用蚀疮；用于恶疮疥癣、疣痣。②巴豆霜：峻下冷积，逐水退肿，豁痰利咽，外用蚀疮；用于寒积便秘、乳食停滞、腹水臌胀、二便不通、喉风、喉痹；外治痈肿脓成不溃、疥癣恶疮、疣痣。

【用法用量】大多制成巴豆霜用，以减低毒性。①巴豆霜：0.1～0.3g，入丸、散用；外用适量。②巴豆：外用适量，研末涂患处，或捣烂以纱布包擦患处。

【使用注意】孕妇及体弱者忌用。不宜与牵牛子同用。本品具有较强的毒性。

千金子

【基源】为大戟科植物续随子的干燥成熟种子。

【植物识别】二年生草本，高达1m，全株被白霜。茎直立，分枝多。单叶交互对生，由下而上叶渐增大，线状披针形至阔披针形，全缘。杯状聚伞花序，通常4枝排成伞状，基部轮生叶

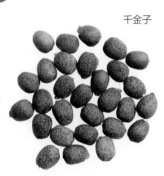

千金子

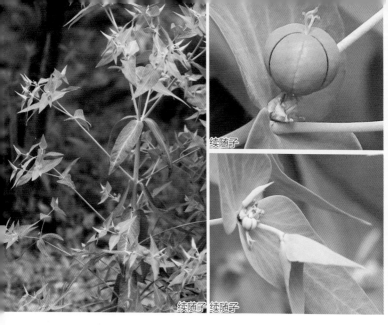

续随子

续随子 续随子

状苞片4，每枝再叉状分枝，分枝处对生卵形或卵状披针形的苞叶2片；雄花多数和雌花1枚同生于萼状总苞内，总苞4～5裂；雄花仅具雄蕊1；雌花生于花序中央，雌蕊1，子房3室，花柱3，先端2歧。蒴果近球形，表面有褐黑两色相杂斑纹。花期4～7月，果期7～8月。分布于我国大部分地区。

【药材采集】夏、秋二季果实成熟时采收，除去杂质，干燥。

【炮制】千金子霜：取千金子仁去皮取净仁碾碎如泥，经微热，压榨除去大部分油脂，取残渣研制成松散粉末，脂肪油含量应为18%～20%。

【选购贮藏】①千金子：以粒饱满、油性足者为佳。②千金子霜：以均匀、疏松、色淡黄粉末、味辛辣者为佳。置阴凉干燥处，防蛀。

【药理】有泻下、抗肿瘤等作用。

【性味归经】辛，温；有毒。归肝、肾、大肠经。

【功能主治】泻下逐水，破血消癥；外用疗癣、蚀疣。用于二便不通、水肿、痰饮、积滞胀满、血瘀经闭；外治顽癣、赘疣。

【用法用量】大多制成千金子霜用，以减低毒性。①千金子：1～2g；去壳，去油用，多入丸、散服；外用适量，捣烂敷患处。②千金子霜：0.5～1g，多入丸、散服。外用适量。

【使用注意】孕妇及体弱便溏者忌服。

四、祛风湿药

（一）祛风寒湿药

独活

【基源】为伞形科植物重齿毛当归的干燥根。

【植物识别】多年生草本。茎直立，带紫色。根生叶和茎下部叶的叶柄细长，基部膨大成长管状、半抱茎的厚膜质叶鞘。叶二回三出式羽状全裂，末回裂片卵圆形至长椭圆形，边缘有不整齐的尖锯齿或重锯齿，齿端有内曲的短尖头，顶生的末回裂片多3深裂，基部常沿叶轴下延成翅状，侧生的具短柄或无柄。茎上部的叶简化成膨大的叶鞘。复伞形花序顶生或侧生，花白色，花瓣5，等大，广卵形。双悬果长圆形，背棱和中棱线形隆起，侧棱翅状。花期7～9月，果期9～10月。分布于安徽、浙江、江西、湖北、四川等地。

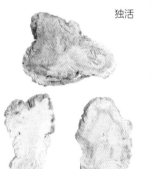

独活

【药材采集】春初苗刚发芽或秋末茎叶枯萎时采挖，除去须根和泥沙，烘至半干，堆置2～3天，发软后再烘至全干。

【炮制】除去杂质，洗净，润透，切薄片，晒干或低温干燥。

【性状】根略呈圆柱形，根头部膨大，外表皮灰褐色或棕褐色，具皱纹。切面皮部灰白色至灰褐色，有多数散在棕色油点，木部灰黄色至黄棕色，形成层环棕色。有特异香气。味苦、辛、微麻舌。

【选购贮藏】以气香浓者为住。置干燥处，防霉，防蛀。

【药理】有抗炎、镇痛、抗心律失常、抗血栓、延缓衰老等作用。

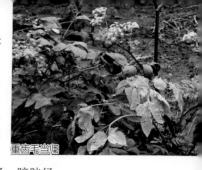
重齿毛当归

【性味归经】辛、苦，微温。归肾、膀胱经。

【功能主治】祛风除湿，通痹止痛。用于风寒湿痹、腰膝疼痛、少阴伏风头痛、风寒挟湿头痛。

【用法用量】煎服，3～9g。外用，适量。

威灵仙

【基源】为毛茛科植物威灵仙、棉团铁线莲的干燥根和根茎。

【植物识别】①威灵仙：木质藤本。叶对生，一回羽状复叶，小叶5，纸质，窄卵形、卵形或卵状披针形，全缘。聚伞花序圆锥状，腋生或顶生；萼片4，长圆形或圆状倒卵形，白色，先端常凸尖，外面边缘密生绒毛，花瓣无。瘦果扁卵形，宿存花柱羽毛状，长达2～5cm。花期6～9月，果期8～11月。②棉团铁线莲：直立草本，单叶至复叶，一至二回羽状深裂。聚伞花序顶生，有时花单生；萼片4～8，通常6，白色，长椭圆形或狭倒卵形。瘦果倒卵形，扁平，密生柔毛，宿存花柱长1.5～3cm，有灰白色长柔毛。分布于东北、河北、山西、陕西、甘肃东部、山东及中南地区。

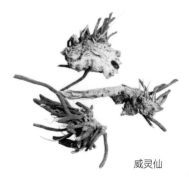
威灵仙

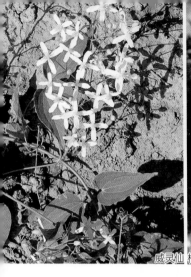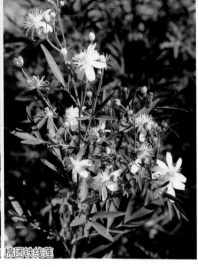

威灵仙 棉团铁线莲

【药材采集】秋季采挖，除去泥沙，晒干。

【炮制】除去杂质，洗净，润透，切段，干燥。

【性状】①威灵仙：根茎呈柱状，表面淡棕黄色，下侧着生多数细根。根呈细长圆柱形，表面黑褐色，有细纵纹，有的皮部脱落，露出黄白色木部；断面木部淡黄色，皮部与木部间常有裂隙。②棉团铁线莲：根茎呈短柱状。根表面棕褐色至棕黑色；断面木部圆形。

【选购贮藏】以皮黑肉白或黄白、质坚实者为佳。置干燥处。

【药理】有镇痛、抗炎、保肝、利胆、促尿酸排泄及松弛平滑肌等作用。

【性味归经】辛、咸，温。归膀胱经。

【功能主治】祛风湿，通经络。用于风湿痹痛、肢体麻木、筋脉拘挛、屈伸不利。

【用法用量】煎服，6～9g。外用，适量。

【使用注意】本品辛散走窜，气血虚弱者慎服。

川乌

【基源】为毛茛科植物乌头的干燥母根。

【植物识别】多年生草本，高60～120cm。块根通常2个连生，纺锤形至倒卵形。茎直立。叶互生，有柄；叶片卵圆形，3裂几达基部，两侧裂片再2裂，中央裂片菱状楔形，先端再3浅裂，裂片边缘有粗齿或缺刻。总状圆锥花序，萼片5，蓝紫色，上萼片盔形，侧萼片近圆形；花瓣2。蓇葖果长圆形。花期6～7月，果期7～8月。分布于四川、云南、陕西、湖南等地。

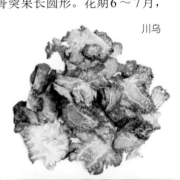

川乌

【药材采集】6月下旬至8月上旬采挖，除去子根、须根及泥沙，晒干。

【炮制】制川乌：取川乌，大小个分开，用水浸泡至内无干心，取出，加水煮沸4～6小时（或蒸6～8小时）至取大个及实心者切开内无白心，口尝微有麻舌感时，取出，晾至六成干，切片，干燥。用时捣碎。

【性状】制川乌为不规则或长三角形的片。表面黑褐色或黄褐色，有灰棕色形成层环纹。体轻，质脆，断面有光泽。气微，微有麻舌感。

【选购贮藏】制川乌以质脆、断面有光泽、微有麻舌感者为佳。置通风干燥处，防蛀。

【药理】有抗炎、镇痛及抑制免

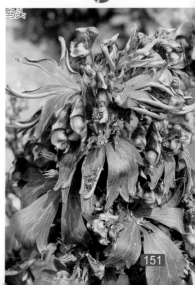

乌头

疫等作用。

【性味归经】辛、苦，热；有大毒。归心、肝、肾、脾经。

【功能主治】祛风除湿，温经止痛。用于风寒湿痹、关节疼痛、心腹冷痛、寒疝作痛及麻醉止痛。

【用法用量】一般炮制后用。煎服，1.5～3g；宜先煎、久煎。外用，适量。

【使用注意】孕妇忌用；不宜与贝母类、半夏、白及、白蔹、天花粉、瓜蒌类同用；内服一般应炮制用，生品内服宜慎；酒浸、酒煎服易致中毒，应慎用。

草乌

【基源】为毛茛科植物北乌头的干燥根。

【植物识别】多年生草本，高70～150cm。块根常2～5块连生，倒圆锥形。茎直立，光滑。叶互生，有柄，3全裂，裂片菱形，

制草乌

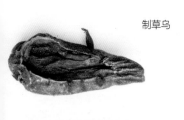

再作深浅不等的羽状缺刻状分裂，最终裂片线状披针形或披针形。总状花序；花萼5，紫蓝色，上萼片盔形；花瓣2。蓇葖果。花期7～8月，果期8～9月。分布于黑龙江、吉林、辽宁、内蒙古、河北、山西等地。

【药材采集】秋季茎叶枯萎时采挖，除去须根和泥沙，干燥。

草乌

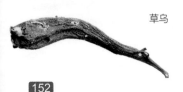

【炮制】制草乌：取草乌，大小个分开，用水浸泡至内无干心，取出，加水煮至取大个切开内无白心、口尝微有麻舌感时，取出，晾至六成干后切薄片，干燥。

【性状】①草乌：呈不规则长圆锥形。表面灰褐色或黑棕褐色，皱缩，有纵皱纹、点状须根痕及数个瘤状侧根。质硬，断面灰白色或暗灰色，有裂隙，形成层环纹多角形或类圆形，髓部较大或中空。气微，味辛辣、麻舌。②制草乌：呈不规则圆形或近三角形的片，表面黑褐色，有灰白色多角形形成层环和点状维管束，并有空隙，周边皱缩或弯曲。质脆。气微，味微辛辣，稍有麻舌感。

【选购贮藏】制草乌以质脆、稍有麻舌感者为佳。置通风干燥处，防蛀。

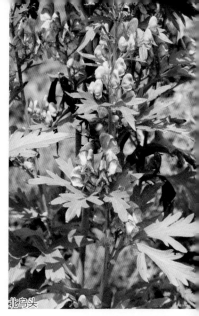
北乌头

【性味归经】辛、苦，热；有大毒。归心、肝、肾、脾经。

【功能主治】祛风除湿，温经止痛。用于风寒湿痹、关节疼痛、心腹冷痛、寒疝作痛及麻醉止痛。

【用法与用量】一般炮制后用。煎服，1.5～3g，宜先煎、久煎。

【使用注意】生品内服宜慎。孕妇禁用；不宜与半夏、瓜蒌、瓜蒌子、瓜蒌皮、天花粉、川贝母、浙贝母、平贝母、伊贝母、湖北贝母、白蔹、白及同用。

蕲蛇

【基源】为蝰科动物五步蛇的干燥体。主产于浙江、江西、福建。

【炮制】酒蕲蛇：取净蕲蛇段，加黄酒拌润，炒干。

【性状】本品呈圆盘状。头在中间稍向上，呈三角形而扁平，吻端向上，习称"翘鼻头"。背部两侧各有黑褐色与浅棕色组成的

"V"形斑纹17～25个，其"V"形的两上端在背中线上相接，习称"方胜纹"，有的左右不相接，呈交错排列。腹部灰白色，鳞片较大，有黑色类圆形的斑点，习称"连珠斑"。尾部骤细。

【选购贮藏】以花纹斑块明显者为佳。置干燥处，防霉，防蛀。

【药理】有抗血栓、降血压及抗肿瘤等作用。

【性味归经】甘、咸，温；有毒。归肝经，

【功能主治】祛风，通络，止痉。用于风湿顽痹、麻木拘挛、中风口眼歪斜、半身不遂、抽搐痉挛、破伤风、麻风疥癣。

【用法用量】煎汤，3～9g；研末吞服，一次1～1.5g，一日2～3次。或酒浸、熬膏，入丸、散服。蕲蛇生品气腥，不利于服用和粉碎，临床较少应用，临床多用酒制品。

【使用注意】阴虚内热者忌服。

乌梢蛇

【基源】为游蛇科动物乌梢蛇的干燥体。主产于浙江、江苏、安徽、湖北、湖南。

【炮制】酒乌梢蛇：取净乌梢蛇段，加黄酒拌润，炒干。

【性状】本品呈圆盘状。表面黑褐色或绿黑色，密被菱形鳞片；背鳞行数成双，背中央2～4行鳞片强烈起棱，形成两条纵贯全体的黑线。头盘在中间，扁圆形，眼大而下凹陷。脊部高耸成屋脊状。腹部剖开边缘向内卷曲，脊肌肉厚，黄白色或淡棕色，可见排列整齐的肋骨。尾部渐细而长，尾下鳞双行。

【选购贮藏】以皮黑褐色、内黄白色、脊部有棱者为佳。置干燥处，防霉，防蛀。

【药理】有抗炎、镇痛、镇静及调节免疫等作用。

【性味归经】甘，平。归肝经。

【功能主治】祛风，通络，止痉。用于风湿顽痹、麻木拘挛、中风口眼歪斜、半身不遂、抽搐痉挛、破伤风、麻风、疥癣。

【用法用量】煎服，6～12g；研末，每次2～3g；或入丸剂、酒浸服。外用，适量。

【使用注意】血虚生风者慎服。

　　附　蛇蜕

　　为游蛇科动物黑眉锦蛇、锦蛇或乌梢蛇等蜕下的干燥表皮膜。味咸、甘，性平。归肝经。有祛风、定惊、退翳、解毒的功效。用于小儿惊风、抽搐痉挛、翳障、喉痹、疔肿、皮肤瘙痒。煎汤，1.5～3g；研末，每次0.3～0.6g。外用适量。孕妇忌服。

木瓜

【基源】为蔷薇科植物贴梗海棠的干燥近成熟果实。

【植物识别】落叶灌木，高2～3m。枝棕褐色，有刺，有疏生浅褐色皮孔。叶片卵形至椭圆形，边缘有尖锐锯齿。花瓣5，倒卵形或近圆形，猩红色。果实球形或卵球形，直径4～6cm，黄色或带黄绿色，有稀疏不明显斑点，味芳香；萼片脱落，果梗短或近于无梗。花期3～5月，果期9～10月。分布于华东、华中及西南各地。

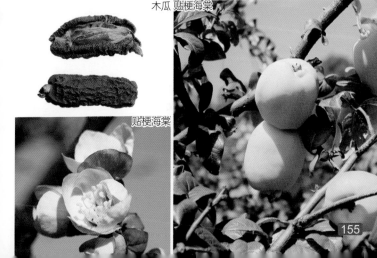

木瓜 贴梗海棠

贴梗海棠

【药材采集】夏、秋二季果实绿黄时采收，置沸水中烫至外皮灰白色，对半纵剖，晒干。

【炮制】洗净，润透或蒸透后切薄片，晒干。

【性状】本品长圆形，多纵剖成两半。外表面紫红色或红棕色，有不规则的深皱纹；剖面边缘向内卷曲，果肉红棕色，中心部分凹陷，棕黄色。质坚硬。气微清香，味酸。

【选购贮藏】以外皮皱、色紫红、味酸者为佳。置阴凉干燥处，防潮，防蛀。

【药理】有镇痛、抗炎、保肝、调节免疫、松弛胃肠道平滑肌及抑菌等作用。

【性味归经】酸，温。归肝、脾经。

【功能主治】舒筋活络，和胃化湿。用于湿痹拘挛、腰膝关节酸重疼痛、暑湿吐泻、转筋挛痛、脚气水肿。

【用法用量】煎服，6～9g。

【使用注意】内有郁热、小便短赤者忌服。

蚕沙

【基源】为蚕蛾科昆虫家蚕幼虫的粪便。育蚕地区皆产。

【药材采集】6～8月收集，以二眠到三眠时的粪便为主，收集后晒干，簸净泥土及桑叶碎屑。

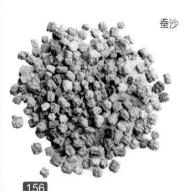

蚕沙

【性状】蚕沙呈颗粒状六棱形，表面灰黑色或黑绿色，粗糙，有6条明显的纵棱及横向浅沟纹。气微，味淡。

【选购贮藏】以干燥、色黑、坚实、均匀、无杂质者为佳。置干燥处。

【药理】有抗炎、促生长作用。

【性味归经】甘、辛，温。归肝、脾、胃经。

【功能应用】祛风湿，和胃化湿。用于风湿痹证、吐泻转筋、风疹湿疹瘙痒。

【用法用量】煎服，5～15g；宜布包入煎。外用，适量。

伸筋草

【基源】为石松科植物石松的干燥全草。

【植物识别】多年生草本。匍匐茎蔓生；营养枝多回分叉，密生叶，叶针形，先端有易脱落的芒状长尾；孢子枝从第二年、第三年营养枝上长出，远高出营养枝，叶疏生；孢子囊穗长2.5～5cm，有柄，通常2～6个生于孢子枝的上部；孢子叶卵状三角形，边缘有不规则的锯齿，孢子囊肾形，淡黄褐色。7～8月孢子成熟。生于疏林下荫蔽处。分布于东北、华东、华南、西南及内蒙古、河南等地。

【药材采集】夏、秋二季茎叶茂盛时采收，除去杂质，晒干。

【炮制】除去杂质，洗净，切段，干燥。

【选购贮藏】以色黄绿者为佳。置干燥处。

石松

【药理】有抗炎、镇痛、调节免疫、镇静、抗氧化及抗菌等作用。

【性味归经】微苦、辛，温。归肝、脾、肾经。

【功能主治】祛风除湿，舒筋活络。用于关节酸痛、屈伸不利。

【用法用量】煎服，3～12g。外用，适量。

【使用注意】孕妇慎用。

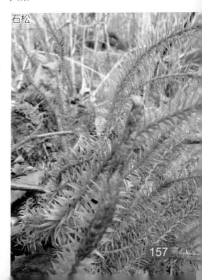

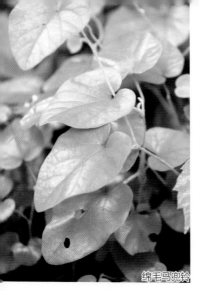
绵毛马兜铃

寻骨风

【基源】为马兜铃科植物绵毛马兜铃的根茎或全草。

【植物识别】多年生草质藤本。嫩枝密被灰白色长绵毛。叶互生，叶片卵形、卵状心形，长3.5～10cm，宽2.5～8cm，先端钝圆至短尖，基部心形，边全缘，上面被糙伏毛，下面密被灰色或白色长绵毛，基出脉5～7条。花单生于叶腋，花被弯曲，上端烟斗状，内侧黄色，中央紫色。蒴果长圆状或椭圆状倒卵形，具6条呈波状或扭曲的棱或翅。花期4～6月，果期8～10月。生于海拔100～850m的山坡、草丛、沟边和路旁等处。分布于山西、陕西、山东、江苏、浙江、江西、河南、湖南、贵州等地。

【药材采集】夏、秋二季采收，晒干。切段，生用。

【炮制】洗净，晒干，切碎用。

【选购】全草以叶色绿，根茎多，香气浓者为佳。

【药理】有镇痛、抗炎、消肿、解热等作用。

【性味归经】辛，苦，平。归肝经。

【功能主治】祛风湿，通络止痛。用于风湿痹证、跌打损伤、胃痛、牙痛、痈肿。

【用法用量】煎服，10～15g。外用，适量。

松节

【基源】为松科植物油松、马尾松的干燥瘤状节或分枝节。

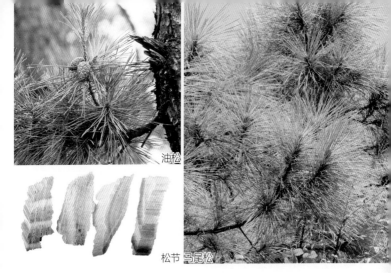

油松

松节 马尾松

【植物识别】①油松：乔木，树皮灰褐色，呈不规则鳞甲状裂。叶针形，2针一束。雄球花圆柱形，淡黄绿色，在新枝上聚生成穗状；雌球花序阔卵形，紫色，着生于当年新枝上。球果卵形或圆卵形，鳞盾肥厚，隆起，扁菱形或菱状多角形。花期4～5月，果熟期翌年10月。全国大部分地区有分布。②马尾松：乔木，树皮红褐色，下部灰褐色，裂成不规则的鳞状块片，树冠宽塔形或伞形。针叶2针一束，稀3针一束，长12～20cm，细柔，微扭曲，边缘有细锯齿。雄球花淡红褐色，圆柱形，弯垂，聚生于新枝下部苞腋，穗状；雌球花单生或2～4个聚生于新枝近顶端，淡紫红色。球果卵圆形或圆锥状卵圆形，成熟前绿色，熟时栗褐色。花期4～5月，球果第二年10～12月成熟。

【药材采集】全年均可采收，锯取后阴干。

【炮制】劈成薄片或小块。

【性状】本品呈扁圆节段状或不规则的块状，外表面黄棕色、灰棕色或红棕色。质坚硬。横截面木部淡棕色，心材色稍深，可见明显的年轮环纹，显油性；髓部小，淡黄棕色。纵断面具纵直或扭曲纹理。有松节油香气，味微苦、辛。

【选购贮藏】以色红棕、油性足者为佳。置阴凉干燥处。

【药理】有镇痛、抗炎、抗肿瘤及调节免疫等作用。

【性味归经】苦、辛，温。入肝、肾经。

【功能主治】祛风除湿，通络止痛。用于风寒湿痹、历节风痛、转筋挛急、跌打伤痛。

【用法用量】煎服，9～15g。外用，适量。

【使用注意】阴虚血燥者慎服。

海风藤

【基源】为胡椒科植物风藤的干燥藤茎。

【植物识别】木质藤本；茎有纵棱，节上生根。叶互生，革质，具白色腺点，卵形或长卵形，长6～12cm，宽3.5～7cm，顶端短尖或钝，基部心形，腹面无毛，背面通常被短柔毛；叶脉5条，基出或近基部发出，最外1对细弱，不甚显著，中脉中上部发出的小脉弯拱；叶柄长1～1.5cm。穗状花序生于枝梢，

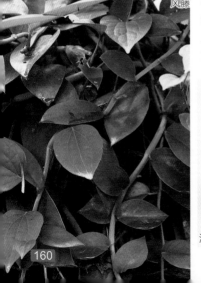

风藤

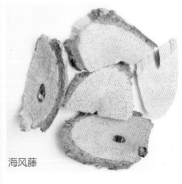

海风藤

与叶对生。花单性，雌雄异株。雄花序总花梗略短于叶柄，苞片圆形，近无柄，盾状，边缘不整齐，腹面被白色粗毛。雌花序短于叶片；总花梗与叶柄等长，苞片和花序轴与雄花序的相同。浆果球形，褐黄色。花期5～8月，果期8～9月。生于低海拔林中，攀援于树上或石上。分布于浙江、福建、台湾、广东等地。

【药材采集】夏、秋二季采割，除去根、叶，晒干。

【性状】藤茎呈圆柱形。饮片呈圆形厚片。表面灰褐色或褐色。切面皮部窄，木部宽广，灰黄色，导管孔多数，射线灰白色，放射状排列，皮部与木部交界处常有裂隙，中心有灰褐色髓。气香。

【选购贮藏】以香气浓者为佳。置通风干燥处。

【药理】有抗炎、镇痛、抑制血小板活化、抗脑缺血及抑制着床等作用。

【性味归经】辛、苦，微温。归肝经。

【功能主治】祛风湿，通经络，止痹痛。用于风寒湿痹、肢节疼痛、筋脉拘挛、屈伸不利。

【用法用量】煎服，6～12g。外用，适量。

青风藤

【基源】为防己科植物青藤或毛青藤的干燥藤茎。

【植物识别】青藤：落叶缠绕木质藤本。枝绿色，光滑，有纵直条纹。叶互生，叶柄长5～10cm；叶片近圆形或卵圆形，长6～12cm，宽4～12cm，基部稍心形或近

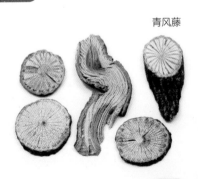

青风藤

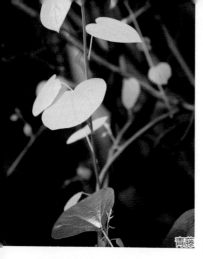
青藤

截形，全缘或5～7浅裂，上面光滑，绿色，下面苍白色，掌状脉5条。花小，单性，雌雄异株；圆锥花序，长10～18cm；雄花具花萼6片，黄色；花瓣6片，淡绿色；雌花的花被与雄花同。核果，黑色。种子半月形。花期6～7月。生于山地。分布于河南、安徽、江苏、浙江、福建、广东、广西、湖北、四川、贵州、陕西等地。

【药材采集】秋末冬初采割，扎把或切长段，晒干。

【炮制】除去杂质，略泡，润透，切厚片，干燥。

【性状】饮片为类圆形的厚片。外表面绿褐色至棕褐色，有纵纹。切面灰黄色至淡灰黄色，皮部窄，木部有明显的放射状纹理，其间具有多数小孔，髓部淡黄白色至棕黄色。气微，味苦。

【选购贮藏】以外皮色绿褐、切面放射状纹理明显者为佳。置干燥处。

【药理】有镇痛、抗炎、调节免疫、抑制胃肠收缩、促组胺释放、抑制中枢神经及抗心律失常等作用。

【性味归经】苦、辛，平，归肝、脾经。

【功能主治】祛风湿，通经络，利小便。用于风湿痹痛、关节肿胀、麻痹瘙痒。

【用法用量】煎服，6～12g。外用，适量。

丁公藤

【基源】为旋花科植物丁公藤或光叶丁公藤的干燥藤茎。

【植物识别】①丁公藤：高大攀援灌木，小枝圆柱形，灰褐色。叶革质，卵状椭圆形或长圆状椭圆形，先端钝或钝圆，基部宽楔形或稍钝圆，两面无毛，中脉在叶面下陷，侧脉5～6对，在叶面不明显；叶柄长1～2cm。聚伞花序成圆锥状，腋生和顶生，密被锈色短柔毛；花冠白色，芳香，深5裂，瓣中带密被黄褐色绢毛，小裂片长圆形，边缘啮蚀状。浆果球形，干后黑褐色，直

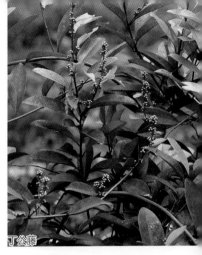

丁公藤

径约1.5cm。生于山谷密林或疏林中，攀生于乔木上。分布于云南东南部、广西西南至东部、广东。②光叶丁公藤：植物形态与丁公藤相似，区别点是叶先端骤然渐尖。

【药材采集】全年均可采收，切段或片，晒干。

【炮制】除去杂质，洗净，润透，切片，晒干。

【性状】本品为斜切的段或片。外皮灰黄色、灰褐色或浅棕褐色，有浅沟槽及不规则纵裂纹或龟裂纹。质坚硬，纤维较多，不易折断。切面椭圆形，黄褐色或浅黄棕色，异型维管束呈花朵状或块状，木质部的导管呈点状。无臭，味淡。

【选购贮藏】以切面异型维管束呈花朵状者为佳。置干燥处。

【药理】有抗炎、调节免疫、缩瞳和降眼压等作用。

【性味归经】辛，温；有小毒。归肝、脾、胃经。

【功能主治】祛风除湿，消肿止痛。用于风湿痹痛、半身不遂、跌扑肿痛。

【用法用量】煎服，3～6g；或配制酒剂，内服或外搽。

【使用注意】本品有强烈的发汗作用，虚弱者慎用，孕妇忌服。

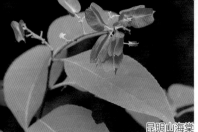

昆明山海棠
昆明山海棠

昆明山海棠

【基源】为卫矛科植物昆明山海棠的根或全株。

【植物识别】落叶蔓生或攀援状灌木，植株高2～3m。根圆柱状，红褐色。小枝有棱，红褐色，有圆形疣状突起，疏被短柔毛或近无毛。单叶互生；叶柄长约1cm；叶片卵形或宽椭圆形，长6～12cm，宽3～6cm，先端渐尖，边缘有细锯齿，基部近圆形或宽楔形，上面绿色，下面粉白色。圆锥花序顶生，总花梗长

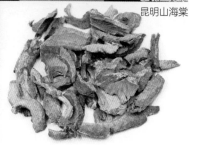

10～15cm；花小，白色，花萼5，花瓣5，雄蕊5，着生于花盘的边缘；子房上位，三棱形。翅果赤红色，具膜质的3翅。花期夏季。生于山野向阳的灌木丛中或疏林下。分布于浙江、江西、湖南、四川、贵州、云南。

【药材采集】全株全年可采，根秋季采挖，洗净，切片，晒干。

【药理】有调节免疫、抗炎、抗生育及抗肿瘤等作用。

【性味归经】苦、辛，温。有大毒。归肝、脾、肾经。

【功能主治】祛风湿，祛瘀通络，续筋接骨。用于风湿痹证、跌打损伤、骨折。

【用法用量】煎服，根6～15g，茎枝20～30g，宜先煎。或酒浸服。外用，适量。

【使用注意】孕妇及体弱者忌服。

路路通

【基源】为金缕梅科植物枫香树的干燥成熟果序。

【植物识别】落叶乔木，高 20～40m。树皮灰褐色，方块状剥落。单叶互生，叶片心形，常 3 裂，幼时及萌发枝上的叶多为掌状 5 裂，裂片卵状三角形或卵形，先端尾状渐尖，基部心形，边缘有细锯齿。雄花淡黄绿色，成菜荑花序再排成总状，生于枝顶；雌花排成圆球形的头状花序。头状果序圆球形，表面有刺。花期 3～4 月，果期 9～10 月。分布于秦岭及淮河以南各地。

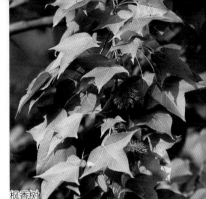
枫香树

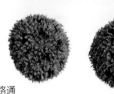
路路通

【药材采集】冬季果实成熟后采收，除去杂质，干燥。

【选购贮藏】以个大、色灰棕、无果梗者为佳。置干燥处。

【药理】有抗炎、镇痛等作用。

【性味归经】苦，平。归肝、肾经。

【功能主治】祛风活络，利水，通经。用于关节痹痛、麻木痉挛、水肿胀满、乳少、经闭。

【用法用量】煎服，5～9g。外用，适量。

【使用注意】虚寒血崩者勿服；月经过多及孕妇忌服。

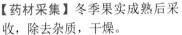
徐长卿

【基源】为萝藦科植物徐长卿的干燥根和根茎。

【植物识别】多年生草本，高约 65cm。根茎短，须状根多数。茎细，刚直，节间长。叶对生，无柄，披针形至线形，长 5～14cm，宽 2～8mm，先端尖，全缘。圆锥花序顶生于叶腋，

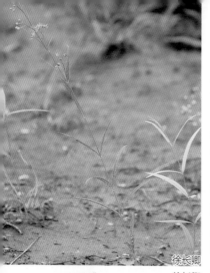

徐长卿

总花柄多分枝，花梗细柔，花多数；花萼5深裂，卵状披针形，花冠5深裂，广卵形，黄绿色；副花冠5枚，黄色，肉质，肾形。蓇葖果角状。种子顶端着生多数银白色绒毛。花期6～7月，果期9～10月。生于山坡或路旁。全国大部分地区有分布。

【药材采集】秋季采挖，除去杂质，阴干。

【炮制】除去杂质，洗净，切段，阴干。

【性状】根呈细长圆柱形，表面淡黄白色至淡棕黄色或棕色，具微细的纵皱纹，并有纤细的须根。质脆，易折断，断面粉性，皮部类白色或黄白色，形成层环淡棕色，木部细小。气香，味微辛凉。

【选购贮藏】以香气浓者为佳。置阴凉干燥处。

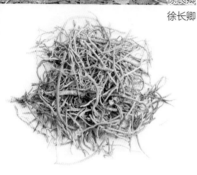

徐长卿

【药理】有抗炎、镇痛、调节免疫、松弛胃肠道平滑肌及改善心肌代谢等作用。

【性味归经】辛，温。归肝、胃经。

【功能主治】祛风，化湿，止痛，止痒。用于风湿痹痛、胃痛胀满、牙痛、腰痛、跌扑伤痛、风疹、湿疹。

【用法用量】煎服，3～12g，后下，不宜久煎。

【使用注意】体弱者慎服。

闹羊花

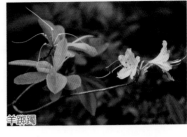

羊踯躅

【基源】为杜鹃花科植物羊踯躅的干燥花。

【植物识别】落叶灌木，高1～2m。老枝光滑，带褐色，幼枝有短柔毛。单叶互生，叶柄短，叶片椭圆形至椭圆状倒披针形，先端钝而具短尖，基部楔形，边缘具向上微弯的刚毛，幼时背面密被灰白色短柔毛。花多数，成顶生短总状花序，与叶同时开放；萼5裂，宿存；花金黄色，花冠漏斗状，先端5裂，裂片椭圆状至卵形。蒴果长椭圆形，熟时深褐色，具疏硬毛，胞间裂开。花期4～5月，果期6～7月。分布于江苏、浙江、江西、福建、湖南、湖北、河南，四川、贵州等地。

【药材采集】四五月花初开时采收，阴干或晒干。

【选购贮藏】以色黄、无叶、无梗者为佳。置干燥处，防潮。

【药理】有镇痛、降压等作用。

【性味归经】辛，温；有大毒。归肝经。

【功能主治】祛风除湿，散瘀定痛。用于风湿痹痛、偏正头痛、跌扑肿痛、顽癣。

【用法用量】煎服，0.6～1.5g，浸酒或入丸、散。外用适量，煎水洗。

【使用注意】本品有大毒，不宜多服、久服。体虚者及孕妇禁用。

（二）祛风湿热药

秦艽

【基源】为龙胆科植物秦艽、麻花秦艽、粗茎秦艽或小秦艽的干燥根。前三种按性状不同分别习称"秦艽"和"麻花艽"，后一种习称"小秦艽"。

【植物识别】①秦艽：多年生草本，高20～60cm。主根粗长，圆柱形，扭曲不直，中部多呈罗纹状。茎直立或斜生，圆柱形。基生叶多丛生，无柄，叶片披针形或长圆披针形，全缘，主脉5条；茎生叶3～4对，对生，较小，基部连合。轮伞花序，花冠管状，深蓝紫色，先端5裂。蒴果长圆形或椭圆形。种子椭圆形。花期7～9月，果期8～10月。分布于东北、华北、西北及四川等地。②麻花秦艽：多年生草本，高10～20cm。基生叶多丛生，无柄，叶片较大，披针形，先端尖，全缘，主脉5条；茎生叶对生，较小。聚伞花序，花冠管状，黄色，漏斗形，先端5裂，裂片卵圆形。蒴果，开裂为2个果瓣，椭圆状披针形。花期7～9月，果期8～10月。分布于陕西、甘肃、内蒙古、四川等地。

【药材采集】春、秋二季采挖，除去泥沙；秦艽和麻花艽晒软，

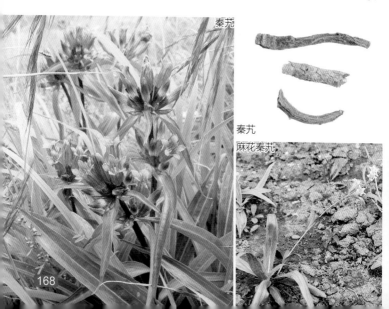

秦艽

秦艽

麻花秦艽

堆置"发汗"至表面呈红黄色或灰黄色时，摊开晒干，或不经"发汗"直接晒干；小秦艽趁鲜时搓去黑皮，晒干。

【炮制】除去杂质，洗净，润透，切厚片，干燥。

【性状】①秦艽：呈类圆柱形，上粗下细，扭曲不直。表面黄棕色或灰黄色，有纵向或扭曲的纵皱纹。质硬而脆，断面略显油性，皮部黄色或棕黄色，木部黄色。②麻花艽：呈类圆锥形，多由数个小根纠聚而膨大。表面棕褐色，粗糙，有裂隙呈网状孔纹。质松脆，易折断，断面多呈枯朽状。③小秦艽：呈类圆锥形或类圆柱形。表面棕黄色，断面黄白色。

【选购贮藏】以色棕黄、气味浓厚者为佳。置通风干燥处。

【药理】有抗炎、镇痛、免疫调节、降血压及保肝等作用。

【性味归经】辛、苦，平。归胃、肝、胆经。

【功能主治】祛风湿，清湿热，止痹痛，退虚热。用于风湿痹痛、中风半身不遂、筋脉拘挛、骨节酸痛、湿热黄疸、骨蒸潮热、小儿疳积发热。

【用法用量】煎服，3～9g。

防己

【基源】为防己科植物粉防己的干燥根。

【植物识别】多年生缠绕藤本。主根肉质，柱状。茎柔韧，圆柱形，具细条纹。单叶互生，纸质，阔三角形，顶端有凸尖，基部微凹或近截平，两面被贴伏短柔毛；掌状脉9～10条，叶柄盾状着生。头状聚伞花序，花瓣4。核果球形，熟时红色。花期4～5月，果期5～6月，生于村边、旷野、路边等处的灌丛中。分布于浙江、安徽、江西、福建、广

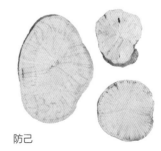

防己

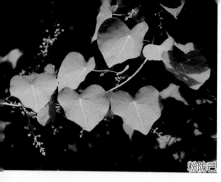
粉防己

东、广西等地。

【药材采集】秋季采挖，洗净，除去粗皮，晒至半干，切段，个大者再纵切，干燥。

【炮制】除去杂质，稍浸，洗净，润透，切厚片，干燥。

【性状】本品呈类圆形或半圆形的厚片。外表皮淡灰黄色。切面灰白色，粉性，有稀疏的放射状纹理。气微，味苦。

【选购贮藏】以粉性足者为佳。置干燥处，防霉，防蛀。

【药理】有抗炎、抑制免疫、抗心肌缺血、抗心律失常及降血压等作用。

【性味归经】苦，寒。归膀胱、肺经。

【功能主治】祛风止痛，利水消肿。用于风湿痹痛、水肿脚气、小便不利、湿疹疮毒。

【用法用量】煎服，4.5～9g。

【使用注意】本品大苦大寒易伤胃气，胃纳不佳及阴虚体弱者慎服。

桑枝

【基源】为桑科植物桑的干燥嫩枝。

【植物识别】参见桑叶项下。

【药材采集】春末夏初采收，去叶，晒干，或趁鲜切片，晒干。

桑枝

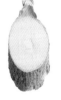

【性状】本品呈类圆形或椭圆形的厚片。外表皮灰黄色或黄褐色，有点状皮孔。切面皮部较薄，木部黄白色，射线放射状，髓部白色或黄白色。气微，味淡。

【选购贮藏】以质嫩、断面黄白色者

为佳。置干燥处。

【药理】有抗炎、增强免疫、降血糖和降血脂等作用。

【性味归经】微苦，平。归肝经。

【功能主治】祛风湿，利关节。用于风湿痹证及肩臂、关节酸痛麻木。

【用法用量】煎服，9～15g。外用，适量。

豨莶草

【基源】为菊科植物腺梗豨莶、豨莶、毛梗豨莶的干燥地上部分。

【植物识别】①腺梗豨莶：一年生草本，高达1m以上，枝上部密被灰白色长柔毛和紫褐色腺毛。叶对生，阔卵形至阔卵状三角形，基部楔形，下延成翼柄，先端尖，叶缘有不规则的锯齿，两面均密被长柔毛。头状花序，排成伞房状；花黄色，边缘为舌状花。瘦果倒卵形。花期8～10月，果期9～12月。分布于东北、华北、华东、中南、西南。②豨莶：植株形态类似腺梗豨莶，主要区别为花梗和枝上部密被短柔毛，叶片阔卵状三角形至披针形，边缘有不规则的浅裂或粗齿。生山坡、林缘及路

腺梗豨莶 豨莶

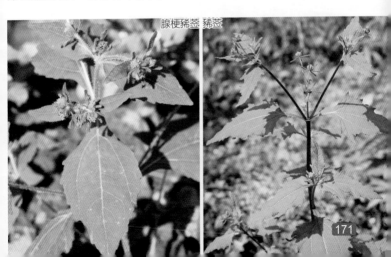

旁。分布于秦岭及长江以南。

【药材采集】夏、秋二季花开前和花期均可采割，除去杂质，晒干。

【炮制】酒豨莶草：取净豨莶草段，照酒蒸法蒸透。

【选购贮藏】以叶多、质嫩、色灰绿者为佳。置通风干燥处。

【药理】有抗炎、镇痛、调节免疫、抗血栓及抑菌等作用。

【性味归经】辛、苦，寒。归肝、肾经。

【功能主治】祛风湿，利关节，解毒。用于风湿痹痛、筋骨无力、腰膝酸软、四肢麻痹、半身不遂、风疹湿疮。

【用法用量】煎服，9～12g。外用，适量。治风湿痹痛、半身不遂宜制用；治风疹湿疮、疮痈宜生用。

臭梧桐

【基源】为马鞭草科植物海州常山的嫩枝和叶。

【植物识别】灌木或小乔木，高1.5～10m。单叶对生，叶片纸质，宽卵形、卵形、卵状椭圆形或三角状卵形，长5～17cm，宽5～14cm，全缘或具波状齿。

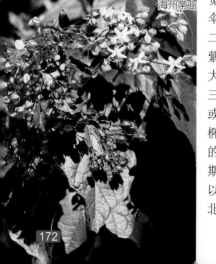
海州常山

伞房状聚伞花序顶生或腋生，常二歧分枝；花萼幼时绿白色，后紫红色，基部合生，中部略膨大，具5棱，先端5深裂，裂片三角状披针形或卵形；花冠白色或带粉红色，先端5裂，裂片长椭圆形。核果近球形，包于增大的宿萼内，熟时蓝紫色。花、果期6～11月。生于海拔2400m以下的山坡灌丛中。分布于华北、华东、中南、西南等地。

【药材采集】夏季尚未开花时采收，晒干。

【炮制】拣去杂草，用清水略浸，润透，切成1cm长的小段，晒干，生用。

【选购贮藏】以花枝干燥，带有绿色的叶，无杂质者为佳。置干燥处。

【性味归经】辛、苦、甘，凉。归肝经。

【功能主治】祛风湿，通经络，平肝。用于风湿痹证、风疹、湿疮、头痛眩晕。现常用于高血压病。

【用法用量】煎服，5～15g；研末服，每次3g。外用，适量。用于高血压病不宜久煎。

海桐皮

【基源】为豆科植物刺桐或乔木刺桐的干皮或根皮。

【植物识别】刺桐：大乔木。树皮灰褐色，枝有明显叶痕及短圆锥形的黑色直刺。羽状复叶具3小叶，常密集枝端；小叶阔卵形至斜方状卵形，长10～15cm，顶端小叶宽大于长；先端渐尖而钝，基部宽楔形或截形；基脉3条，侧脉5对；叶柄长10～15cm，通常无刺。总状花序顶生，长10～16cm，上有密集、成对着生的花；总花梗木质，粗壮；花萼佛焰苞状，萼

海桐皮

刺桐

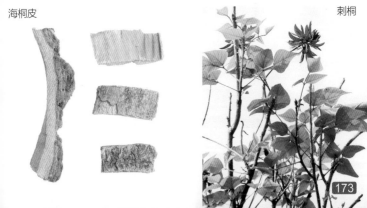

173

口斜裂，由背开裂至基部；花冠碟形，红色。荚果黑色，肥厚，种子间略缢缩。花期3月，果期8月。常见于树林旁或近海溪边，或栽于公园。分布于台湾、福建、广东、广西等省区。

【药材采集】夏、秋剥取树皮，晒干。

【炮制】用清水浸泡，洗净泥屑，切成小块，晒干。

【性状】干燥干皮呈半筒状或板片状，外表灰棕色或灰黑色，有稀疏纵裂纹及较密的黄色皮孔；皮上有大形钉刺，刺尖有时被磨去；内表面黄棕色或红棕色，平滑，有细纵纹。断面黄白色或淡黄色。气微香，味苦。

【选购贮藏】以皮张大、钉刺多者为佳。置干燥处。

【性味归经】苦、辛，平。归肝经。

【功能主治】祛风湿，通络止痛，杀虫止痒。用于风湿痹痛、四肢拘挛、腰膝酸痛或麻痹不仁、疥癣、湿疹瘙痒。

【用法用量】煎服，5～15g；或酒浸服。外用，适量。

络石藤

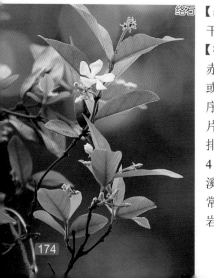

络石

【基源】为夹竹桃科植物络石的干燥带叶藤茎。

【植物识别】常绿攀援灌木。茎赤褐色。单叶对生，叶片椭圆形或卵状披针形，全缘。聚伞花序腋生，花白色，花冠5裂，裂片长椭圆状披针形，右向旋转排列。蓇葖果长圆柱形。花期4～5月，果期10月。生于山野、溪边、路旁、林缘或杂木林中，常缠绕于树上或攀援于墙壁上、岩石上，亦有移栽于园圃，供观赏。分布于华东、中南、西南及河北、陕西、台湾等地。

【药材采集】冬季至次春采割，除去杂质，晒干。

【炮制】除去杂质，洗净，稍润，切段，干燥。

【性状】本品呈不规则的段。茎圆柱形，表面红褐色，可见点状皮孔。切面黄白色，中空。叶全缘，略反卷；革质。气微，味微苦。

【选购贮藏】以叶多、色绿者为佳。置干燥处。

【药理】有抗炎、抑菌、镇痛及抗肿瘤作用。

【性味归经】苦，微寒。归心、肝、肾经。

【功能主治】祛风通络，凉血消肿。用于风湿热痹、筋脉拘挛、腰膝酸痛、喉痹、跌扑损伤。

【用法用量】煎服，6～12g。外用，适量，鲜品捣敷。

雷公藤

【基源】为卫矛科植物雷公藤的根或根的木质部。

【植物识别】落叶蔓性灌木，小枝红褐色，有棱角，密生瘤状皮孔及锈色短毛。单叶互生，亚革质，叶片椭圆形或宽卵形，边缘具细锯齿。聚伞状圆锥花序顶生或腋生，花白绿色，花瓣5，椭圆形。蒴果具3片膜质翅。花期7～8月，果期9～10月。生长于山地林内阴湿处。分布于长江流域以南各地及西南地区。

【药材采集】秋季挖取根部，去净泥土，晒干，或去皮晒干。

【性状】横切面木栓层橙黄色，显层状；韧皮部红棕色；木部黄白色，密布针眼状孔洞，射线较明显。

【选购贮藏】以块大、断面红棕色者为佳。置干燥处。

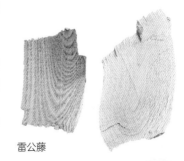

雷公藤

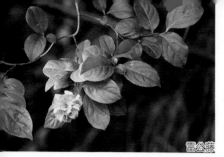
雷公藤

【药理】有免疫抑制、抗炎、改善血液流变学、抗肿瘤及抗生育等作用。

【性味归经】辛、苦，寒。有大毒。归肝、肾经。

【功能主治】祛风湿，活血通络，消肿止痛，杀虫解毒。用于风湿顽痹、麻风、顽癣、湿疹、疥疮、皮炎、皮疹、疔疮肿毒。

【用法用量】煎汤，10～25g（带根皮者减量），文火煎1～2小时；研粉，每日1.5～4.5g。外用，适量。

【使用注意】本品有大毒，内服宜慎。孕妇、哺乳期及体弱者忌用。

老鹳草

【基源】为牻牛儿苗科植物牻牛儿苗、老鹳草或野老鹳草的干燥地上部分。

【植物识别】①牻牛儿苗：草本，高10～50cm。茎平铺地面或斜升。叶对生，二回羽状深裂，羽片5～9对，基部下延，小羽片条形，全缘或有1～3粗齿。伞形花序，花瓣5，倒卵形，淡紫色或蓝紫色。蒴果先端具长喙。花期4～8月，果期6～9月。分布于长江中下游以北的华北、东北、西北、四川西北和西藏。②老鹳草：草本，高30～80cm。茎直立或下部稍蔓生。叶对生，叶片3深裂，中央裂片稍大，卵状菱形，上部有缺刻或粗牙齿。花单生叶腋，或2～3花成聚伞花序，花瓣5，淡红色或粉红色，具5条紫红色纵脉。蒴果喙较短。花期7～8月，果期8～10月。分布于东北、华北、华东、华中、陕西、甘肃和四川。③野老鹳草：一年生草本，高20～60cm，茎直立或仰卧，单一或多数，具棱角，密被倒向短柔毛。茎生叶互生或最上部

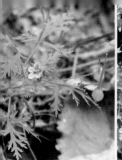
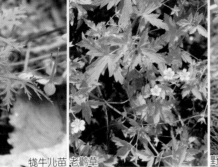
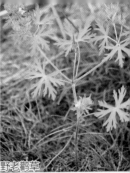

牻牛儿苗 老鹳草　　　　野老鹳草

对生；叶片掌状5～7深裂，裂片条形，每裂片又3～5深裂。分布于东北、华北、西北、华中等地。

【药材采集】夏、秋二季果实近成熟时采割，捆成把，晒干。以色灰绿、叶多、果实多者为佳。

【炮制】除去残根及杂质，略洗，切段，干燥。

【选购贮藏】以色灰绿、叶多、果实多者为佳。置阴凉干燥处。

【药理】抗炎、镇痛、抗溃疡、止泻等作用。

【性味归经】辛、苦，平。归肝、肾、脾经。

【功能主治】祛风湿，通经络，止泻痢。用于风湿痹痛、麻木拘挛、筋骨酸痛、泄泻痢疾。

【用法用量】煎服，9～15g；或熬膏、酒浸服。外用，适量。

穿山龙

【基源】为薯蓣科植物穿龙薯蓣的干燥根茎。

【植物识别】多年生缠绕草本。茎左旋，圆柱形。单叶互生，叶片掌状心形，变化较大，边缘作不等大的三角状浅裂、中裂或深裂。花黄绿色，花序腋生，下垂；雄花序复穗状，雌花序穗状；雄花小，钟形，花被片6。蒴果倒卵状椭圆形，具3翅。花期6～8月，果期8～10月。生于山腰的河谷两侧半阴半阳的

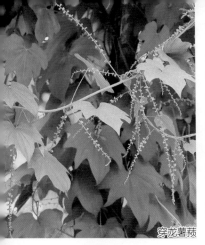

穿龙薯蓣
穿山龙

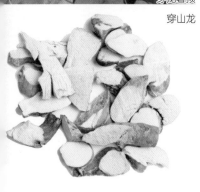

山坡灌木丛中和稀疏杂木林内及林缘。分布于东北、华北、西北（除新疆）及河南、湖北、山东、江苏、安徽、浙江、江西、四川等地。

【药材采集】春、秋二季采挖，洗净，除去须根及外皮，晒干。

【炮制】除去杂质，洗净，润透，切厚片，干燥。

【性状】根茎呈类圆柱形。饮片呈圆形或椭圆形的厚片。外表皮黄白色或棕黄色。切面白色或黄白色，有淡棕色的点状维管束。气微。味苦涩。

【选购贮藏】以切面白色者为佳。置干燥处。

【药理】有抗炎、镇痛、镇咳、平喘及调节免疫等作用。

【性味归经】甘、苦、温。归肝、肾、肺经。

【功能主治】祛风除湿，舒筋通络、活血止痛，止咳平喘。用于风湿痹证、关节肿胀、疼痛麻木、跌扑损伤、闪腰岔气、咳嗽气喘。

【用法用量】煎服，10～15g；或酒浸服。外用，适量。

丝瓜络

【基源】为葫芦科植物丝瓜的干燥成熟果实的维管束。

【植物识别】一年生攀援草本。叶互生，叶片三角形或近圆形，掌状5～7裂，裂片三角形，边缘有锯齿。花冠黄色，幅状，裂片5，长圆形。果实圆柱状，常有纵条纹。花、果期夏秋季。全国各地均产。

【药材采集】夏、秋二季果实成熟、果皮变黄、内部干枯时采摘，除去外皮和果肉，洗净，晒干，除去种子。

【炮制】除去残留种子及外皮，切段。

【选购贮藏】以筋络细、坚韧、色淡黄白者为佳。置干燥处。

【药理】有抗炎、镇痛、止咳、降血脂及抑菌等作用。

【性味归经】甘，平，归肺、胃、肝经。

【功能主治】祛风，通络，活血，下乳。用于痹痛拘挛、胸胁胀痛、乳汁不通、乳痈肿痛。

【用法用量】煎服，4.5～9g。外用，适量。

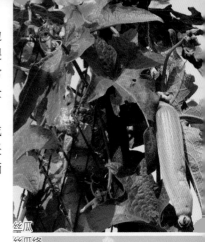
丝瓜
丝瓜络

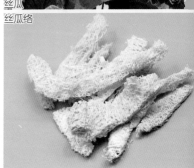

（三）祛风湿强筋骨药

五加皮

【基源】为五加科植物细柱五加的干燥根皮。

【植物识别】灌木，高2～3m。枝灰棕色，软弱而下垂，蔓生状，无毛，节上通常疏生反曲扁刺。掌状复叶互生，小叶5，中

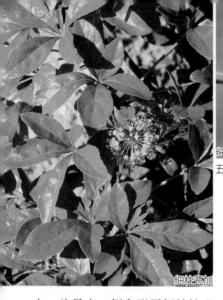

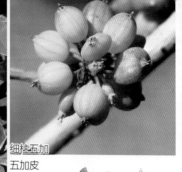

细柱五加
五加皮

细柱五加

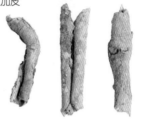

央一片最大，倒卵形至倒披针形，边缘有细锯齿。伞形花序腋
生或单生于短枝顶端，花黄绿色，花瓣5。核果浆果状，扁球
形，成熟时黑色。花期4～7月，果期7～10月。生于灌木丛
林、林缘、山坡路旁和村落中。分布于中南、西南及山西、陕
西、江苏、安徽、浙江、江西、福建等地。

【药材采集】夏、秋二季采挖根部，洗净，剥取根皮，晒干。

【炮制】除去杂质，洗净，润透，切厚片，干燥。

【性状】本品呈不规则卷筒状。外表面灰褐色，有稍扭曲的纵皱
纹和横长皮孔样斑痕；内表面淡黄色或灰黄色，有细纵纹。断
面不整齐，灰白色。气微香，味微辣而苦。

【选购贮藏】以皮厚、色淡黄棕者为佳。置干燥处，防霉，
防蛀。

【药理】有抗炎、调节免疫、抗疲劳及改善肾功能等作用。

【性味归经】辛、苦，温。归肝、肾经。

【功能主治】祛风除湿，补益肝肾，强筋壮骨，利水消肿。用于

风湿痹证、筋骨痿软、小儿行迟、体虚乏力、水肿、脚气。

【用法用量】煎服，4.5～9g；或酒浸，入丸、散服。

桑寄生

【基源】为桑寄生科植物桑寄生的干燥带叶茎枝。

【植物识别】灌木，高0.5～1m。嫩枝、叶密被锈色星状毛；小枝灰褐色，具细小皮孔。叶对生或近对生，叶片厚纸质，卵形至长卵形。伞形花序腋生，花褐色，花冠花蕾时管状，稍弯，下半部膨胀，顶端卵球形，裂片4，匙形，反折。浆果椭圆状或近球形。花、果期4月至翌年1月。寄生于海拔500～1900m山地阔叶林中桑树等植物上。分布于云南、四川、甘肃、陕西、山西、河南、贵州、湖北、湖南、广西、广东、江西、浙江、福建、台湾。

【药材采集】冬季至次春采割，除去粗茎，切段，干燥，或蒸后干燥。

【炮制】除去杂质，略洗，润透，切厚片或短段，干燥。

桑寄生 槲寄生

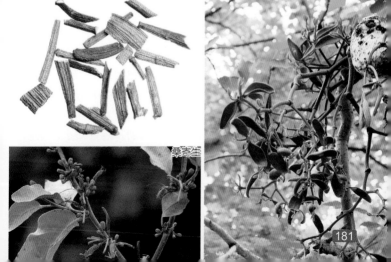

桑寄生

【性状】本品为厚片或不规则短段。外表皮红褐色或灰褐色，具细纵纹，并有多数细小突起的棕色皮孔。切面皮部红棕色，木部色较浅。叶多卷曲或破碎，表面黄褐色；革质。气微，味涩。

【选购贮藏】以枝细、质嫩、叶多者为佳。置干燥处，防蛀。

【药理】有镇痛、抗炎、降血脂及抗肿瘤等作用。

【性味归经】苦，甘，平。归肝、肾经。

【功能主治】祛风湿，补肝肾，强筋骨，安胎元。用于风湿痹痛、腰膝酸软、筋骨无力、崩漏经多、妊娠漏血、胎动不安、头晕目眩。

【用法用量】煎服，9～15g。

　　附　槲寄生

　　为桑寄生科植物槲寄生的干燥带叶茎枝。性味归经、功能主治、用法用量同桑寄生。植物识别：灌木，高30～80cm。茎、枝均圆柱状，二歧或三歧分枝，节稍膨大。叶对生，叶柄短，叶片厚革质或革质，长椭圆形至椭圆状披针形，先端圆形或圆钝，基部渐狭；基出脉3～5条。花序顶生或腋生于茎叉状分枝处；雄花序聚伞状，总苞舟形。浆果球形或椭圆形，成熟时淡黄色或橙红色，果皮平滑。花期4～5月，果期9～11月。

狗脊

【基源】为蚌壳蕨科植物金毛狗脊的干燥根茎。

【植物识别】多年生树蕨，高达2.5～3m。叶柄粗壮，褐色，基部密被金黄色长柔毛和黄色狭长披针形鳞片；叶片卵圆形，3回羽状分裂；下部羽片卵状披针形，上部羽片逐渐短小，至顶部呈狭羽尾状；小羽片线状披针形，渐尖，羽状深裂至全裂，裂片密接，狭矩圆形或近于镰刀形，亚革质，上面暗绿色，下面粉灰色。孢子囊群着生于边缘的侧脉顶上，略成矩圆形。生于沟边及林下阴处酸性土上。分布于华南、西南及浙江、江西、

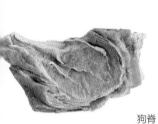
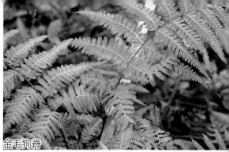

狗脊　金毛狗脊

福建、台湾、湖南。

【药材采集】秋、冬二季采挖，除去泥沙，干燥；或去硬根、叶柄及金黄色绒毛，切厚片，干燥，为"生狗脊片"；蒸后晒至六七成干，切厚片，干燥，为"熟狗脊片"。

【炮制】烫狗脊：取生狗脊片，照烫法用砂烫至鼓起，放凉后除去残存绒毛。

【性状】饮片呈不规则的长块状。表面深棕色，残留金黄色绒毛。质坚硬，不易折断。无臭，味淡、微涩。

【选购贮藏】以厚薄均匀、坚实、无毛者为佳。置通风干燥处，防潮。

【药理】有抗炎、镇痛、止血及增加心肌血流量等作用。

【性味归经】苦、甘，温。归肝、肾经。

【功能主治】祛风湿，补肝肾，强腰膝。用于风湿痹痛、腰膝酸软、下肢无力。

【用法用量】煎服，6～12g。生狗脊以祛风湿、利关节为主，用于风寒湿痹、关节疼痛、屈伸不利。烫狗脊以补肝肾、强筋骨为主，用于肝肾不足或冲任虚寒的腰膝酸软、下肢无力、遗糖，遗屎，妇女带下等。

【使用注意】肾虚有热，小便不利，或短涩黄赤者慎服。

千年健

【基源】为天南星科植物千年健的干燥根茎。

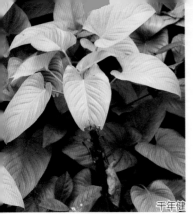

千年健
千年健

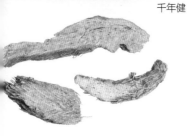

【植物识别】多年生草本。有高30～50cm的直立地茎。叶互生，具长柄，柄长18～25cm，肉质，绿色，平滑无毛，基部扩大成淡黄色叶鞘，包着根茎；叶片卵状箭形，长11～15cm，宽7～11cm，先端渐尖，基部箭形而圆，开展，全缘。肉穗花序；佛焰苞绿白色，长圆形至椭圆形。果实为浆果。花期3～4月。生于林中水沟附近的阴湿地。分布于广东、海南、广西、云南等地。

【药材采集】春、秋二季采挖，洗净，除去外皮，晒干。

【炮制】除去杂质，洗净，润透，切片，干燥。

【性状】本品呈类圆形或不规则形的片。外表皮黄棕色至红棕色，粗糙。切面红褐色，具有众多黄色纤维束，有的呈针刺状。气香，味辛、微苦。

【选购贮藏】以切面红棕色、香气浓者为佳。置阴凉干燥处。

【药理】有抗炎、镇痛等作用。

【性味归经】苦、辛，温。归肝、肾经。

【功能主治】祛风湿，壮筋骨。用于风寒湿痹、腰膝冷痛、拘挛麻木、筋骨痿软。

【用法用量】煎服，4.5～9g；或酒浸服。

【使用注意】阴虚内热者慎服。

雪莲花

【基源】为菊科植物绵头雪莲花、鼠曲雪莲花、水母雪莲花等的

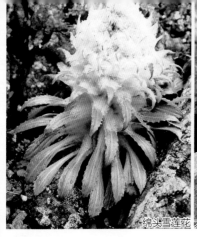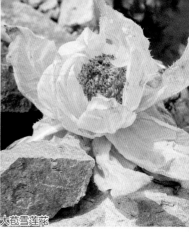

绵头雪莲花 大苞雪莲花

带花全株。

【植物识别】绵头雪莲花（绵头雪兔子）：多年生草本，高15～30cm。根茎粗，颈部被褐色残存叶柄。茎粗壮，直立，上部有白色密绵毛。叶极密集，叶片倒披针形或匙形，长8～15cm，宽1.5～2cm，先端稍尖，基部渐狭成叶柄，边缘有波状锯齿，上面有蛛丝状绵毛，后渐脱落，下面密生褐色绒毛。头状花序多数，无梗，在茎上部排成椭圆形穗状；苞叶条状披针形，被白色密绵毛；总苞半球状；外层总苞片条状披针形，先端长渐尖，有白色密绵毛，内层总苞片披针形，顶端条状长渐尖，有黑褐色长毛；花白色。瘦果扁平，棕色，冠毛黑褐色。花期6～7月。生长于高山上，以流沙滩上的岩石缝中较多。分布于四川、云南、西藏等地。

【药材采集】6～7月，待花开时拔取全株，除去泥土，晾干。切段，生用。

【药理】有抗炎、降血压、镇痛及兴奋子宫等作用。

【性味归经】甘、微苦，温。归肝、肾经。

【功能主治】祛风湿，强筋骨，补肾阳，调经止血。主治风湿痹证、阳痿、月经不调、经闭痛经、崩漏带下。

【用法用量】煎服，6～12g。外用，适量。

【使用注意】孕妇忌服。

附　天山雪莲花

为菊科植物大苞雪莲花的带花全株。6～7月开花时采收，除去泥沙，晾干。味苦、辛；性热，有毒。有温肾助阳、祛风胜湿、活血通经的功效。主治阳痿、腰膝软弱、风湿痹痛、妇女月经不调、闭经、宫冷腹痛、寒饮咳嗽。煎汤，0.6～1.5g；或浸酒。孕妇禁服。过量服用可致中毒。植物识别：多年生草本，高10～30cm。茎粗壮，基部有许多棕褐色丝状残存叶片。叶密集，无柄，叶片倒披针形，长10～18cm，宽2.5～4.5cm，先端渐尖，基部抱茎，边缘有锯齿。头状花序顶生，密集；总苞片叶状，卵形，多层，近似膜质，白色或淡绿黄色；花棕紫色，全为管状花。花期7月。生于高山石缝、砾石和沙质河滩中。分布于新疆、青海、甘肃。

鹿衔草

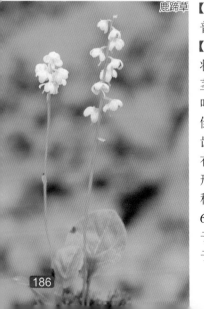

鹿蹄草

【基源】为鹿蹄草科植物鹿蹄草、普通鹿蹄草的干燥全草。

【植物识别】鹿蹄草：常绿草本状小半灌木，高10～30cm；根茎细长，横生，斜升，有分枝。叶近基生，薄革质，长圆形至倒卵状长圆形或匙形，边缘有疏齿。花茎细圆柱形，总状花序，有花4～10，半下垂；花冠碗形，花瓣5片，椭圆形，白色或稍带粉红色。蒴果扁球形。花期6～7月，果期7～8月。生长于山林中树下，或阴湿处。分布于华东、西南及河北、山西、陕西、甘肃、青海、河南、湖北、湖南、西藏等地。

【药材采集】全年均可采挖，除去杂质，晒至叶片较软时，堆置至叶片变紫褐色，晒干。

【采购】以紫红色或紫褐色者为佳。

【药理】有抗炎、调节免疫、抗心肌缺血及抑菌等作用。

【性味归经】甘、苦，温。归肝、肾经。

【功能主治】祛风湿，强筋骨，止血，止咳。用于风湿痹痛、肾虚腰痛、腰膝无力、月经过多、久咳劳嗽。

【用法用量】煎服，9～15g。外用，适量。

石楠叶

【基源】为蔷薇科植物石楠的干燥叶。

【植物识别】常绿灌木或小乔木；枝褐灰色，无毛。叶片革质，长椭圆形、长倒卵形或倒卵状椭圆形，长9～22cm，宽3～6.5cm，先端尾尖，基部圆形或宽楔形，边缘有疏生具腺细锯齿，近基部全缘，上面光亮，中脉显著，侧脉25～30对；叶柄粗壮，长2～4cm。复伞房花序顶生，直径10～16cm；花密生，萼筒杯状，萼片阔三角形；花瓣5，花瓣白色，近圆形。果实球形，红色，后成褐紫色。花期4～5月，果期10月。生于杂木林中。分布于河南、江苏、安徽、浙江、福建、江西、广东、广西、云南、湖北、四川、湖南等地。

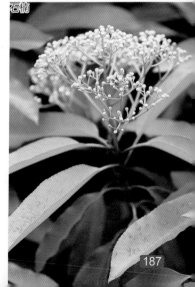
石楠

【药材采集】全年可采，晒干。

切丝，生用。

【选购贮藏】以叶完整、色红棕者为佳。

【药理】有镇静、降温、镇痛、抗炎及抗肿瘤等作用。

【性味归经】辛、苦，平。有小毒。归肝、肾经。

【功能主治】祛风湿，通经络，益肾气。用于风湿痹证、头风头痛、风疹瘙痒。

【用法用量】煎服，10～15g。外用，适量。

五、化湿药

藿香

【基源】为唇形科植物广藿香的干燥地上部分。

【植物识别】一年生草本，高30～60cm。直立，分枝。叶对生，揉之有清淡的特异香气；叶片卵圆形或长椭圆形，叶缘具不整齐的粗钝齿，两面皆被毛茸。轮伞花序密集成假穗状花序；花萼筒状；花冠筒伸出萼外，冠檐近二唇形，上唇3裂，下唇全缘。小坚果近球形，花期4月。我国福建、台湾、广东、海南与广西有栽培。

【药材采集】枝叶茂盛时采割，日晒夜闷，反复至干。

【炮制】除去残根和杂质，先抖下叶，筛净另放；茎洗净，润透，切段，晒干，再与叶混匀。

【选购贮藏】以叶多、香气浓者为佳。置阴凉干燥处，防潮。

【药理】有调节胃肠道功能、止咳、祛痰、平喘、抗病原微生物、抗炎、镇痛等作用。

【性味归经】辛，微温。归脾、胃、肺经。

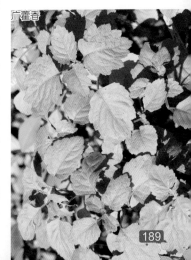
广藿香

【功能主治】芳香化浊，和中止呕，发表解暑。用于湿浊中阻、脘痞呕吐、暑湿表证、湿温初起、发热倦怠、胸闷不舒、寒湿闭暑、腹痛吐泻、鼻渊头痛。

【用法用量】煎服，3～10g。鲜品加倍。

【使用注意】阴虚血燥者不宜用。

佩兰

【基源】为菊科植物佩兰的干燥地上部分。

【植物识别】多年生草本，高40～100cm。茎直立，绿色或红紫色，分枝少或仅在茎顶有伞房状花序分枝。全部茎枝被稀疏的短柔毛，花序分枝及花序梗上的毛较密。中部茎叶较大，叶对生，常3全裂或3深裂，中裂片较大，长椭圆形或长椭圆状披针形；上部的叶较小，常不分裂，或全部茎叶不分裂，边缘有粗齿或不规则细齿；总叶柄长0.7～1cm。头状花序，总苞钟状，总苞片2～3层，覆瓦状排列，紫红色；花白色或带微红色，全部为管状花，先端5齿裂。瘦果圆柱形。花、果期7～11月。分布于河北、山东、江苏、广东、广西、四川等地。

【药材采集】夏、秋二季分两次采割，除去杂质，晒干。

【炮制】除去杂质，洗净，稍润，切段，干燥。

【选购贮藏】以叶多、色绿、质嫩、香气浓者为佳。置阴凉干燥处。

【药理】有促消化、抗炎、抗病原体等作用。

【性味归经】辛，平。归脾、胃、肺经。

【功能主治】芳香化湿，醒脾开胃，发表解暑。用于湿浊中阻、脘痞呕恶、口中甜腻、口臭、多涎、暑湿表证、湿温初起、发热倦怠、胸闷不舒。

【用法用量】煎服，5～10g。鲜品加倍。

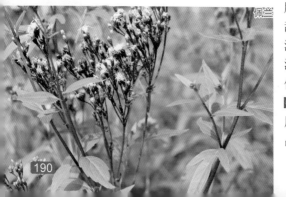

佩兰

苍术

【基源】为菊科植物茅苍术或北苍术的干燥根茎。

【植物识别】①茅苍术（南苍术）：多年生草本，高30～80cm。茎单一，圆而有纵棱，上部稍有分枝。叶互生，革质，茎下部的叶多为3裂，顶端1裂片较大，卵形，无柄而略抱茎；茎上部叶卵状披针形至椭圆形，无柄，叶缘均有刺状齿。头状花序顶生，总苞片6～8层，披针形，背面绿色，边缘带紫色；花冠管状，白色，有时稍带红紫色，先端5裂，裂片线形。瘦果长圆形。花期8～10月，果期9～10月。多生于山坡较干燥处。分布于江苏、浙江、安徽、江西、湖北、河北、山东等地。②北苍术：与茅苍术的主要区别为茎下部叶一般羽状5深裂，茎上部叶3～5羽状浅裂或不裂。分布于吉林、辽宁、河北、山东、山西、陕西、内蒙古等地。

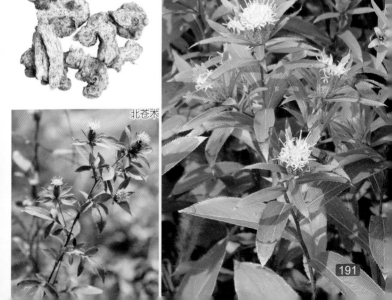

苍术 茅苍术

北苍术

【药材采集】春、秋二季采挖，除去泥沙，晒干，撞去须根。

【炮制】麸炒苍术：取苍术片，用麸皮炒至表面深黄色。

【性状】饮片呈不规则类圆形或条形厚片。外表皮灰棕色至黄棕色，有皱纹。切面黄白色或灰白色，散有多数橙黄色或棕红色油室，习称"朱砂点"。气香特异，味微甘、辛、苦。

【选购贮藏】以切面朱砂点多、香气浓者为佳。置阴凉干燥处。

【药理】有调节胃肠道功能、抑制子宫平滑肌、抗病原微生物及镇痛等作用。

【性味归经】辛、苦，温。归脾、胃、肝经。

【功能主治】燥湿健脾，祛风散寒，明目。用于湿阻中焦、脘腹胀满、泄泻、水肿、脚气痿躄、风湿痹痛、风寒感冒、夜盲、眼目昏涩。

【用法用量】煎服，5～10g。麸苍术用于脾胃不和、痰饮停滞、脘腹痞满、青盲、雀目等。

【使用注意】阴虚内热，气虚多汗者忌用。

厚朴

【基源】为木兰科植物厚朴或凹叶厚朴的干燥干皮、根皮及枝皮。

【植物识别】①厚朴：落叶乔木。树皮紫褐色。冬芽粗大，圆锥状，芽鳞密被淡黄褐色绒毛。叶革质，叶片7～9集生枝顶，长圆状倒卵形，长22～46cm，宽15～24cm，先端短尖或钝圆，基部渐狭成楔形。花梗粗短，密生丝状白毛；萼片与花瓣共9～12；萼片长圆状倒卵形，淡绿白色，常带紫红色；花瓣匙形，白色。聚合果长椭圆状卵形。花期4～5月，果期9～10月。分布于浙江、广西、江西、湖南、湖北、四川、贵州、云南、陕西、甘肃等地。②凹叶厚朴：与厚朴的主要区别是在叶片先端凹陷成2钝圆浅裂片。分布于浙江、江西、安徽、广西等地。

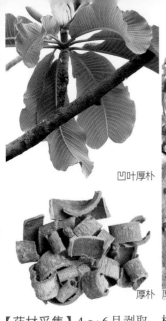

凹叶厚朴

厚朴 厚朴

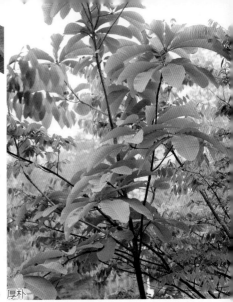

【药材采集】4～6月剥取，根皮和枝皮直接阴干；干皮置沸水中微煮后，堆置阴湿处，"发汗"至内表面变紫褐色或棕褐色时，蒸软，取出，卷成筒状，干燥。

【炮制】①厚朴：刮去粗皮，洗净，润透，切丝，干燥。②姜厚朴：取厚朴丝，加姜汁拌润，炒干。

【性状】本品呈弯曲的丝条状或单、双卷筒状。外表面灰褐色，内表面紫棕色或深紫褐色，较平滑，具细密纵纹，划之显油痕。切面颗粒性，有油性，的有可见小亮星。气香，味辛辣、微苦。

【选购贮藏】以皮厚、油性足、断面紫棕色、有小亮星、气味浓厚者为佳。置通风干燥处。

【药理】有调节胃肠运动、促消化、保护胃黏膜、抑菌、抗炎、镇痛等作用。

【性味归经】苦、辛，温。归脾、胃、肺、大肠经。

【功能主治】燥湿消痰，下气除满。用于湿滞伤中、脘痞吐泻、食积气滞、腹胀便秘、痰饮喘咳。

【用法用量】煎服，3～10g。或入丸、散。

【使用注意】气虚津亏者及孕妇当慎用。

附　厚朴花

为厚朴或凹叶厚朴的干燥花蕾。味苦，性微温。归脾、胃经。有芳香化湿、理气宽中的功效。用于脾胃湿阻气滞、胸脘痞闷胀满、纳谷不香。用量3～9g。

砂仁

【基源】为姜科植物阳春砂、海南砂、绿壳砂的干燥成熟果实。

【植物识别】阳春砂：茎直立，圆柱形。叶2列，叶片狭长椭圆形或披针形，长15～40cm，宽2～5cm，先端尾尖，基部渐狭或近圆形，全缘。花葶从根茎上抽出；穗状花序椭圆形，总苞片长椭圆形，苞片管状，白色；花萼管状，白色，先端具三浅齿；花冠管细长，白色，唇瓣圆匙形，白色，中央部分梢加厚，呈现淡黄色或黄绿色，间有红色斑点，先端2浅裂，反卷。蒴果椭圆形，具不分枝的软刺，棕红色。花期3～5月，果期7～9

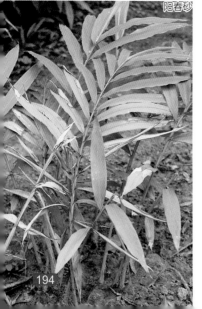

阳春砂

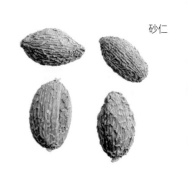

砂仁

月。生于山谷林下、阴湿地，或栽培。分布于广东、广西、云南等地。

【药材采集】夏、秋二季果实成熟时采收，晒干或低温干燥。

【炮制】除去杂质。用时捣碎。

【性状】阳春砂、绿壳砂呈椭圆形或卵圆形，有不明显的三棱。表面棕褐色，密生刺状突起。气芳香而浓烈，味辛凉、微苦。

【选购贮藏】以色棕褐、仁饱满、气味浓者为佳。置阴凉干燥处。

【药理】有增强胃动力、抗胃溃疡、利胆、止泻、抗炎、镇痛及降血糖等作用。

【性味归经】辛，温。归脾、胃、肾经。

【功能主治】化湿开胃，温脾止泻，理气安胎。用于湿浊中阻，脘痞不饥，脾胃虚寒，呕吐泄泻，妊娠恶阻，胎动不安。

【用法用量】煎服，3～6g，入汤剂宜后下。

【使用注意】阴虚血燥者慎用。

豆蔻

【基源】为姜科植物白豆蔻、瓜哇白豆蔻的干燥成熟果实。

【植物识别】白豆蔻：株高3m。叶片卵状披针形，长约60cm，宽12cm，顶端尾尖，两面光滑无毛，近无柄；叶舌圆形，长7～10mm；叶鞘口及叶舌密被长粗毛。穗状花序自近茎基处的根茎上发出，圆柱形，密被覆瓦状排列的苞片；苞片三角形，麦秆黄色，具明显的方格状网纹；小苞片管状，一侧开裂；花萼管状，白色微透红，外被长柔毛，顶端具三齿，花冠管与花萼管近等长，裂片白

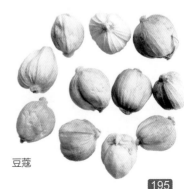

豆蔻

色，长椭圆形；唇瓣椭圆形，中央黄色，内凹，边黄褐色。蒴果近球形，果皮木质，易开裂为三瓣。花期5月，果期6～8月。我国云南、广东有少量引种栽培。

【药材采集】于秋季果实由绿色转成黄绿色时采收，晒干生用，用时捣碎。

【性状】呈类球形。表面黄白色至淡黄棕色，有3条较深的纵向槽纹。果皮体轻，质脆，易纵向裂开。气芳香，味辛凉略似樟脑。

【选购贮藏】以个大、饱满、果壳完整、气味浓者为佳。密闭，置阴凉干燥处，防蛀。

【药理】有促消化、解酒等作用。

【性味归经】辛，温。归肺、脾、胃经。

【功能主治】化湿行气，温中止呕，开胃消食。用于湿浊中阻、不思饮食、湿温初起、胸闷不饥、寒湿呕逆、胸腹胀痛、食积不消。

【用法用量】煎服，3～6g，入汤剂宜后下。

【使用注意】阴虚血燥者慎用。

草豆蔻

【基源】为姜科植物草豆蔻的干燥近成熟种子。

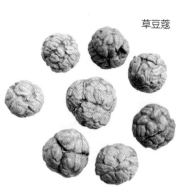

草豆蔻

【植物识别】多年生草本，株高1.5～3m。叶柄长1.5～2cm；叶片狭椭圆形或线状披针形，长50～65cm，宽6～9cm。总状花序顶生，直立；花萼钟状，白色，先端有不规则3钝齿；花冠白色，裂片3，长圆形，上方裂片较大，先端2浅裂，边缘具缺刻，前部具红色或红黑色条纹，后部具淡紫红色斑点。蒴果近圆形，直径约3cm，外被粗毛，熟时黄色。花期4～6月，果期6～8月。生于山地疏林或密林中。分布于广东、海南、广西等地。

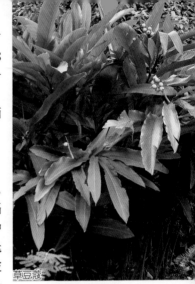
草豆蔻

【药材采集】夏、秋二季采收，晒至九成干，或用水略烫，晒至半干，除去果皮，取出种子团，晒干。

【炮制】除去杂质，用时捣碎。

【性状】本品为类球形的种子团。表面灰褐色，中间有黄白色的隔膜，将种子团分成3瓣，每瓣有种子多数，粘连紧密，种子团略光滑。种子为卵圆状多面体，外被淡棕色膜质假种皮，种脊为一条纵沟，一端有种脐。气香，味辛、微苦。

【选购贮藏】以个大、饱满、气味浓者为佳。置阴凉干燥处。

【药理】有促消化、止吐、抑制幽门螺旋杆菌及抗氧化等作用。

【性味归经】辛，温。归脾、胃经。

【功能主治】燥湿行气，温中止呕。用于寒湿内阻、脘腹胀满冷痛、嗳气呕逆、不思饮食。

【用法用量】煎服，3～6g。入散剂较佳。入汤剂宜后下。

【使用注意】阴虚血少、津液不足以及未见寒湿者慎用。

草果

【基源】为姜科植物草果的干燥成熟果实。

【植物识别】多年生草本，高2～2.5m。全株有辛辣气味。茎基部膨大，直径达6cm。叶2列，无叶柄；叶舌带紫色，被疏柔毛；叶鞘具条纹；叶片长圆状披针形至卵形，长20～83cm，

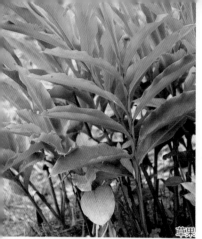

草果

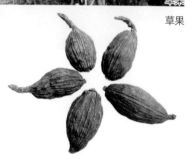

草果

宽5～19cm，先端长渐尖，基部楔形，全缘。花葶从茎基部抽出；穗状花序，苞片淡红色，长圆形；花浅橙色，花冠管长2.5～2.8cm，被短柔毛，裂片长圆形，后方一枚兜状；唇瓣长圆状倒卵形，边缘多皱，中脉两侧各有一条红色条纹。蒴果成熟时暗紫色，近球形。花期4～5月，果期8～9月。分布于广西和云南南部地区。

【药材采集】秋季果实成熟时采收，除去杂质，晒干或低温干燥。

【炮制】草果仁：取草果，照清炒法炒至焦黄色并微鼓起，去壳，取仁。用时捣碎。姜草果仁：取净草果仁，照姜汁炙法炒干。用时捣碎。

【性状】本品呈长椭圆形，具三钝棱。表面灰棕色至红棕色，具纵沟及棱线。有特异香气，味辛、微苦。

【选购贮藏】以个大、饱满、色红棕、气味浓者为佳。置阴凉干燥处。

【药理】有调节胃肠道运动、抗胃溃疡、镇痛、抗真菌等作用。

【性味归经】辛，温。归脾、胃经。

【功能主治】燥湿温中，截疟除痰。用于寒湿内阻、脘腹胀痛、痞满呕吐、疟疾寒热、瘟疫发热。

【用法用量】煎服，3～6g。

【使用注意】阴虚血燥者慎用。

六、利水渗湿药

（一）利水消肿药

茯苓

【基源】为多孔菌科真菌茯苓的干燥菌核。主产于安徽、云南、湖北。

【药材采集】多于7～9月采挖，挖出后除去泥沙，堆置"发汗"后，摊开晾至表面干燥，再"发汗"，反复数次至现皱纹、内部水分大部散失后，阴干，称为"茯苓个"；或将鲜茯苓按不同部位切制，阴干，分别称为"茯苓块"及"茯苓片"。

【性状】茯苓块为去皮后切制的茯苓，呈立方块状或方块状厚片，大小不一。白色、淡红色或淡棕色。气微，味淡，嚼之粘牙。

【选购贮藏】以切面白色细腻、粘牙力强者为佳。置干燥处，防潮。

【药理】有调节免疫、延缓衰老、利尿、抗肿瘤、抗菌等作用。

【性味归经】甘、淡，平。归心、肺、脾、肾经。

茯苓

【功能主治】利水渗湿，健脾，宁心。用于水肿尿少、痰饮眩悸、脾虚食少、便溏泄泻、心神不安、惊悸失眠。

【用法用量】煎服，10～15g。

【使用注意】本品性泄利，故阴虚而无湿热、虚寒滑精、气虚下陷者慎服。

薏苡仁

【基源】为禾本科植物薏苡的干燥成熟种仁。

【植物识别】一年或多年生草本，高1～1.5m。秆直立。叶片线状披针形，边缘粗糙，中脉粗厚，于背面凸起。总状花序腋生成束。颖果外包坚硬的总苞，卵形或卵状球形。花期7～9月，果期9～10月。我国大部分地区有栽培。

【药材采集】秋季果实成熟时采割植株，晒干，打下果实，再晒干，除去外壳、黄褐色种皮和杂质，收集种仁。

【炮制】麸炒薏苡仁：取净薏苡仁，用麸皮炒至微黄色。

【性状】本品呈宽卵形或长椭圆形。表面乳白色，光滑，偶有残存的黄褐色种皮。一端钝圆，另端较宽而微凹，有1淡棕色点状种脐。背面圆凸，腹面有1条较宽而深的纵沟。质坚实，断面白色，粉性。气微，味微甜。

【选购贮藏】以粒大、饱满、色白者为佳。置通风干燥处，防蛀。

【药理】有调节胃肠道功能、抗肥胖、抗肿瘤、降血糖、镇痛等作用。

【性味归经】甘、淡，凉。归脾、胃、肺经。

【功能主治】利水渗湿，健脾止

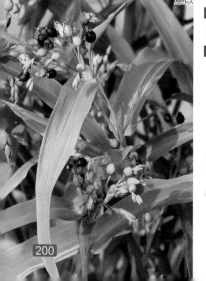

薏苡

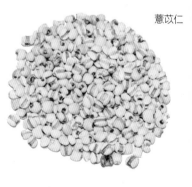

薏苡仁

泻，除痹，排浓，解毒散结。用于水肿、脚气、小便不利、脾虚泄泻、湿痹拘挛、肺痈、肠痈、赘疣、癌肿。

【用法用量】煎服，9～30g。清利湿热宜生用，健脾止泻宜炒用。

【使用注意】津液不足者慎用。孕妇慎用。

猪苓

猪苓

【基源】为多孔菌科真菌猪苓的干燥菌核。寄生于桦树、枫树、柞树的根上。主产于陕西、山西、河北、云南、河南。

【药材采集】春、秋二季采挖，除去泥沙，干燥。

【炮制】除去杂质，浸泡，洗净，润透，切厚片，干燥。

【性状】本品呈条形、类圆形或扁块状。表面黑色、灰黑色或棕黑色，皱缩或有瘤状突起。体轻，质硬，断面类白色或黄白色，略呈颗粒状。气微，味淡。

【选购贮藏】以外皮色黑、切面色白者为佳。置通风干燥处。

【药理】有利尿、抗肾结石形成、抗肿瘤、抗诱变、调节免疫等作用。

【性味归经】甘、淡，平。归肾、膀胱经。

【功能主治】利水渗湿。用于小便不利、水肿、泄泻、淋浊、带下。

【用法用量】煎服，6～12g。

泽泻

【基源】为泽泻科植物泽泻的干燥块茎。

【植物识别】多年生沼生植物。叶根生；叶柄长达50cm，基部

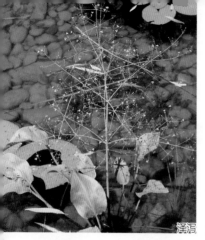

泽泻

扩延成中鞘状，叶片宽椭圆形至卵形，全缘，两面光滑；叶脉5～7条。花茎由叶丛中抽出，长10～100cm，花序通常有3～5轮分枝，轮生的分枝常再分枝，组成圆锥状复伞形花序；萼片3，广卵形，绿色或稍带紫色；花瓣倒卵形，白色，脱落。瘦果倒卵形。花期6～8月，果期7～9月。生于沼泽边缘或栽培。分布于东北、华东、西南及河北、新疆、河南等地。

【药材采集】冬季茎叶开始枯萎时采挖，洗净，干燥，除去须根和粗皮。

【炮制】①泽泻：除去杂质，稍浸，润透，切厚片，干燥。②盐

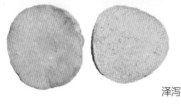

泽泻

泽泻：取泽泻片，加盐水拌润，炒干。

【性状】饮片呈圆形或椭圆形厚片。外表皮黄白色或淡黄棕色，可见细小突起的须根痕。切面黄白色，粉性，有多数细孔。气微，味微苦。

【选购贮藏】以切面色黄白、粉性足者为佳。置干燥处，防蛀。

【药理】有抗肾结石形成、降血脂、降血糖、扩血管、抗肝损伤等作用。

【性味归经】甘、淡，寒。归肾、膀胱经。

【功能主治】利水渗湿，泄热，化浊降脂。用于小便不利、水肿胀满、泄泻尿少、痰饮眩晕、热淋涩痛、高脂血症。

【用法用量】煎服，5～10g。生泽泻常用于小便不利、水肿胀满、泄泻尿少。盐泽泻则善于引药下行，并增强泄热作用，利尿而

不伤阴，用小剂量于补益方中，可泻肾降浊，并防止补药之滋腻。

【使用注意】肾虚精滑、无湿热者慎用。

冬瓜皮

【基源】为葫芦科植物冬瓜的干燥外层果皮。

【植物识别】蔓生草本。茎有棱沟。单叶互生；叶柄粗壮，被黄褐色硬毛及长柔毛；叶片肾状近圆形，5～7浅裂，裂片宽卵形，边缘有小齿，两面均被粗毛；花单生于叶腋，花冠黄色，5裂至基部，外展。瓠果长圆柱状或近球形，表面有硬毛和蜡质白粉。花期5～6月，果期6～8月。全国大部分地区有产。均为栽培。

【药材采集】食用冬瓜时，洗净，削取外层果皮，晒干。

【炮制】除去杂质，洗净，切块或宽丝，干燥。

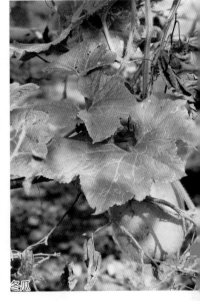
冬瓜

【选购贮藏】以片薄、色灰绿者为佳。置干燥处。

【性味归经】甘，凉。归脾、小肠经。

【功能主治】利尿消肿。用于水肿胀满、小便不利、暑热口渴、小便短赤。

【用法用量】煎服，9～30g。

　　附　冬瓜子

　　为葫芦科植物冬瓜的种子。食用冬瓜时，收集成熟种子，洗净，晒干。有清肺化痰、消痈排脓、利湿的功效。主治痰热咳嗽、肺痈、肠痈、白浊、带下、脚气、水肿、淋证。煎服，10～15g，或研末服。

玉米须

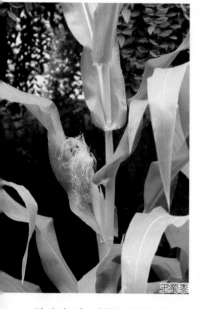

玉蜀黍

【基源】为禾本科植物玉蜀黍的花柱及柱头。

【植物识别】高大一年生栽培植物。秆粗壮，直立，高1～4m，不分枝，基部节处常有气生根。叶片宽大，线状披针形，边缘呈波状皱折，具强壮之中脉。雄花序为顶生圆锥花序；雌花序在叶腋内抽出，呈圆柱状，外包有多数鞘状苞片，雌小穗密集成纵行排列于粗壮的穗轴上，颖片宽阔，先端圆形或微凹，外稃膜质透明。花、果期7～9月。全国各地广泛栽培。

【药材采集】玉米上浆时即可采收，但常在秋后剥取玉米时收集。除去杂质，鲜用或晒干生用。

【选购】以柔软、光亮者为佳。

【药理】有利尿、降血糖、抗肿瘤、抗菌、抗氧化、解热等作用。

【性味归经】甘，平。归膀胱、肝、胆经。

【功能主治】利水消肿，利湿退黄。用于水肿、黄疸。

【用法用量】煎服，15～30g。鲜者加倍。

葫芦

【基源】为葫芦科植物瓢瓜的干燥果皮。

【植物识别】一年生草质攀援藤本。茎被软毛；卷须2裂。叶片心状卵形至肾状卵形，宽与长近相等，稍有角裂或3浅裂，顶端尖锐，边缘有腺点，基部心形。花生于叶腋，花冠白色，裂片广卵形或倒卵形，边缘皱曲，顶端稍凹陷或有细尖，有5脉。果实光滑，初绿色，后变白色或黄色，成熟后果皮变木质。果形呈扁球形。花期6～7月，果期7～8月。

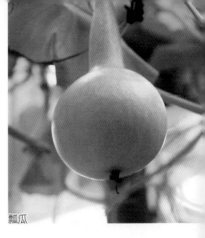

瓢瓜

【药材采集】秋季采收，打碎，除去果瓢及种子，晒干，生用。

【选购】以松软、体轻者为佳。

【药理】有抗肿瘤、抗肝损伤及抗菌等作用。

【性味归经】甘，平。归肺、肾经。

【功能主治】利水消肿。用于水肿、淋证。

【用法用量】煎服，15～30g。鲜者加倍。

【使用注意】中寒者禁服。

香加皮

【基源】为萝藦科植物杠柳的干燥根皮。

【植物识别】落叶缠绕灌木。小枝黄褐色。单叶对生，叶片披针形或长圆状披针形，全缘。聚伞花序腋生或顶生，花一至数朵，花冠外面绿黄色，内面带紫红色，

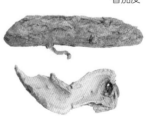

香加皮

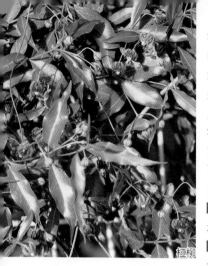
桩柳

深5裂，裂片矩圆形，向外反卷，边缘密生白茸毛。种子狭纺锤形而扁，黑褐色，顶端丛生白色长毛。花期5月，果期9月。生于平原及低山丘的林缘、沟坡、河边沙质地等处。分布于吉林、辽宁、内蒙古、河北、山西、河南、陕西、甘肃、宁夏、四川、山东、江苏等地。

【药材采集】春、秋二季采挖，剥取根皮，晒干。

【炮制】除去杂质，洗净，润透，切厚片，干燥。

【性状】饮片呈不规则的厚片。外表面灰棕色或黄棕色，栓皮常呈鳞片状。内表面淡黄色或淡黄棕色，有细纵纹。有特异香气，味苦。

【选购贮藏】以条粗、皮厚、呈卷筒状、无木心、香气浓、味苦者为佳。置阴凉干燥处。

【药理】有抗肿瘤、抗炎、强心等作用。

【性味归经】辛、苦，温；有毒。归肝、肾、心经。

【功能主治】利水消肿，祛风湿，强筋骨。用于下肢浮肿、心悸气短、风寒湿痹、腰膝酸软。

【用法用量】煎服，3～6g。浸酒或入丸、散，酌量。

【使用注意】本品有毒，服用不宜过量。

枳椇子

【基源】为鼠李科植物枳椇的带有肉质果柄的果实或种子。

【植物识别】落叶乔木，高达10m。小枝褐色或黑紫色，被棕褐色短柔毛或无毛，有明显白色的皮孔。叶互生，广卵形，长8～15cm，宽6～10cm，边缘具锯齿，基出3主脉。聚伞花序腋生或顶生；花绿色，花瓣5，倒卵形。果实为圆形或广椭圆形，灰褐色；果梗肉质肥大，红褐色。花期6月，果熟期10月。分布于陕西、广东、湖北、浙江、江苏、安徽、福建等地。

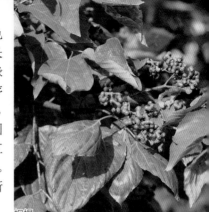
枳椇

【药材采集】10～11月果实成熟时采收。将果实连果柄摘下，晒干，或碾碎果壳，筛出种子，除去杂质，晒干，生用。

【性状】干燥种子呈扁平圆形。表面红棕色至红褐色，平滑光泽。气微弱，味苦而涩。

【选购贮藏】以粒大、饱满、色棕红者为佳。置干燥处。

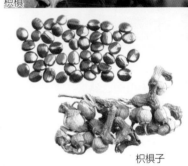
枳椇子

【药理】有保肝、解酒、抗肝纤维化及降血压等作用。

【性味归经】甘、酸，平。归脾经。

【功能主治】利水消肿，解酒毒。用于水肿证、酒醉。

【用法用量】煎服，10～15g。

【使用注意】脾胃虚寒者慎用。

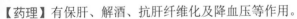

泽漆

【基源】为大戟科植物泽漆的干燥全草。

【植物识别】一年生或二年生草本，高10～30cm。叶互生，叶

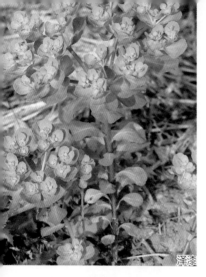
泽漆

片倒卵形或匙形，边缘在中部以上有细锯齿，下部叶小，开花后渐脱落。杯状聚伞花序顶生，伞梗5，每伞梗再分生2～3小梗，每个伞梗又第三回分裂为2叉，伞便基部具5片轮生叶状苞片，与下部叶同形而较大；总苞杯状，先端4浅裂，裂片钝，腺体4，盾形，黄绿色；雄花10余朵，每花具雄蕊1，下有短柄，花药歧出，球形；雌花1，位于花序中央；子房有长柄，伸出花序之外；子房3室；花柱3，柱头2裂。蒴果球形3裂，光滑。花期4～5月，果期5～8月。生于山沟、路旁、荒野和山坡。我国大部分地区有分布。

【药材采集】4～5月开花时采收。除去根及泥沙，晒干，生用。

【选购贮藏】以茎鲜黄色、无根者为佳。置干燥处。

【性味归经】辛、苦，微寒。有毒。归大肠、小肠、肺经。

【功能主治】利水消肿，化痰止咳，解毒散结。用于水肿证、咳喘证、瘰疬、癣疮。

【用法用量】3～9g，煎膏内服，外用适量，捣烂敷患处。

【使用注意】脾胃虚寒者及孕妇慎用。本品有毒，不宜过量或长期使用。泽漆的乳状汁液对皮肤、黏膜有很强的刺激性。

蝼蛄

【基源】为蝼蛄科昆虫蝼蛄或华北蝼蛄的干燥体。主产于江苏、浙江、山东。

【药材采集】夏、秋二季捕捉，除去泥土，置沸水中烫死，晒干或低温干燥。

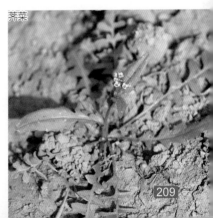
蝼蛄

【选购】以完整、无泥土者为佳。

【药理】有利尿作用。

【性味归经】咸，寒。归胃、膀胱经。

【功能主治】利水消肿，通淋，解毒。用于水肿、淋证、小便不利、瘰疬、痈肿恶疮。

【用法用量】3～4.5g。外用适量，研末撒或吹鼻。

【使用注意】体虚者慎用。

荠菜

【基源】为十字花科植物荠菜的带根干燥全草。

【植物识别】一年或二年生草本，高20～50cm。茎直立，有分枝。基生叶丛生，呈莲座状，具长叶柄，叶片大头羽状分裂，顶生裂片较大，卵形至长卵形；茎生叶狭披针形，基部箭形抱茎，边缘有缺刻或锯齿。总状花序顶生或腋生，花瓣倒卵形，有爪，4片，白色，十字形开放。短角果呈倒三角形，无毛，扁平，先端微凹。花、果期4～6月。全国各地均有分布或栽培。

【药材采集】3～5月采集，洗净切段，晒干，生用。

【选购】以茎叶色绿，带果实者为佳。

【药理】有抗炎、止血、抗氧化等作用。

荠菜

【性味归经】甘，凉。归肝、胃经。

【功能主治】利水消肿，明目，止血。用于水肿、肝热目赤、目生翳膜、血热出血证。

【用法用量】煎服，15～30g。鲜品加倍。外用适量。

（二）利尿通淋药

车前子

【基源】为车前科植物车前和平车前的干燥成熟种子。

【植物识别】①车前：多年生草本，具须根。叶根生，具长柄；叶片卵形或椭圆形，全缘或呈不规则波状浅齿，通常有5～7条弧形脉。花茎数个，高12～50cm；穗状花序，化淡绿色，花冠小，花冠管卵形，先端4裂，裂片三角形，向外反卷。蒴果卵状圆锥形。花期6～9月。果期7～10月。分布于全国各地。②平车前：与车前的主要区别为主根直而长。

【药材采集】夏、秋二季种子成熟时采收果穗，晒干，搓出种子，除去杂质。

【性状】本品呈椭圆形、不规则长圆形或三角状长圆形。表面黄

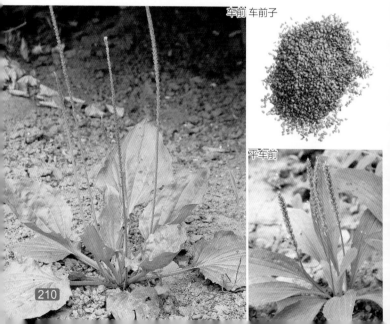

车前 车前子

平车前

棕色至黑褐色，有细皱纹，一面有灰白色凹点状种脐。质硬。气微，味淡。

【选购贮藏】以粒人、饱满、色黑者为佳。置通风干燥处，防潮。

【药理】有利尿排石、通便、抗炎、镇咳祛痰等作用。

【性味归经】甘，寒。归肝、肾、肺、小肠经。

【功能主治】清热利尿通淋，渗湿止泻，明目，祛痰。用于热淋涩痛、水肿胀满、暑湿泄泻、目赤肿痛、痰热咳嗽。

【用法用量】煎服，9～15g。宜包煎。

【使用注意】肾虚精滑及内无湿热者慎服。

附　车前草

为车前的全草。味甘，性寒。归肝、肾、肺、小肠经。有清热利尿通淋、祛痰、凉血、解毒的功效。用于热淋涩痛、水肿尿少、暑湿泄泻、痰热咳嗽、吐血衄血、痈肿疮毒。用量9～30g。

滑石

【基源】为硅酸盐类矿物滑石族滑石，主含含水硅酸镁。主产于山东、辽宁、广西。

【药材采集】采挖后，除去泥沙及杂石。粉碎或水飞成细粉。

【炮制】除去杂石，洗净，砸成碎块，粉碎成细粉，或照水飞法水飞，晾干。

【性状】本品多为块状集合体。呈不规则的块状。白色、黄白色或淡蓝灰色，有蜡样光泽。质软，细腻，手摸有滑润感，无吸湿性，置水中不崩散。气微，味淡。

滑石

【选购贮藏】以色白、滑润者为佳。置干燥处。

【药理】有吸附和收敛作用，内服能保护肠壁。滑石粉有保护

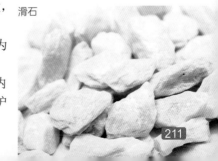

创面、吸收分泌物、促进结痂的作用。

【性味归经】甘、淡、寒，归膀胱、肺、胃经。

【功能主治】利尿通淋，清热解暑；外用祛湿敛疮。用于热淋、石淋、尿热涩痛、暑湿烦渴、湿热水泻；外治湿疹、湿疮、痱子。

【用法用量】煎服，10～20g。外用适量。滑石为块石状，入药煎服须先煎。而滑石粉为粉状，外治多用，入药煎服须包煎。

【使用注意】脾虚、热病伤津及孕妇忌用。

木通

【基源】为木通科植物木通、三叶木通或白木通的干燥藤茎。

【植物识别】①木通：落叶木质藤本。茎纤细，圆柱形，缠绕，茎皮灰褐色，有圆形、小而凸起的皮孔。掌状复叶互生，有小叶5片；叶柄纤细，长4.5～10cm；小叶纸质，倒卵形或倒卵状椭圆形，先端圆或凹入，具小凸尖，基部圆或阔楔形。伞房花序式的总状花序腋生。雄花萼片通常3片，淡紫色。果长圆形或椭圆形，成熟时紫色，腹缝开裂。花期4～5月，果期6～8月。②三叶木通：掌状复叶互生；叶柄直，小叶3片，纸质或薄革质，卵形至阔卵形，边缘具波状齿或浅裂。③白木通：小叶革质，边通常全缘。生于山地沟谷边疏林或丘陵灌丛中。以上三种均分布于长江流域各省区。三叶木通在河北、山西、山东、河南有分布。

【药材采集】秋季采收，截取茎部，除去细枝，阴干。

【炮制】除去杂质，用水浸泡，泡透后捞出，切片，干燥。

【选购贮藏】以切面黄白色、具放射状纹者为佳。置通风干燥处。

【药理】有抗炎、抗菌、利尿及抗血栓等作用。

【性味归经】苦，寒。归心、小肠、膀胱经。

【功能主治】利尿通淋，清心除烦，通经下乳。用于淋证、水肿、心烦尿赤、口舌生疮、经闭乳少、湿热痹痛。

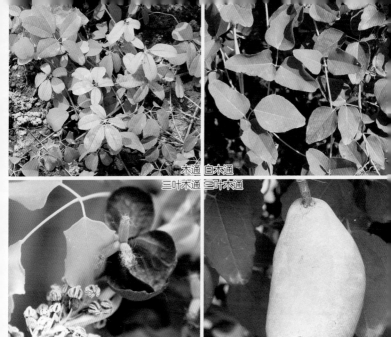

木通 白木通
三叶木通 三叶木通

【用法用量】煎服，3～6g。

【使用注意】本品有毒，用量不宜过大，也不宜久服。肾功能不全及孕妇忌服，儿童及老年体弱者慎服。内无湿热、津亏、精滑者慎用。

通草

【基源】为五加科植物通脱木的干燥茎髓。

【植物识别】灌木，高可达6m。树皮深棕色，新枝淡棕色或淡

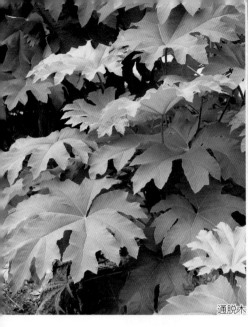

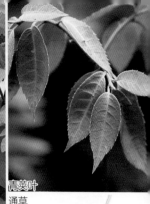

青荚叶
通草

通脱木

黄棕色，有明显的叶痕和大形皮孔，幼时密生黄色星状厚绒毛，后毛渐脱落。茎木质而不坚，中有白色的髓。叶大，互生，聚生于茎顶，掌状5～11裂，裂片通常为叶片全长的1/3～1/2，倒卵状长圆形，每一裂片常又有2～3个小裂片，全缘或有粗齿。伞形花序聚生成顶生或近顶生大型复圆锥花序，花瓣4，白色，三角状卵形。果球形。花期10～12月，果期翌年1～2月。分布于福建、台湾、广西、湖南、湖北、云南、贵州、四川等地。

【药材采集】秋季割取茎，截成段，趁鲜取出髓部，理直，晒干。

【性状】本品呈圆柱形。表面白色或淡黄色，有浅纵沟纹。体轻，质松软，稍有弹性，易折断，断面平坦，显银白色光泽，中部有直径0.3～0.5cm的空心或半透明的薄膜，纵剖面呈梯状排列，实心者少见。气微，味淡。

【选购贮藏】以色白者为佳。置干燥处。

【药理】有利尿、调节免疫、抗氧化、抗炎、解热等作用。

【性味归经】甘、淡、微寒。归肺、胃经。

【功能主治】清热利尿，通气下乳。用于湿热淋证、水肿尿少、乳汁不下。

【用法用量】煎服，3～5g。

【使用注意】孕妇慎用。气阴两虚、内无湿热者慎用。

附　小通草

为山茱萸科植物青荚叶的干燥茎髓。味甘、淡，性寒。归肺、胃经。有清热、利尿、下乳的功效。用于小便不利、淋证、乳汁不下。用量，3～6g。植物识别：落叶灌木，高1～2m；幼枝绿色，无毛，叶痕显著。叶纸质，卵形、卵圆形，先端渐尖，基部阔楔形或近于圆形，边缘具刺状细锯齿；叶上面亮绿色，下面淡绿色；中脉及侧脉在上面微凹陷，下面微突出；叶柄长1～5cm；托叶线状分裂。花淡绿色，常着生于叶上面中脉的1/2～1/3处。浆果幼时绿色，成熟后黑色，分核3～5枚。花期4～5月，果期8～9月。分布于我国黄河流域以南各省区。

瞿麦

【基源】为石竹科植物瞿麦或石竹的干燥地上部分。

【植物识别】①瞿麦：多年生草本，高达1m。茎丛生，直立，上部二歧分枝，节明显。叶对生，线形或线状披针形，基部成短鞘状包茎，全缘。花单生或数朵集成圆锥花序；花萼圆筒形，淡紫红色，先端5裂，裂片披针形；花瓣5，淡红色、白色或淡紫红色，先端深裂成细线状，基部有长爪。蒴果长圆形。花期8～9月，果期9～11月。生于海拔400～3700m丘陵山地疏林下、林缘、草甸、沟谷溪边。全国大部分地区有分布。②石竹：与瞿麦的主要区别是花瓣先端浅裂成锯齿状。生于草原和

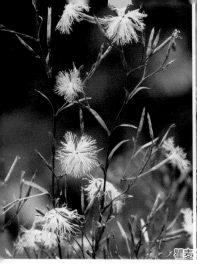
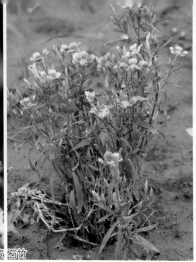

瞿麦 石竹

山坡草地。现各地广泛栽培。

【药材采集】夏、秋二季花果期采割，除去杂质，干燥。

【炮制】除去杂质，洗净，稍润，切段，干燥。

【选购贮藏】以茎嫩、色淡绿、叶多者为佳。置通风干燥处。

【药理】有利尿、抗衣原体、抗氧化作用。

【性味归经】苦，寒。归心、小肠经。

【功能主治】利尿通淋，活血通经。用于热淋、血淋、石淋、小便不通、淋沥涩痛、经闭瘀阻。

【用法用量】煎服，9～15g。

【使用注意】孕妇忌服。脾、肾气虚者慎用。

萹蓄

【基源】为蓼科植物萹蓄的干燥地上部分。

【植物识别】一年生或多年生草本，高10～50cm。植物体有白色粉霜。茎平卧地上或斜上伸展。单叶互生，几无柄；叶片窄长椭圆形或披针形，长1～5cm，宽0.5～1cm，两面均无毛，侧脉明显。花小，常1·5朵簇生于叶腋，花被绿色，5裂，裂片椭圆形，边缘白色或淡红色。瘦果三角状卵形。花期4～8月，果期6～9月。生于山坡、田野、路旁等处。全国大部分地区均产，主产于河南、四川、浙江、山东、吉林、河北等地。

萹蓄

【药材采集】夏季叶茂盛时采收，除去根和杂质，晒干。

【炮制】除去杂质，洗净，切段，干燥。

【选购贮藏】以色灰绿、叶多、质嫩者为佳。置干燥处。

【药理】有利尿、降血压、降血糖、止血、抗菌等作用。

【性味归经】苦，微寒。归膀胱经。

【功能主治】利尿通淋，杀虫，止痒。用于热淋涩痛、小便短赤、虫积腹痛、皮肤湿疹、阴痒带下。

【用法用量】煎服，9～15g。鲜者加倍。外用适量。

【使用注意】脾虚者慎用。

地肤子

【基源】为藜科植物地肤的干燥成熟果实。

【植物识别】一年生草本，高50～150cm。茎直立，多分枝，淡绿色或浅红色，生短柔毛。叶互生，无柄，叶片狭披针形或线状披针形，全缘，通常有3条主脉；茎上部叶较小，有一中脉。穗状花序，花黄绿色，花被片5，近球形，基部合生。胞果扁球形。花期6～9月，果期8～10月。生于山沟湿地、河滩、

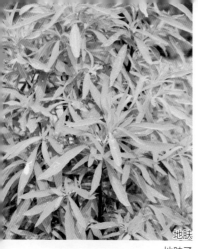

地肤

地肤子

路边、海滨等处。全国大部分地区有产。

【药材采集】秋季果实成熟时采收植株，晒干，打下果实，除去杂质。

【性状】本品呈扁球状五角星形，表面灰绿色或浅棕色，周围具膜质小翅5枚。气微，味微苦。

【选购贮藏】以色灰绿、饱满、无枝叶杂质者为佳。置通风干燥处，防蛀。

【药理】有利尿、抗过敏、抗真菌、降血糖、调节胃肠运动等作用。

【性味归经】辛、苦，寒。归肾、膀胱经。

【功能主治】清热利湿，祛风止痒。用于小便涩痛、阴痒带下、风疹、湿疹、皮肤瘙痒。

【用法用量】煎服，9～15g。外用适量，煎汤熏洗。

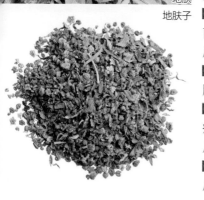

海金沙

【基源】为海金沙科植物海金沙的干燥成熟孢子。

【植物识别】多年生攀援草本。茎细弱，有白色微毛。叶为1～2回羽状复叶，纸质，两面均被细柔毛，小叶卵状披针形，边缘有锯齿或不规则分裂，上部小叶无柄，羽状或戟形，下部小叶有柄。孢子囊生于能育羽片的背面。生于阴湿山坡灌丛中或路边林缘。分布于华东、中南、西南地区及陕西、甘肃。

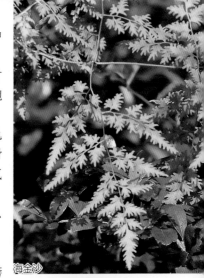

海金沙

【药材采集】秋季孢子未脱落时采割藤叶，晒干，搓揉或打下孢子，除去藤叶。

【性状】本品呈粉末状，棕黄色或浅棕黄色。体轻，手捻有光滑感，置手中易由指缝滑落。气微，味淡。

【选购贮藏】以色黄棕、质轻、手捻光滑者为佳。置干燥处。

【药理】有抑菌、利胆等作用。

【性味归经】甘、咸，寒。归膀胱、小肠经。

【功能主治】清利湿热，通淋止痛。用于热淋、石淋、血淋、膏淋、尿道涩痛。

【用法用量】煎服，6～15g。宜包煎。

【使用注意】肾阴亏虚者慎服。

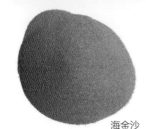

海金沙

附　海金沙藤

为海金沙的干燥地上部分。味甘，性寒。归膀胱、小肠、肝经。有利尿通淋、清热解毒的功效。用于石淋、水肿、小便不利、黄疸、乳痈、热疖。用量，9～15g。

石韦

【基源】为水龙骨科植物有柄石韦、石韦、庐山石韦的干燥叶。

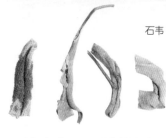

石韦

【植物识别】①有柄石韦：叶柄长3.5～11cm，被星状毛；叶片披针形、长圆状披针形、广披针形或长椭圆形，长2.5～9.5cm，宽9～28mm，先端钝，基部下延至叶柄，全缘，上面绿色，有黑色斑点，下面密被灰色的星芒状毛，叶脉不明显；孢子叶较营养叶长，通常内卷使叶片呈圆筒状。孢子囊群融合，满布于叶的下面，深褐色。②石韦：叶柄长3～10cm，深棕色；叶片革质，披针形至长圆状披针形，长6～20cm，宽2～5cm，先端渐尖，基部渐狭并不延于叶柄，全缘；上面绿色，偶有星状毛和凹点，下面密被灰棕色的星芒状毛。孢子囊群满布于叶背面或上部。③庐山石韦：叶簇生；叶柄粗壮，长10～30cm；叶片坚革质，阔披针形，长20～40cm，宽3～5cm，向顶部渐狭，锐尖头，基部稍变宽，为不等圆耳形或心形，不下延。孢子囊群小，在侧脉间排成多行。

【药材采集】全年均可采收，除去根茎和根，晒干或阴干。

【炮制】除去杂质，洗净，切段，干燥，筛去细屑。

【性状】本品呈丝条状。上表面黄绿色或灰褐色，下表面密生红棕色星状毛。孢子囊群着生侧脉间或下表面布满孢子囊群。叶全缘。叶片革质。气微，味微涩苦。

【选购贮藏】以质厚、叶大者为佳。置通风干燥处。

【药理】有肾保护、镇咳、祛痰、降血糖及抗病毒等作用。

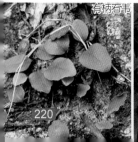
有柄石韦

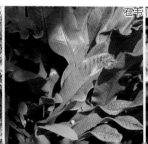
石韦

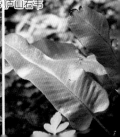
庐山石韦

【性味归经】甘、苦，微寒。归肺、膀胱经。

【功能主治】利尿通淋，清肺止咳，凉血止血。用于热淋、血淋、石淋、小便不通、淋沥涩痛、肺热喘咳、吐血、衄血、尿血、崩漏。

【用法用量】煎服，6～12g。

【使用注意】阴虚及无湿热者忌服。

冬葵子

【基源】为锦葵科植物冬葵的干燥成熟种子。

【植物识别】一年生草本，高30～90cm。茎被柔毛，不分枝。叶互生，圆形，掌状5～7浅裂，基部心形，裂片三角状圆形，边缘具细锯齿，并极皱缩扭曲；有长柄，叶柄瘦弱。花小，丛生于叶腋，淡红色，花冠5瓣，倒卵形，先端凹入。果实扁圆形，由10～12心皮组成，果熟时各心皮彼此分离，且与中轴脱离。分布全国各地。

【药材采集】夏、秋二季种子成熟时采收。

【炮制】除去杂质，阴干，生用或捣碎用。

【性状】本品呈扁球状盘形。外被膜质宿萼，宿萼钟状，黄绿色或黄棕色。果实由分果瓣

冬葵

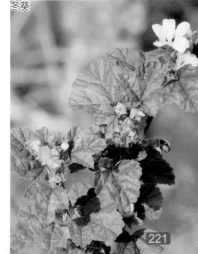

冬葵子

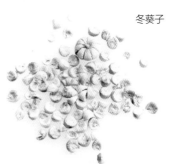

10 ～ 12枚组成，分果类扁圆形。表面黄白色或黄棕色，具隆起的环向细脉纹。种子肾形，棕黄色或黑褐色。气微，味涩。

【性味归经】甘、涩，凉。归大肠、小肠、膀胱经。

【功能主治】利尿通淋，下乳，润肠。用于淋证、乳汁不通、乳房胀痛、便秘。

【用法用量】煎服，3 ～ 9g。

【使用注意】脾虚便溏者与孕妇慎用。

灯心草

【基源】为灯心草科植物灯心草的干燥茎髓。

【植物识别】多年生草本，高40 ～ 100cm。茎簇生，直立，细柱形，内充满乳白色髓。叶鞘红褐色或淡黄色，叶片退化呈刺芒状。花序侧生，聚伞状，多花，花淡绿色，花被片6，条状披针形，排列为2轮，外轮稍长，边缘膜质，背面被柔毛。蒴果长圆状。花期6 ～ 7月，果期7 ～ 10月。生于水旁、田边等潮湿处。分布于长江下游及陕西、福建、四川、贵州等地。

【药材采集】夏末至秋季割取茎，晒干，取出茎髓，理直，扎成小把。

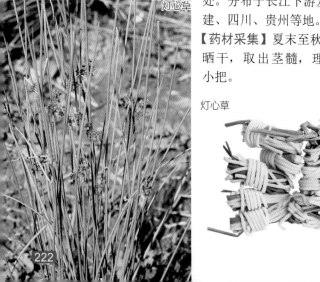

灯心草

灯心草

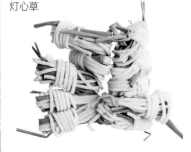

灯心草

【炮制】灯心草炭：取净灯心草，焖煅制炭。

【性状】本品呈细圆柱形。表面白色或淡黄白色，有细纵纹。体轻，质软，略有弹性，易拉断，断面白色。气微，味淡。

【选购贮藏】以色白者为佳。置干燥处。

【药理】有镇静、抗菌及抗氧化等作用。

【性味归经】甘、淡，微寒。归心、肺、小肠经。

【功能主治】清心火，利小便。用于心烦失眠、尿少涩痛、口舌生疮。

【用法用量】煎服，1～3g。外用适量。灯心草善于清心火、利小便，用于心烦失眠、尿少涩痛、口舌生疮。灯心草炭能凉血止血、清热敛疮，多作外用，治疗咽痹、乳蛾、阴疳等。

【使用注意】下焦虚寒、小便失禁者慎用。

绵萆薢

【基源】为薯蓣科植物绵萆薢、福州薯蓣的干燥根茎。

【植物识别】①绵萆薢：多年生缠绕草质藤本。茎左旋，圆柱形。单叶互生，表面绿色，背面灰白色，基出脉9；叶有两种类型，一种从茎基部至顶端全为三角状或卵状心形，全缘或边缘微波状；另一种茎基部的叶为掌状裂叶，5～9深裂、中裂或浅裂，裂片顶端渐尖，茎中部以上的叶为三角状或卵状心形，全缘；叶柄短于叶片。雄花序腋生，总状，花被新鲜时橙黄色，干后褐色。蒴果成熟时反曲下垂，翅近半圆形，先端微凹，基部圆形。花期6～7月，果期7～10月。分布于浙江、江西、福建、湖北、湖南、广东、江西。②福州薯蓣：缠绕草质藤本。根状茎横生，不规则长圆柱形，外皮黄褐色。茎左旋。单叶互生，茎基部叶为掌状裂叶，7裂，大小不等，基部深心形，中部以上叶为卵状三角形，边缘波状或全缘，顶端渐尖，基部深心形或广心形。雄花序总状，花被新鲜时橙黄色，干后黑色，顶

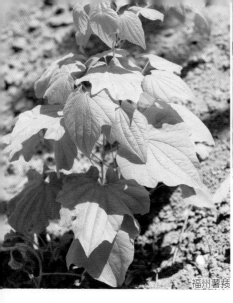

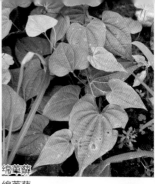

绵萆薢
绵萆薢

福州薯蓣

端6裂，裂片卵圆形。蒴果三棱形，每棱翅状，半圆形。分布于
浙江、福建、湖南、广东、广西等地。

【药材采集】秋、冬二季采挖，除去须根，洗净，切片，晒干。

【性状】饮片为不规则的斜切片。外皮黄棕色至黄褐色，有稀疏
的须根残基，呈圆锥状突起。质疏松，略呈海绵状，切面灰白
色至浅灰棕色，黄棕色点状维管束散在。气微，味微苦。

【选购贮藏】置通风干燥处。

【药理】有抗真菌作用。

【性味归经】苦，平。归肾、胃经。

【功能主治】利湿去浊，祛风除痹。用于膏淋、白浊、白带过
多、风湿痹痛、关节不利、腰膝疼痛。

【用法用量】煎服，10～15g。

【使用注意】肾阴亏虚、遗精滑泄者慎用。

（三）利湿退黄药

茵陈

【基源】为菊科植物茵陈蒿的干燥地上部分。

【植物识别】多年生草本或半灌木状。茎直立，高0.5～1m；幼时全体有褐色丝状毛。营养枝上的叶2～3回羽状裂或掌状裂，小裂片线形或卵形，密被白色绢毛；花枝上的叶无柄，羽状全裂，裂片呈线形或毛管状，基部抱茎，绿色，无毛。头状花序多数，密集成圆锥状；花淡紫色。瘦果长圆形。花期9～10月，果期11～12月。全国各地均有分布。

【药材采集】春季幼苗高6～10cm时采收或秋季花蕾长成至花初开时采割，除去杂质和老茎，晒干。春季采收的习称"绵茵陈"，秋季采割的称"茵陈蒿"。

【炮制】除去残根和杂质，搓碎或切碎。绵茵陈筛去灰屑。

【选购贮藏】以质嫩、绵软、灰绿色、香气浓者为佳。置阴凉干燥处，防潮。

【药理】有保肝、利胆、抗菌、抗肿瘤等作用。

【性味归经】苦、辛，微寒。归脾、胃、肝、胆经。

【功能主治】清利湿热，利胆退黄。用于黄疸尿少、湿温暑湿、湿疮瘙痒。

【用法用量】煎服，6～15g。外用适量，煎汤熏洗

【使用注意】蓄血发黄者及血虚萎黄者慎用。

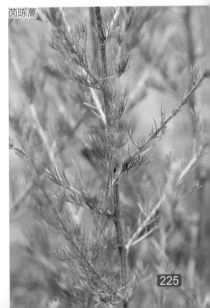
茵陈蒿

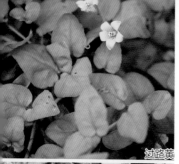

过路黄

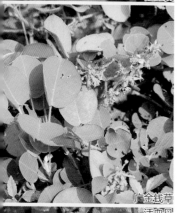

广金钱草
活血丹

金钱草

【基源】为报春花科植物过路黄的干燥全草。

【植物识别】多年生蔓生草本。茎柔弱，平卧延伸。单叶对生，叶片卵圆形、近圆形以至肾圆形。花单生于叶腋，花冠黄色，辐状钟形，5深裂，裂片狭卵形以至近披针形，先端锐尖或钝，具黑色长腺条。蒴果球形。花期5～7月，果期7～10月。生于沟边、路旁阴湿处和山坡林下。江南各省均有分布。

【药材采集】夏、秋二季采收，除去杂质，晒干。

【炮制】除去杂质，洗净，切段，干燥。

【药理】有利胆、抗尿路结石、抗炎、抗氧化等作用。

【性味归经】甘、咸，微寒。归肝、胆、肾、膀胱经。

【功能主治】利湿退黄，利尿通淋，解毒消肿。用于湿热黄疸、胆胀胁痛、石淋、热淋、小便涩痛、痈肿疔疮、蛇虫咬伤。

【用法用量】煎服，15～60g。鲜品加倍。外用适量。

附　1.广金钱草

为豆科植物广金钱草的干燥地上

部分。夏、秋二季采割，除去杂质，晒干。味甘、淡，性凉。归肝、肾、膀胱经，有利湿退黄、利尿通淋的功效。用于黄疸尿赤、热淋、石淋、小便涩痛、水肿尿少。用量，15～30g。植物识别：半灌木状草本。茎平卧或斜举，基部木质，枝呈圆柱形，与叶柄均密被黄色短柔毛。叶互生，小叶1片，有时3片，中间小叶大而形圆，侧生小叶矩圆形，先端微凹，基部浅心形或近平截，全缘。总状花序，蝶形花冠紫红色。荚果被有短柔毛和钩状毛。分布于福建、湖南、广西和广东等省区。

2.连钱草

为唇形科植物活血丹的干燥地上部分。春至秋季采收，除去杂质，晒干。有利湿通淋、清热解毒、散瘀消肿的功效。用于热淋、石淋、湿热黄疸、疮痈肿痛、跌打损伤。用量，15～30g。植物识别：多年生草本。匍匐茎着地生根，茎上升，四棱形。叶对生，叶片心形或近肾形，边缘具圆齿，两面被柔毛或硬毛。花冠蓝色或紫色，下唇具深色斑点。小坚果长圆状卵形。花期4～5月，果期5～6月。

虎杖

【基源】为蓼科植物虎杖的干燥根茎和根。

【植物识别】多年生灌木状草本，高达1m以上。茎直立，中空，散生紫红色斑点。叶互生，叶片宽卵形或卵状椭圆形，全缘。圆锥花序腋生，花被5深裂，裂片2轮，外轮3片在果时增大，背部生翅。瘦果椭圆形，有3棱。花期6～8月，果期9～10月。我国大部分地区均产，主产于江苏、江西、山东、四川等地。

【药材采集】春、秋二季采挖，除去须根，洗净，趁鲜切短段或厚片，晒干。

【炮制】除去杂质，洗净，润透，切厚片，干燥。

【性状】本品外皮棕褐色，有

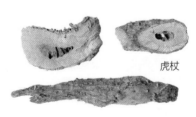

虎杖

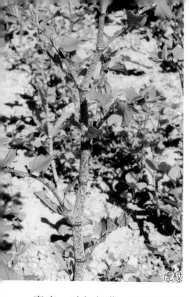
虎杖

纵皱纹和须根痕，切面棕黄色，射线放射状。根茎髓中有隔或呈空洞状。气微，味微苦、涩。

【选购贮藏】以切面色棕黄者为佳。置干燥处，防霉，防蛀。

【药理】有抗肝损伤、降血脂、抗氧化、抑菌、抗肿瘤及降血糖等作用。

【性味归经】微苦，微寒。归肝、胆、肺经。

【功能主治】利湿退黄，清热解毒，散瘀止痛，止咳化痰。用于湿热黄疸、淋浊、带下、风湿痹痛、痈肿疮毒、水火烫伤、经闭、癥瘕、跌打损伤、肺热咳嗽。

【用法用量】煎服，9～15g。外用适量。

【使用注意】孕妇忌服。

地耳草

【基源】为藤黄科植物地耳草的干燥全草。

【植物识别】一年生草本，高15～40cm。茎单一直立，细瘦，节明显。单叶对生，叶无柄，叶片卵形，长0.2～1.8cm，宽0.1～1cm，先端近锐尖至圆形，基部心形抱茎，边缘全缘。叶片坚纸质，上面绿色，下面淡绿，具1条基生主脉和1～2对侧脉。聚伞花序顶生，花小，花瓣白色、淡黄至橙黄色，花瓣5，长椭圆形。蒴果短圆柱形至圆球形。种子淡黄色，圆柱形。花期5～6月。生于山野及较潮湿的地方。分布于江苏、浙江、福建、湖南、江西、四川、云南、贵州、广东、广西等地。

【药材采集】夏、秋二季采收。晒干，生用或鲜用。

【选购】以色黄绿、带花者为佳。

【药理】有抗肝损伤、调节免疫、抗肿瘤、抗菌、抗病毒等作用。

【性味归经】苦、甘，凉。归肝、胆经。

【功能主治】利湿退黄，清热解毒，活血消肿。用于黄疸、痈肿、跌打损伤。

【用法用量】煎服，9～15g。外用适量。

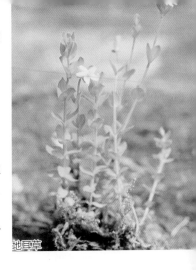

地耳草

垂盆草

【基源】为景天科植物垂盆草的干燥全草。

【植物识别】多年生肉质草本。不育枝及花茎细，匍匐而节上生根，直到花序之下，长10～25cm。叶常为3片轮生，叶片倒披针形至长圆形，先端近急尖，基部急狭，全缘。聚伞花序顶生，有3～5分枝，花少，无梗，花瓣5，黄色，披针形至长圆形。蓇葖果。花期5～7月，果期7～8月。生于海拔1600m以下山坡阳处或石上。我国大部分地区有分布。

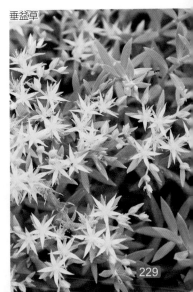

垂盆草

【药材采集】夏、秋二季采收，除去杂质，干燥。

【选购贮藏】以叶多、色绿者为佳。置干燥处。

【药理】有保肝、调节免疫等作用。

【性味归经】甘、淡，凉。归肝、胆、小肠经。

【功能主治】利湿退黄，清热解毒。用于湿热黄疸、小便不利、痈肿疮疡。

【用法用量】煎服，15～30g。鲜品250g。

【使用注意】脾胃虚寒者慎服。

鸡骨草

【基源】为豆科植物广州相思子的干燥全株。

【植物识别】攀援灌木，小枝及叶柄被粗毛。茎细，深红紫色。偶数羽状复叶，小叶7～12对，倒卵状或长圆形，先端截形而有小芒尖，基部浅心形。总状花序腋生，花聚生于花序总轴的短枝上；花梗短；花冠突出，淡红色。荚果矩圆形，扁平，顶端具喙，被稀疏白色糙伏毛，成熟时浅褐色，有种子4～5粒，种子黑褐色。花期8月，果期9～10月。生于疏林、灌丛或坡。分布于广东、广西等地。

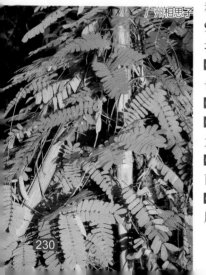
广州相思子

【药材采集】全年均可采挖，除去泥沙，干燥。

【炮制】除去杂质和荚果，切段。

【选购贮藏】以根、茎、叶全者为佳。置干燥处。

【药理】有抗肝损伤、抗炎、抗菌、增强免疫、抗氧化等作用。

【性味归经】甘、微苦，凉。归肝、胃经。

【功能主治】利湿退黄，清热解毒，疏肝止痛。用于湿热黄疸、胁肋不舒、胃脘胀痛、乳痈肿痛。

【用法用量】煎服，15～30g。

【使用注意】本品种子有毒，不能入药，用时必须把豆荚全部摘除。

珍珠草

【基源】为大戟科植物叶下珠的干燥全草或带根全草。

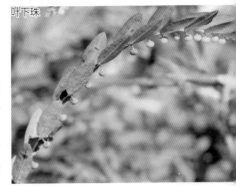
叶下珠

【植物识别】一年生草本，高10～40cm。茎直立，基部多分枝，枝倾卧而后上升，枝具翅状纵棱，分枝常呈赤色。单叶互生，排成2列，形似复叶；叶片长椭圆形，顶端有小尖头，叶柄极短。花腋生，细小，赤褐色。蒴果无柄，扁圆形，赤褐色，表面有鳞状凸起物。花期4～6月，果期7～11月。生于海拔500m以下旷野平地、旱田、山地路旁或林缘。分布于河北、山西、陕西、华东、华中、华南、西南等省区。

【药材采集】夏、秋二季采集地上部分或带根全草，洗净泥土，除去杂质，鲜用捣汁或捣敷。或晒干，切段，生用。

【药理】有抑菌、抗肿瘤等作用。

【性味归经】甘、苦，凉。归肝、肺经。

【功能主治】利湿退黄，清热解毒，明目，消积。用于湿热黄疸、泻痢、淋证、疮疡肿毒、蛇犬咬伤、目赤肿痛、小儿疳积。

【用法用量】煎服，15～30g。鲜品30～60g。外用适量。

【使用注意】苦凉之品，阳虚体弱者慎用。

七、温里药

附子

【基源】为毛茛科植物乌头的子根的加工品。

【植物识别】参见川乌项下。

【药材采集】6月下旬至8月上旬采挖，除去母根、须根及泥沙，习称"泥附子"。

【药材制作】①选择个大、均匀的泥附子，洗净，浸入食用胆巴的水溶液中过夜，再加食盐，继续浸泡，每日取出晒晾，并逐渐延长晒晾时间，直至附子表面出现大量结晶盐粒（盐霜）、体质变硬为止，习称"盐附子"。②取泥附子，按大小分别洗净，浸入食用胆巴的水溶液中数日，连同浸液煮至透心，捞出，水漂，纵切成厚约0.5cm的片，再用水浸漂，用调色液使附片染成浓茶色，取出，蒸至出现油面、光泽后，烘至半干，再晒干或继续烘干，习称"黑顺片"。③选择大小均匀的泥附子，洗净，浸入食用胆巴的水溶液中数日，连同浸液煮至透心，捞出，剥去外皮，纵切成厚约0.3cm的片，用水浸漂，取出，蒸透，晒干，习称"白附片"。

【炮制】①附片：黑顺片、白附片直接入药。②淡附片：取盐附

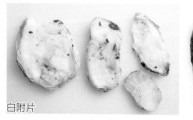

白附片

黑顺片

子，用清水浸漂，每日换水2～3次，至盐分漂尽，与甘草、黑豆加水共煮透心，至切开后口尝无麻舌感时，取出，除去甘草、黑豆，切薄片，晒干。每100g盐附子，用甘草5g、黑豆10g。

【选购贮藏】盐附子以个大、坚实、表面起盐霜者为佳。黑顺片以片均匀，表面油润光泽者为佳。白附片以片匀、黄白色、油润、半透明状者为佳。盐附子密闭，置阴凉干燥处；黑顺片及白附片置干燥处，防潮。

【药理】有强心、扩血管、镇痛、抗炎、抗肿瘤、增强免疫、抗缺氧等作用。

【性味归经】辛、甘，大热；有毒。归心、肾、脾经。

【功能主治】回阳救逆，补火助阳，散寒止痛。用于亡阳虚脱、肢冷脉微、心阳不足、胸痹心痛、虚寒吐泻、脘腹冷痛、肾阳虚衰、阳痿宫冷、阴寒水肿、阳虚外感、寒湿痹痛。

【用法用量】煎服，3～15g；本品有毒，宜先煎0.5～1小时，至口尝无麻辣感为度。

【使用注意】孕妇及阴虚阳亢者忌用。反半夏、瓜蒌、贝母、白蔹、白及。生品外用，内服须炮制。若内服过量，或炮制、煎煮方法不当，可引起中毒。

干姜

【基源】为姜科植物姜的干燥根茎。

【植物识别】参见生姜项下。

【药材采集】冬季采挖，除去须根和泥沙，晒干或低温干燥。

【炮制】除去杂质，略泡，洗净，润透，切厚片或块，干燥。

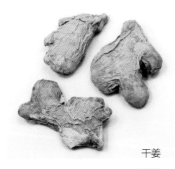

干姜

【性状】干姜呈扁平块状，具指状分枝。表面灰黄色或浅灰棕色、粗糙，具纵皱纹和明显的环节。质坚实，断面黄白色或灰白色。气香、特异，味辛辣。

【选购贮藏】以粉性足、气味浓者为佳。置阴凉干燥处，防蛀。

【药理】有抗消化性溃疡、止泻、利胆、镇吐、抗炎、镇痛、解热等作用。

【性味归经】辛，热。归脾、胃、肾、心、肺经。

【功能主治】温中散寒，回阳通脉，温肺化饮。用于脘腹冷痛、呕吐泄泻、肢冷脉微、寒饮喘咳。

【用法用量】煎服，3～10g。

【使用注意】本品辛热燥烈，阴虚内热、血热妄行者忌用。

肉桂

【基源】为樟科植物肉桂的干燥树皮。

【植物识别】参见桂枝项下。

【药材采集】多于秋季剥取，阴干。

【炮制】除去杂质及粗皮。用时捣碎。

【性状】本品呈槽状或卷筒状。外表面灰棕色，稍粗糙，有不规则的细皱纹和横向突起的皮孔；内表面红棕色，略平坦，有细纵纹，划之显油痕。气香浓烈，味甜、辣。

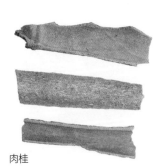
肉桂

【选购贮藏】以皮厚、油性大、香气浓者为佳。置阴凉干燥处。

【药理】有抗消化性溃疡、止泻、利胆、镇痛、降血糖等作用。

【性味归经】辛、甘，大热。归肾、脾、心、肝经。

【功能主治】补火助阳，引火归元，散寒止痛，温通经脉。用于阳痿宫冷、腰膝冷痛、肾虚作喘、虚阳上浮、眩晕目赤、心腹冷痛、虚寒吐泻、寒疝腹痛、痛经经闭。

【用法用量】煎服，1～4.5g，宜后下或焗服；研末冲服，每次1～2g。

【使用注意】阴虚火旺、里有实热、血热妄行出血及孕妇忌用。畏赤石脂。

吴茱萸

【基源】为芸香科植物吴茱萸的干燥近成熟果实。

【植物识别】常绿灌木或小乔木。幼枝、叶轴、小叶柄均密被黄褐色长柔毛。单数羽状复叶，对生，小叶2～4对，椭圆形至卵形，全缘。聚伞花序顶生；花小，黄白色，花瓣5，长圆形。果实扁球形，成熟时裂开成5个果瓣。花期6～8月，果期9～10月。分布于贵州、广西、湖南、云南、陕西、浙江、四川等地。

【药材采集】8～11月果实尚未开裂时，剪下果枝，晒干或低温干燥，除去枝、叶、果梗等杂质。

【炮制】制吴茱萸：取甘草捣碎，加适量水，煎汤，去渣，加入净吴茱萸，闷润吸尽后，炒至微干，取出，晒干。每100g吴茱萸，用甘草6g。

【性状】本品呈球形或略呈五角状扁球形。表面暗黄绿色至褐色，粗糙，有多数点状突起或凹

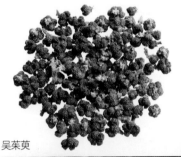

吴茱萸

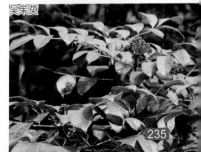

吴茱萸

下的油点。顶端有五角星状的裂隙，基部残留被有黄色茸毛的果梗。气芳香浓郁，味辛辣而苦。

【选购贮藏】以饱满、色绿、香气浓者为佳。置阴凉干燥处。

【药理】有抑制胃肠运动、抗胃溃疡、止泻、降血压、抗心肌损伤、抗炎、镇痛、抗肿瘤、抗血栓等作用。

【性味归经】辛、苦，热；有小毒。归肝、脾、胃、肾经。

【功能主治】散寒止痛，降逆止呕，助阳止泻。用于厥阴头痛、寒疝腹痛、寒湿脚气、经行腹痛、脘腹胀痛、呕吐吞酸、五更泄泻。

【用法用量】煎服，1.5～4.5g。外用适量。

【使用注意】本品辛热燥烈，易耗气动火，故不宜多用、久服。阴虚有热者忌用。孕妇慎用。

小茴香

【基源】为伞形科植物茴香的干燥成熟果实。

【植物识别】多年生草本，高0.4～2m。具强烈香气。茎直立，光滑无毛，灰绿色或苍白色。茎生叶互生，四至五回羽状全裂。

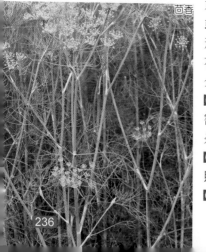

茴香

末回裂片丝状。复伞形花序顶生或侧生，花小，花瓣黄色，倒卵形。双悬果长圆形，主棱5条。花期5～6月，果期7～9月。全国各地均有栽培。

【药材采集】秋季果实初熟时采割植株，晒干，打下果实，除去杂质。

【炮制】盐小茴香：取净小茴香，照盐水炙法炒至微黄色。

【性状】本品呈长椭圆形，表面

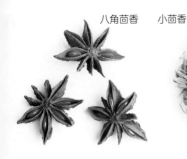
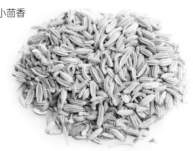

八角茴香　　小茴香

黄绿色或淡黄色，背面有纵棱5条。有特异香气，味微甜、辛。

【选购贮藏】以粒大饱满、色黄绿、香气浓者为佳。置阴凉干燥处。

【药理】有镇痛、抗菌、保肝等作用。

【性味归经】辛，温。归肝、肾、脾、胃经。

【功能主治】散寒止痛，理气和胃。用于寒疝腹痛、睾丸偏坠、痛经、少腹冷痛、脘腹胀痛、食少吐泻。盐小茴香暖肾散寒止痛，用于寒疝腹痛、睾丸偏坠、经寒腹痛。

【用法用量】煎服，3～6g。外用适量。

【使用注意】阴虚火旺者慎用。

　　附　八角茴香

　　为木兰科植物八角茴香的成熟果实。秋、冬二季果实由绿变黄时采摘，置沸水中略烫后干燥或直接干燥。有温阳散寒、理气止痛的功效。用于寒疝腹痛、肾虚腰痛、胃寒呕吐、脘腹冷痛。煎服，3～6g。

丁香

【基源】为桃金娘科植物丁香的干燥花蕾。主产于坦桑尼亚、马来西亚、印度尼西亚。

【药材采集】花蕾由绿色转红时采摘，晒干。

【炮制】除去杂质，筛去灰屑。用时捣碎。

丁香　母丁香

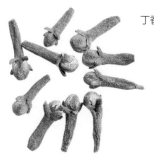 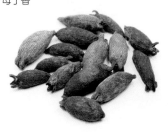

【性状】本品略呈研棒状。花冠圆球形，棕褐色或褐黄色。萼筒圆柱状，红棕色或棕褐色。气芳香浓烈，味辛辣，有麻舌感。

【选购贮藏】以个大、色棕褐、香气浓、油多者为佳。置阴凉干燥处。

【药理】有调节胃肠运动、抗胃溃疡、抗炎、镇痛、抗菌等作用。

【性味归经】辛，温。归脾、胃、肺、肾经。

【功能主治】温中降逆，补肾助阳。用于脾胃虚寒、呃逆呕吐、食少吐泻、心腹冷痛、肾虚阳痿。

【用法用量】煎服，1～3g。外用适量。

【使用注意】热证及阴虚内热者忌用。畏郁金。

　　附　母丁香

　　为丁香的干燥近成熟果实。果将熟时采摘，晒干，用时捣碎。其功能主治、性味归经及用法用量同丁香。

高良姜

【基源】为姜科植物高良姜的干燥根茎。

【植物识别】多年生草本，高30～110cm。茎丛生，直立。叶无柄或近无柄；叶片线状披针形，长15～30cm，宽1.5～2.5cm，全缘；叶鞘开放，抱茎，具膜质边缘。总状花序顶生，直立；花冠管漏斗状，花冠裂片3，长圆形，唇瓣卵形，白色而有红

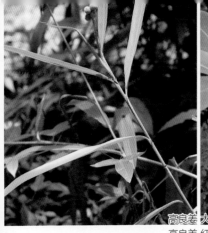 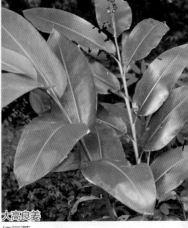

高良姜 大高良姜
高良姜 红豆蔻

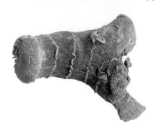 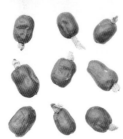

色条纹。蒴果球形，不开裂，熟时橙红色。花期4～9月，果期8～11月。野生于荒坡灌丛或疏林中，或栽培。分布于台湾、海南、广东、广西、云南等地。

【药材采集】夏末秋初采挖，除去须根和残留的鳞片，洗净，切段，晒干。

【炮制】除去杂质，洗净，润透，切薄片，晒干。

【性状】本品呈圆柱形，多弯曲，有分枝。表面棕红色至暗褐色，有细密的纵皱纹及灰棕色的波状环节，一面有圆形的根痕。断面灰棕色或红棕色，纤维性。气香，味辛辣。

【选购贮藏】以色棕红、味辛辣者为佳。置阴凉干燥处。

【药理】有调剂胃肠运动、抗胃溃疡、镇痛、抗炎、抗真菌、抗血栓等作用。

【性味归经】辛，热。归脾、胃经。

【功能主治】温胃止呕，散寒止痛。用于脘腹冷痛、胃寒呕吐、嗳气吞酸。

【用法用量】煎服，3 ～ 6g。研末服，每次3g。

附　红豆蔻

为姜科植物大高良姜的果实。味辛，性温。归脾、肺经。有散寒燥湿、醒脾消食的功效。用于脘腹冷痛、食积胀满、呕吐泄泻、饮酒过多。用量，3 ～ 6g，入汤剂，生用。阴虚有热者忌用。植物识别：多年生丛生草本，高1.5 ～ 2.5m。叶2列，无叶柄或柄极短；叶片长圆形或宽披针形，长25 ～ 35cm，宽6 ～ 10cm。圆锥花序顶生，直立；花绿白色；花冠管与萼管略等长，裂片3，长圆形，唇瓣倒卵形至长圆形，基部成爪状，有红色条纹。蒴果长圆形，不开裂，熟时橙红色。花期6 ～ 7月，果期7 ～ 10月。生于山坡、旷野的草地或灌丛中。分布于广东、海南、广西、云南。

胡椒

【基源】为胡椒科植物胡椒的干燥近成熟或成熟果实。

【植物识别】攀援状藤本。节显著膨大。叶互生，革质，阔卵形或卵状长圆形，长9 ～ 15cm，宽5 ～ 9cm，叶脉5 ～ 7条，最上1对离基1.5 ～ 3.5cm从中脉发出，其余为基出。穗状花序与叶对生，苞片匙状长圆形，下部贴生于花序轴上，上部呈浅杯状。浆果球形，成熟时红色。花期6 ～ 10月。我国福建、台湾、广东、海南、广西、云南等地有栽培。

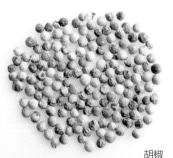

胡椒

【药材采集】秋末至次春果实呈暗绿色时采收，晒干，为黑胡椒；果实变红时采收，用水浸渍数日，擦去果肉，晒干，为白胡椒。

【炮制】用时粉碎成细粉。

【性状】白胡椒表面灰白色或淡黄白色，平滑，顶端与基部间有多数浅色线状条纹。气芳香，味辛辣。

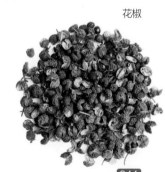
胡椒

【选购贮藏】以个大、饱满、香辣气味浓者为佳。密闭，置阴凉干燥处。

【药理】有镇静、催眠、抗惊厥、松弛骨骼肌及抗抑郁等作用。

【性味归经】辛，热。归胃、大肠经。

【功能主治】温中散寒，下气，消痰。用于腹痛泄泻、食欲不振、癫痫痰多。

【用法用量】煎服，2～4g；研末服，每次0.6～1.5g。外用适量。

花椒

【基源】为芸香科植物花椒的干燥成熟果皮。

【植物识别】落叶灌木或小乔木，高3～7m。具香气。茎枝疏生略向上斜的皮刺，基部侧扁；嫩枝被短柔毛。奇数羽状复叶互生；叶轴腹面两侧有狭小的叶翼，背面散生向上弯的小皮刺；叶柄两侧常有一对扁平基部特宽的皮刺；小叶无柄，卵形或卵状长圆形，边缘具钝锯齿或为波状圆锯齿。

花椒

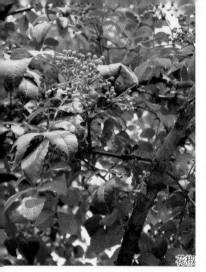
花椒

聚伞圆锥花序顶生。蓇葖果球形，红色或紫红色，密生粗大而凸出的腺点。花期4～6月，果期9～10月。我国大部分地区有分布

【药材采集】秋季采收成熟果实，晒干，除去种子和杂质。

【炮制】炒花椒：取净花椒，照清炒法，炒至有香气。

【选购贮藏】青椒以色灰绿，花椒以色紫红，均无梗、无椒目者为佳。置通风干燥处。

【药理】有调节胃肠运动、抗胃溃疡、抗炎、镇痛、抗菌、杀虫、抗肿瘤、降血脂等作用。

【性味归经】辛，温。归脾、胃、肾经。

【功能主治】温中止痛，杀虫止痒。用于脘腹冷痛、呕吐泄泻、虫积腹痛；外治湿疹、阴痒。

【用法用量】煎服，3～6g。外用适量，煎汤熏洗。

【使用注意】阴虚内热者慎用。

荜茇

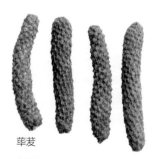
荜茇

【基源】为胡椒科植物荜茇的干燥近成熟或成熟果穗。

【植物识别】多年生草质藤本。茎下部匍匐，枝横卧，质柔软。叶互生，纸质，叶片长圆形或卵形，全缘，掌状叶脉通常5～7条。穗状花序与叶对生，苞片近圆形，盾状。浆果下部与花序轴合生，先端有脐状凸起，直径约2mm。花期春季，果期7～10月。分布于云南东南至西南部。

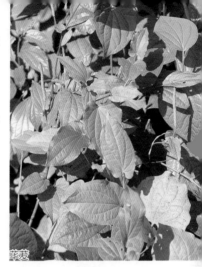
荜菱

【药材采集】果穗由绿变黑时采收，除去杂质，晒干。

【炮制】除去杂质。用时捣碎。

【性状】本品呈圆柱形，稍弯曲，由多数小浆果集合而成。表面黑褐色或棕色，有斜向排列整齐的小突起。质硬而脆，易折断，断面不整齐，颗粒状。有特异香气，味辛辣。

【选购贮藏】以肥大、饱满、味浓者为佳。置阴凉干燥处，防蛀。

【药理】有调节胃肠运动、抗胃溃疡、降血脂、抗动脉粥样硬化等作用。

【性味归经】辛，热。归胃、大肠经。

【功能主治】温中散寒，下气止痛。用于脘腹冷痛、呕吐、泄泻、寒凝气滞、胸痹心痛、头痛、牙痛。

【用法用量】煎服，1.5～3g。外用适量。

荜澄茄

【基源】为樟科植物山鸡椒的干燥成熟果实。

【植物识别】落叶灌木或小乔木，高约5m。枝叶芳香。叶互生，纸质，披针形或长椭圆状披针形，长5～11cm，宽1.5～3cm。伞形花序单生或束生，总苞片4，黄白色；每1花序有花4～6朵，花被裂片6，倒卵形。浆果状核果，球形。花期2～3月，果期7～8月。生于灌丛、疏林或林中路旁、水边。分布于长江

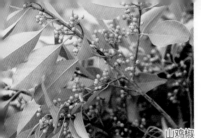

山鸡椒
荜澄茄

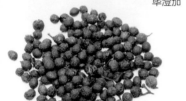

流域以南各地。

【药材采集】秋季果实成熟时采收，除去杂质，晒干。

【性状】本品呈类球形，直径4～6mm。表面棕褐色至黑褐色，有网状皱纹。基部偶有宿萼和细果梗。除去外皮可见硬脆的果核，种子1，子叶2，黄棕色，富油性。气芳香，味稍辣而微苦。

【选购贮藏】以粒大、油性足、香气浓者为佳。置阴凉干燥处。

【药理】有调节胃肠运动、抗胃溃疡、镇痛、镇静及抗菌等作用。

【性味归经】辛，温。归脾、胃、肾、膀胱经。

【功能主治】温中散寒，行气止痛。用于胃寒呕逆、脘腹冷痛、寒疝腹痛、寒湿郁滞、小便浑浊。

【用法用量】煎服，1.5～3g。

八、理气药

陈皮

【基源】为芸香科植物橘及其栽培变种的干燥成熟果皮。

【植物识别】常绿小乔木或灌木，高3～4m。枝细，多有刺。叶互生；叶柄长0.5～1.5cm，有窄翼，顶端有关节；叶片披针形或椭圆形，长4～11cm，宽1.5～4cm，先端渐尖微凹，全缘，具不明显的钝锯齿，有半透明油点。花单生或数朵丛生于枝端或叶腋；花瓣5，白色或带淡红色，开时向上反卷。柑果近圆形或扁圆形，果皮薄而宽，容易剥离。花期3～4月，果期10～12月。分布于广东、福建、四川、浙江、江西等地。

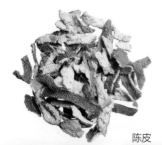

陈皮

橘

【药材采集】采摘成熟果实，剥取果皮，晒干或低温干燥。

【炮制】除去杂质，喷淋水，润透，切丝，干燥。

【选购贮藏】以色鲜艳、香气浓者为佳。置阴凉干燥处，防霉，防蛀。

【药理】有调节胃肠运动、抗过敏、平喘、抗肿瘤、降血脂、抗氧化及抗过敏等作用。

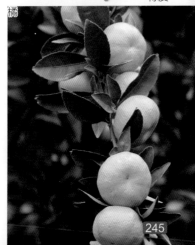

【性味归经】苦、辛，温。归肺、脾经。

【功能主治】理气健脾，燥湿化痰。用于脘腹胀满、食少吐泻、咳嗽痰多。

【用法用量】煎服，3～9g。

【使用注意】舌赤少津，内有实热，阴虚燥咳，及咯血、吐血者慎用。

附　橘红

为橘及其栽培变种的干燥外层果皮。秋末冬初果实成熟后采收，用刀削卜外果皮，晒干或阴干。味辛、苦，性温。归肺、脾经。有散寒、燥湿、利气、消痰的功效。用于风寒咳嗽、喉痒痰多、食积伤酒、呕恶痞闷。用量，3～9g。

青皮

【基源】为芸香科植物橘及其栽培变种的干燥幼果或未成熟果实的果皮。

【采制】5～6月收集自落的幼果，晒干，习称"个青皮"；7～8月采收未成熟的果实，在果皮上纵剖成四瓣至基部，除尽瓤瓣，晒干，习称"四花青皮"。

【炮制】醋青皮：取青皮片或丝，加米醋拌润，炒至微黄色。

【选购贮藏】个青皮以色黑绿、个匀、质硬、香气浓者为佳。四花青皮以皮黑绿色、内面黄白色、香气浓者为佳。置阴凉干燥处。

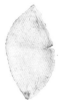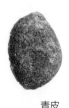

青皮

【药理】有调整胃肠运动功能、保肝利胆、保护缺血性脑损伤及镇痛等作用。

【性味归经】苦、辛，温。归肝、胆、胃经。

【功能主治】疏肝破气，消积

化滞。用于胸胁胀痛、疝气疼痛、乳癖、乳痈、食积气滞、脘腹胀痛。

【用法用量】煎服，3～10g。醋炙疏肝止痛力强。

【使用注意】青皮性烈破气，气虚者慎用。孕妇慎用。

枳实

【基源】为芸香科植物酸橙及其栽培变种或甜橙的干燥幼果。

【植物识别】①酸橙：常绿小乔木。枝三棱形，有长刺。叶互生；叶柄有狭长形或狭长倒心形的叶翼；叶片革质，倒卵状椭圆形或卵状长圆形，全缘或微波状，具半透明油点。花单生或数朵簇生于叶腋及当年生枝条的顶端，花瓣5，白色，长圆形。柑果近球形，熟时橙黄色，味酸。花期4～5月，果期6～11月。②甜橙：与酸橙的主要区别为枝少刺或无刺，多为栽培品。

【药材采集】5～6月收集自落的果实，除去杂质，自中部横切为两半，晒干或低温干燥，较小者直接晒干或低温干燥。

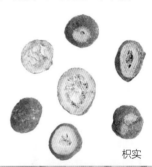

枳实

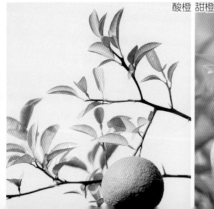

酸橙 甜橙

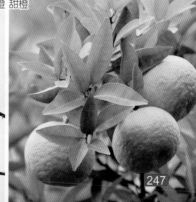

【炮制】麸炒枳实：取枳实片，照麸炒法炒至色变深。

【选购贮藏】以外皮色黑绿、香气浓者为佳。置阴凉干燥处，防蛀。

【药理】有调节胃肠道运动、增强心肌收缩力、镇痛等作用。

【性味归经】苦、辛、酸，微寒。归脾、胃经。

【功能主治】破气消积，化痰散痞。用于积滞内停、痞满胀痛、泻痢后重、大便不通、痰滞气阻、胸痹、脏器下垂。

【用法用量】煎服，3～10g，大量可用至30g。炒后性较平和。

【使用注意】脾胃虚弱及孕妇慎用。

枳壳

【基源】为芸香科植物酸橙及其栽培变种的干燥未成熟果实。

【采集】7月果皮尚绿时采收，自中部横切为两半，晒干或低温干燥。

【炮制】麸炒枳壳：取枳壳片，用麸皮炒至色变深。

【采购贮藏】以外皮色绿褐、香气浓者为佳。置阴凉干燥处，防蛀。

【药理】有调节胃肠道功能、抗胃溃疡、抗血栓形成等作用。

【性味归经】苦、辛、酸，微寒。归脾、胃经。

【功能主治】理气宽中，行滞消胀。用于胸胁气滞、胀满疼痛、食积不化、痰饮内停、脏器下垂。

枳壳

【用法用量】煎服，3～10g。麸炒枳壳偏于理气健胃消食，多用于宿食停滞、呃逆嗳气、风疹瘙痒。

【使用注意】孕妇慎用。

化橘红

【基源】为芸香科植物柚的未成熟或接近成熟外层果皮。

【植物识别】常绿乔木，高5～10m。小枝扁，有刺。单身复叶互生；叶柄有倒心形宽叶翼，叶片长椭圆形或阔卵形，边缘浅波状或有钝锯齿。花单生或为总状花序，腋生，白色花瓣4～5，长圆形，肥厚。柑果梨形、倒卵形或扁圆形，柠檬黄色。花期4～5月，果熟期10～11月。浙江、江西、福建、台湾、湖北、湖南、广东、广西、四川、贵州、云南等地均有栽培。

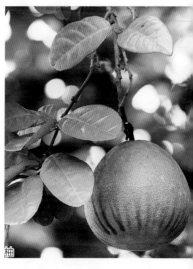

柚

【药材采集】夏季果实未成熟时采收，置沸水中略烫后，将果皮割成5或7瓣，除去果瓤和部分中果皮，压制成形，干燥。

【炮制】除去杂质，洗净，闷润，切丝或块，晒干。

【选购贮藏】以皮厚、多毛，气味浓厚者为佳。置阴凉干燥处，防蛀。

【性味归经】辛、苦，温。归肺、脾经。

【功能主治】理气宽中，燥湿化痰。用于咳嗽痰多、食积伤酒、呕恶痞闷。

【用法用量】煎服，3～10g。

木香

【基源】为菊科植物木香的干燥根。

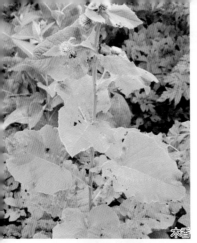

木香

【植物识别】多年生高大草本，高1.5～2m。茎直立。基生叶大型，具长柄；叶片三角状卵形，长30～100cm，宽15～20cm，基部心形或阔楔形，下延直达叶柄基部成一规则分裂的翅状，叶缘呈不规则浅裂或波状，疏生短刺；茎生叶较小，叶基翼状，下延抱茎。头状花序顶生及腋生，通常2～3个丛生于花茎顶端，花全部管状，暗紫色。瘦果线形。花期5～8月，果期9～10月。我国云南、广西、四川有栽培。

【药材采集】秋、冬二季采挖，除去泥沙及须根，切段，大的再纵剖成瓣，干燥后撞去粗皮。切厚片。

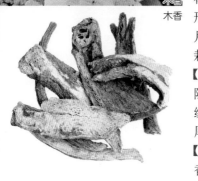

【炮制】煨木香：取未干燥的木香片，在铁丝匾中，用一层草纸，一层木香片，间隔平铺数层，置炉火旁或烘干室内，烘煨至木香中所含的挥发油渗至纸上，取出。

【性状】外表皮黄棕色至灰褐色，有纵皱纹。切面棕黄色至棕褐色，中部有明显菊花心状的放射纹理，形成层环棕色。气香特异，味微苦。

【选购贮藏】以香气浓、油性足者为佳。置干燥处，防潮。

【药理】有调节胃肠功能、抗消化性溃疡、促进胆囊收缩及抗炎等作用。

【性味归经】辛、苦，温。归脾、胃、大肠、三焦、胆经。

【功能主治】行气止痛，健脾消食。用于胸胁、脘腹胀痛，泻痢后重，食积不消，不思饮食。煨木香有实肠止泻的功效，用于泄泻腹痛。

【用法用量】煎服，3～6g。生用行气力强，煨用行气力缓而实肠止泻，用于泄泻腹痛。

【使用注意】本品辛温香燥，易伤阴血，故阴虚、津亏、火旺者慎用。

沉香

【基源】为瑞香科植物白木香含有树脂的木材。

【植物识别】常绿乔木，植株高达15m。树皮灰褐色，几平滑，小枝圆柱形。单叶互生；叶柄长约5mm；叶片革质，长卵形、倒卵形或椭圆形，长6～12cm，宽2～4.5cm，先端锐尖或急尖而具短尖头，基部宽楔形，上面暗绿色或紫绿色，光亮，下面淡绿色，两面均无毛，全缘。伞形花序顶生和腋生，花黄绿色，花被钟形，5裂，花瓣10，鳞片状，着生于花萼筒喉部，密被毛。蒴果，果梗短，卵球形，幼时绿色，顶端具短尖头，基部渐狭，密被黄色短柔毛，2瓣裂，2室，每室具有1种子，种子褐色，卵球形。花期3～5月，果期5～6月。分布于海南、广东、云南、台湾等地。

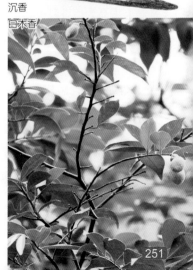

沉香

白木香

【药材采集】全年均可采收，割

取含树脂的木材，除去不含树脂的部分，阴干。

【炮制】刷净，劈成小块。用时捣碎或研成细粉。

【性状】本品呈不规则块、片状或盔帽状。表面凹凸不平，有刀痕，偶有孔洞，可见黑褐色树脂与黄白色木部相间的斑纹，孔洞及凹窝表面多呈朽木状。质较坚实，断面刺状。气芳香，味苦。

【选购贮藏】以含树脂多、香气浓、味苦者为佳。密闭，置阴凉干燥处。

【药理】有抑制胃肠平滑肌收缩、平喘及降血压等作用。

【性味归经】辛、苦，微温。归脾、胃、肾经。

【功能主治】行气止痛，温中止呕，纳气平喘。用于胸腹胀闷疼痛、胃寒呕吐呃逆、肾虚气逆喘急。

【用法用量】煎服，1.5～4.5g，宜后下；或磨汁冲服，或入丸、散剂，每次0.5～1g。

檀香

【基源】本品为檀香科植物檀香树干的干燥心材。

【植物识别】常绿小乔木，高约10m。叶片椭圆状卵形，膜质，长4～8cm，宽2～4cm，边缘波状，稍外折；叶柄细长，长1～1.5cm。三歧聚伞式圆锥花序腋生或顶生，花被管钟状，淡绿色；花被4裂，裂片卵状三角形，内部初时绿黄色，后呈深棕红色。核果，外果皮肉质多汁，成熟时深紫红色至紫黑色，内果皮具纵棱3～4条。花期5～6月，果期7～9月。我国台湾、广东、海南、云南有引种。

檀香
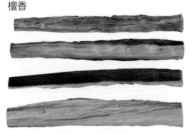

【药材采集】以夏季采收为

佳。除去边材，镑片或劈碎后入药。

【炮制】除去杂质，镑片或锯成小段，劈成小碎块。

【性状】本品为长短不一的圆柱形木段，外表面灰黄色或黄褐色，光滑细腻，横截面呈棕黄色，显油迹；纵向劈开纹理顺直。质坚实，不易折断。气清香，燃烧时香气更浓；味淡，嚼之微有辛辣感。

【选购贮藏】以色黄、质坚，显油性、香气浓厚者为佳。置阴凉干燥处。

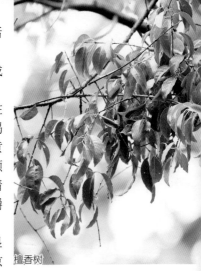
檀香树

【药理】有调节胃肠运动、抗心律失常、镇静等作用。

【性味归经】辛，温。归脾、胃、心、肺经。

【功能主治】行气温中，开胃止痛。用于寒凝气滞、胸膈不舒、胸痹心痛、脘腹疼痛、呕吐食少。

【用法用量】煎服，2～5g，宜后下；入丸、散，1～3g。

【使用注意】阴虚火旺、实热吐衄者慎用。

川楝子

【基源】本品为楝科植物川楝的干燥成熟果实。

【植物识别】乔木，高达10m。幼枝密被褐色星状鳞片，老时无，暗红色，具皮孔，叶痕明显。二至三回奇数羽状复叶，羽片4～5

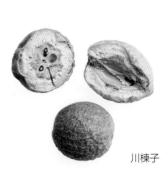
川楝子

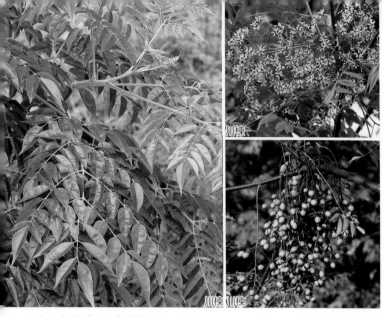

川楝

川楝 川楝

对；小叶卵形或窄卵形，长4～10cm，宽2～4cm，全缘。圆锥花序腋生；花瓣5～6，淡紫色，狭长倒披针形。核果椭圆形或近球形，黄色或粟棕色，果皮为坚硬木质，有棱。花期3～4月，果期9～11月。我国南方各地均产。

【药材采集】冬季果实成熟时采收，除去杂质，干燥。

【炮制】炒川楝子：取净川楝子，切厚片或碾碎，照清炒法炒至表面焦黄色。

【性状】本品呈类球形。表面金黄色至棕黄色，微有光泽，少数凹陷或皱缩，具深棕色小点。外果皮革质，与果肉间常有空隙，果肉松软，淡黄色，遇水润湿显黏性。气特异，味酸、苦。

【选购贮藏】以个大、饱满、外皮色金黄、果肉色黄白者为佳。置通风干燥处，防蛀。

【药理】有镇痛、抗炎、抗菌、抗生育等作用。

【性味归经】苦，寒；有小毒。归肝、小肠、膀胱经。

【功能主治】疏肝泄热，行气止痛，杀虫。用于肝郁化火，胸胁、脘腹胀痛，疝气疼痛，虫积腹痛。

【用法用量】煎服，5～10g。外用适量，研末调涂。炒用寒性减低。

【使用注意】本品有毒，不宜过量或持续服用，以免中毒。脾胃虚寒者慎用。孕妇慎用。

乌药

【基源】本品为樟科植物乌药的干燥块根。

【植物识别】常绿灌木或小乔木，高达4～5m。根木质，膨大粗壮，略成念珠状。树皮灰绿色，茎枝坚韧，不易断。单叶互生，革质，椭圆形至广倒卵形，长3～8cm，宽1.5～5cm，全缘，上面绿色，有光泽，基出叶脉3条。伞形花序腋生，花黄绿色，花被6片，广椭圆形。核果近球形，初绿色，成熟后变黑色。花期3～4月，果期10～11月。生于向阳山坡灌木林中或林缘以及山麓、旷野等地。分布于陕西、安徽、浙江、江西、福建、台湾、湖北、湖南、广西、四川等地。

【药材采集】全年均可采挖，除去细根，洗净，趁鲜切片，晒

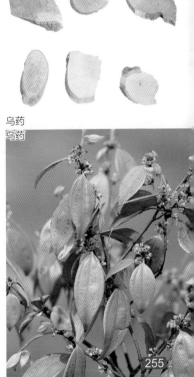

乌药
乌药

干，或直接晒干。

【炮制】未切片者，除去细根，大小分开，浸透，切薄片，干燥。

【性状】本品呈类圆形的薄片。外表皮黄棕色或黄褐色。切面黄白色或淡黄棕色，射线放射状，可见年轮环纹。质脆。气香，味微苦、辛，有清凉感。

【选购贮藏】以质嫩、粉性大、切面淡黄棕色、香气浓者为佳。置阴凉干燥处，防蛀。

【药理】有调节胃肠运动、镇痛、抗炎及抗疲劳等作用。

【性味归经】辛，温。归肺、脾、肾、膀胱经。

【功能主治】行气止痛，温肾散寒。用于寒凝气滞、胸腹胀痛、气逆喘急、膀胱虚冷、遗尿尿频、疝气疼痛、经寒腹痛。

【用法用量】煎服，6～10g。

青木香

【基源】为马兜铃科植物马兜铃的干燥根。

【植物识别】草质藤本。茎柔弱，无毛。叶互生，卵状三角形、长圆状卵形或戟形，先端钝圆或短渐尖，基部心形，两侧裂片圆形，下垂或稍扩展；基出脉5～7条。花单生或2朵聚生于叶腋；花被长3～5.5cm，基部膨大呈球形，向上收狭成一长

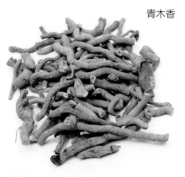

青木香

管，管口扩大成漏斗状，黄绿色，口部有紫斑，内面有腺体状毛；檐部一侧极短，另一侧渐延伸成舌片；舌片卵状披针形，顶端钝。蒴果近球形，先端圆形而微凹，具6棱。花期7～8月，果期9～10月。分布于山东、河南及长江流域以南各地。

【药材采集】春、秋二季采挖，除去须根及泥沙，晒干，切片。

【性状】本品呈圆柱形或扁圆柱形。表面黄褐色或灰棕色，粗糙不平，有纵皱纹及须根痕。质脆，易折断，断面不平坦，皮部淡黄色，木部宽广，射线类白色，放射状排列，形成层环明显，黄棕色。气香特异，味苦。

【选购贮藏】以粗壮、坚实、粉多、香浓者为佳。置阴凉干燥处。

【药理】有降血压、抗菌、致突变等作用。

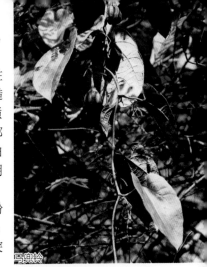
马兜铃

【性味归经】辛、苦，寒。归肺、胃经。

【功能主治】平肝止痛，解毒消肿。用于眩晕头痛、胸腹胀痛、痈肿疔疮、蛇虫咬伤。

【用法用量】煎服，3～9g。散剂每次1.5～2g，温开水送服。外用适量，研末敷患处。

【使用注意】本品不宜多服，过量可引起恶心、呕吐等胃肠道反应。

　　附　天仙藤

　　为马兜铃或北马兜铃的干燥地上部分。秋季采割，除去杂质，晒干。味苦，性温。归肝、脾、肾经。有行气活血、通络止痛的功效。用于脘腹刺痛、风湿痹痛。煎服，4.5～9g。本品含马兜铃酸，可引起肾脏损害等不良反应。孕妇、婴幼儿及肾功能不全者忌用。儿童及老年人慎用。

荔枝核

【基源】本品为无患子科植物荔枝的干燥成熟种子。

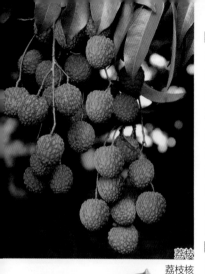

荔枝
荔枝核

【植物识别】常绿乔木，高10～15m。偶数羽状复叶，互生，小叶2或3对，叶片披针形或卵状披针形，长6～15cm，宽2～4cm，全缘，革质。圆锥花序顶生，阔大，多分枝；花瓣5，基部内侧有阔而生厚毛的鳞片。果卵圆形至近球形，成熟时通常暗红色至鲜红色。种子全部被肉质假种皮包裹。花期春季，果期夏季。分布于华南和西南等地。

【药材采集】夏季采摘成熟果实，除去果皮和肉质假种皮，洗净，晒干。

【炮制】盐荔枝核：取净荔枝核，捣碎，加盐水拌润，炒干。用时捣碎。

【选购贮藏】以粒大、饱满、光亮者为佳。置干燥处，防蛀。

【药理】有降血糖、调血脂、抗肝损伤、抗病毒及抗肿瘤等作用。

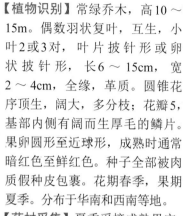

【性味归经】甘、微苦，温。归肝、肾经。

【功能主治】行气散结，祛寒止痛。用于寒疝腹痛、睾丸肿痛。

【用法用量】煎服，5～10g。或入丸、散。盐荔枝核长于疗疝止痛，用于睾丸冷痛及小肠寒疝。

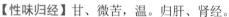

香附

【基源】本品为莎草科植物莎草的干燥根茎。

【植物识别】多年生草本，茎直立，三棱形；叶丛生于茎基部，叶鞘闭合包于茎上；叶片线形，长20～60cm，宽2～5mm，先端尖，全缘，具平行脉，主脉于背面隆起。花序复穗状，3～6个在茎顶排成伞状，每个花序具3～10个小穗，线形；颖2列，紧密排列，卵形至长圆形，膜质，两侧紫红色，有数脉。小坚果长圆状倒卵形，三棱状。花期5～8月，果期7～11月。生于山坡草地、耕地、路旁水边潮湿处。分布于全国大部分地区。

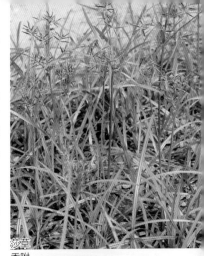

莎草
香附

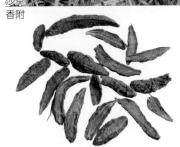

【药材采集】秋季采挖，燎去毛须，置沸水中略煮或蒸透后晒干，或燎后直接晒干。

【炮制】①香附：除去毛须及杂质，切厚片或碾碎。②醋香附：取香附粒（片），照醋炙法炒干。

【性状】根茎多呈纺锤形，外表皮棕褐色或黑褐色。切面色白或黄棕色，质硬，内皮层环纹明显。气香，味微苦。

【选购贮藏】以色棕褐、香气浓者为佳。置阴凉干燥处，防蛀。

【药理】有镇痛、抗炎、解热等作用。

【性味归经】辛、微苦、微甘，平。归肝、脾、三焦经。

【功能主治】疏肝解郁，理气宽中，调经止痛。用于肝郁气滞、胸胁胀痛、疝气疼痛、乳房胀痛、脾胃气滞、脘腹痞闷、胀满疼痛、月经不调、经闭痛经。

【用法用量】煎服，6～9g。醋炙止痛力增强。

佛手

【基源】本品为芸香科植物佛手的干燥果实。

【植物识别】常绿小乔木或灌木。老枝灰绿色，幼枝略带紫红色，有短而硬的刺。单叶互生；叶柄短，无翼叶，无关节；叶片革质，长椭圆形或倒卵状长圆形，边缘有浅波状钝锯齿。花单生、簇生或为总状花序，花瓣5，内面白色，外面紫色。柑果卵形或长圆形，先端分裂如拳状，或张开似指尖，表面橙黄色。花期4～5月，果熟期10～12月。我国浙江、江西、福建、广东、广西、四川、云南等地有栽培。

【药材采集】秋季果实尚未变黄或变黄时采收，纵切成薄片，晒干或低温干燥。

【选购贮藏】以片大、绿皮白肉、香气浓者为佳。置阴凉干燥处，防霉，防蛀。

【药理】有调节胃肠运动、平喘、祛痰、抗炎及促进毛发生长等作用。

【性味归经】辛、苦、酸，温。归肝、脾、胃、肺经。

【功能主治】疏肝理气，和胃止痛，燥湿化痰。用于肝胃气滞、胸胁胀痛、胃脘痞满、食少呕吐、咳嗽痰多。

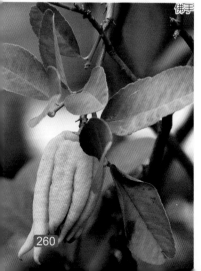

佛手

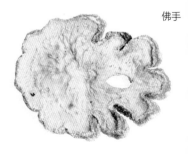

佛手

【用法用量】煎服，3～10g。

【使用注意】阴虚有热、气虚无滞者慎用。

香橼

【基源】本品为芸香科植物枸橼或香圆的干燥成熟果实。

【植物识别】枸橼：常绿小乔木或灌木。枝有短硬棘刺，嫩枝光滑，带紫红色。叶互生；具短柄，无叶翼，与叶片间无明显关节；叶片长圆形或倒卵状长圆形，边缘有锯齿，具半透明的油腺点。总状花序，3～10朵花生于叶腋；花瓣5，内面白色，外面淡紫色。柑果长圆形、卵形或近球形，先端有乳头状突起。花期4月，果熟期10～11月。江苏、浙江、福建、台湾、湖北、湖南、广东、广西、四川、云南等地皆有栽培。

【药材采集】秋季果实成熟时采收，趁鲜切片，晒干或低温干燥。香圆亦可整个或对剖两半后，晒干或低温干燥。

【炮制】未切片者，打成小块；切片者润透，切丝，晾干。

【选购贮藏】以个大、皮粗、色黑绿、香气浓者为佳。置阴凉干燥处，防霉，防蛀。

【药理】有抗炎、抗凝血、抗病毒、促进胃肠蠕动、健胃及祛痰等作用。

【性味归经】辛、苦、酸，温。归肝、脾、肺经。

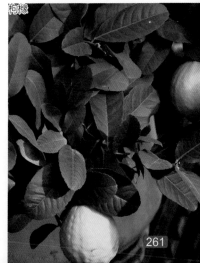

枸橼

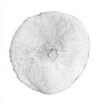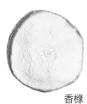

香橼

【功能主治】疏肝理气，宽中，化痰。用于肝胃气滞、胸胁胀痛、脘腹痞满、呕吐噫气、痰多咳嗽。

【用法用量】煎服，3～10g。

【使用注意】阴虚有热者慎用。

玫瑰花

【基源】本品为蔷薇科植物玫瑰的干燥花蕾。

【植物识别】直立灌木，高约2m。枝干粗壮，有皮刺和刺毛，小枝密生绒毛。羽状复叶，小叶5～9片，椭圆形或椭圆状倒卵形，边缘有钝锯齿，质厚，上面光亮，多皱，无毛，下面苍白色，被柔毛。花单生或3～6朵聚生；花梗有绒毛和刺毛；花瓣5或多数；紫红色或白色，芳香。果扁球形，红色，平滑，萼片宿存。花期5～6月，果期8～9月。全国各地均有栽培。

【药材采集】春末夏初花将开放时分批采摘，及时低温干燥。

【选购贮藏】以色紫红、朵大、香气浓者为佳。密闭，置阴凉干燥处。

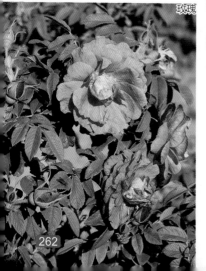

玫瑰

【药理】有抗心肌缺血、改善微循环、抗氧化、解毒等作用。

【性味归经】甘、微苦，温。归肝、脾经。

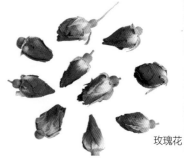

玫瑰花

【功能主治】行气解郁，和血，止痛。用于肝胃气痛、食少呕恶、月经不调、跌扑伤痛。

【用法用量】煎服，1.5～6g。

绿萼梅

【基源】为蔷薇科植物梅的干燥花蕾。

【植物识别】落叶小乔木。树皮淡灰色，小枝细长，先端刺状。单叶互生；叶柄长1.5cm；叶片椭圆状宽卵形，春季先叶开花，有香气，1～3朵簇生于二年生侧枝叶腋。花萼红褐色，花瓣5，白色或淡红色，宽倒卵形。果实近球形，黄色或绿白色，核椭圆形，先端有小突尖，腹面和背棱上有明显纵沟。花期春季，果期5～6月。我国各地多有栽培，以长江流域以南各地最多。

【药材采集】初春花未开放时采摘花蕾，及时低温干燥。

【选购贮藏】以完整、含苞未放、气清香者为佳。置干燥处。

【性味归经】微酸、涩，平。归肝、胃、肺经。

【功能主治】疏肝解郁，和中，化痰。用于肝胃气痛、梅核气。

【用法用量】煎服，3～5g。

梅 梅

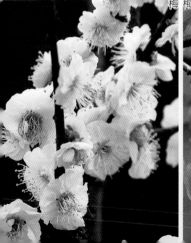
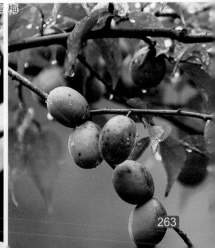

娑罗子

【基源】本品为七叶树科植物七叶树的干燥成熟种子。

【植物识别】落叶乔木，高达20m。掌状复叶对生，小叶片5～7枚，长椭圆形或卵状披针形，边缘有细锯齿。圆锥花序顶生，尖塔形，花小，白色，花瓣4，椭圆形。蒴果圆球形，密生黄褐色的斑点，3瓣裂。花期5～7月，果期8～9月。分布于甘肃、河北、河南、山西、江苏、浙江等地。

【药材采集】秋季果实成熟时采收，除去果皮，晒干或低温干燥。

【炮制】除去外壳和杂质。用时打碎。

【性状】本品呈扁球形或类球形，似板栗。表面棕色或棕褐色，多皱缩，凹凸不平，略具光泽。种皮硬而脆，子叶2，肥厚，坚硬，形似栗仁，黄白色或淡棕色，粉性。气微，味先苦后甜。

【选购贮藏】以饱满、种仁黄白色者为佳。置干燥处，防霉，防蛀。

【药理】有抗消化性溃疡、抑酸及抗缺血损伤作用。

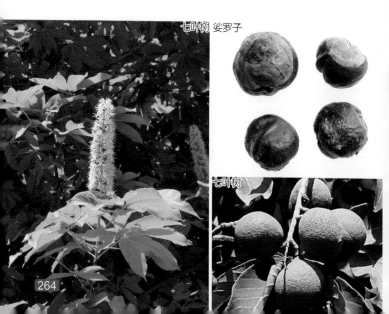

七叶树 娑罗子

七叶树

【性味归经】甘，温。归肝、胃经。

【功能主治】疏肝理气，和胃止痛。用于肝胃气滞、胸腹胀闷、胃脘疼痛。

【用法用量】煎服，3～9g。

薤白

【基源】本品为百合科植物小根蒜或薤的干燥鳞茎。

【植物识别】①小根蒜：多年生草本。鳞茎近球形，外被白色膜质鳞皮。叶基生，叶片线形。花茎由叶丛中抽出，单一，直立，平滑无毛；伞形花序密而多花，近球形，顶生；花梗细，长约2cm；花被6，长圆状披针形，淡紫粉红色或淡紫色。蒴果。花期6～8月，果期7～9月。生于耕地杂草中及山地较干燥处。分布于黑龙江、吉林、辽宁、河北、山东、湖北、贵州、云南、甘肃、江苏等地。②薤（藠头）：与小根

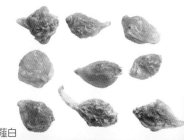

薤白

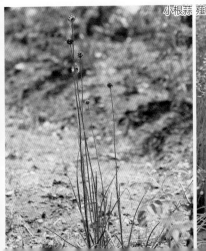

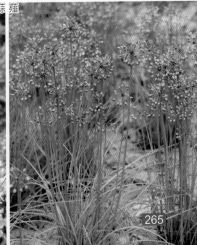

小根蒜　薤

蒜主要区别为鳞茎长椭圆形，叶片2～4片，半圆柱状线形，中空，伞形花序半球形，疏松；花被片圆形或长圆形。生于山地阴湿处。全国大部分地区有分布。

【药材采集】夏、秋二季采挖，洗净，除去须根，蒸透或置沸水中烫透，晒干。

【性状】①小根蒜：呈不规则卵圆形，表面黄白色或淡黄棕色，皱缩，半透明。质硬，角质样。②薤：呈略扁的长卵形，表面淡黄棕色或棕褐色，具浅纵皱纹。质较软，嚼之粘牙。有蒜臭，味微辣。

【选购贮藏】以个大、饱满、色黄白、半透明者为佳。置干燥处，防蛀。

【药理】有扩张血管、抗心肌缺血、抗血栓形成、调脂、平喘及抗氧化等作用。

【性味归经】辛、苦，温。归心、肺、胃、大肠经。

【功能主治】通阳散结，行气导滞。用于胸痹心痛、脘腹痞满胀痛、泻痢后重。

【用法用量】煎服，5～9g。

大腹皮

【基源】本品为棕榈科植物槟榔的干燥果皮。

【植物识别】乔木，高10～18m；不分枝，叶脱落后形成明显的环纹。羽状复叶，丛生于茎顶端，叶轴三棱形；小叶片披针状线形或线形，长30～70cm，宽2.5～6cm，顶端小叶愈合，有不规则分裂。花序着生于最下一叶的基部，有佛焰苞状大苞片

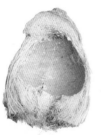
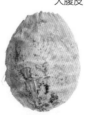

大腹皮

长倒卵形，长达40cm，光滑，花序多分枝；花瓣3，卵状长圆形。坚果卵圆形或长圆形，熟时红色。每年开花2次，花期3～8月，冬花不结果；果期12月至翌年6月。我国福建、台湾、广东、海南、广西、云南等地有栽培。

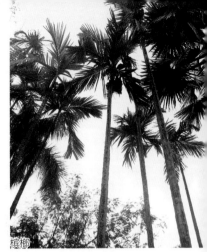
槟榔

【药材采集】冬季至次春采收未成熟的果实，煮后干燥，纵剖两瓣，剥取果皮，习称"大腹皮"；春末至秋初采收成熟果实，煮后干燥，剥取果皮，打松，晒干，习称"大腹毛"。

【炮制】除去杂质，洗净，切段，干燥。

【选购贮藏】以色黄白、质柔韧者为佳。置干燥处。

【药理】有兴奋胃肠道平滑肌的作用

【性味归经】辛，微温。归脾、胃、大肠、小肠经。

【功能主治】行气宽中，行水消肿。用于湿阻气滞、脘腹胀闷、大便不爽、水肿胀满、脚气浮肿、小便不利。

【用法用量】煎服，5～10g。

【使用注意】气虚体弱者慎用。

甘松

【基源】为败酱科植物甘松或匙叶甘松的根及根茎。

【植物识别】匙叶甘松：多年生草本，高5～50cm；根状茎木质、粗短，直立或斜升，下面有粗长主根。叶丛生，长匙形或线状倒披针形，主脉平行三出，全缘，顶端钝渐尖，基部渐窄为叶柄，叶柄与叶片近等长；花茎旁出，茎生叶1～2对，下

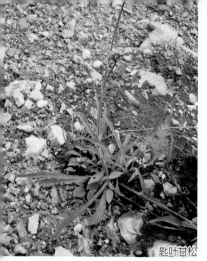

匙叶甘松
甘松

部的椭圆形至倒卵形，基部下延成叶柄，上部的倒披针形至披针形，无柄。花序为聚伞形头状，顶生，花萼5齿裂，花冠紫红色、钟形，裂片5，宽卵形至长圆形，花冠筒里面有白毛。瘦果倒卵形。花期6～8月。生于海拔2600～5000m高山灌丛、草地。分布于四川、云南、西藏。

【药材采集】除去杂质和泥沙，洗净，切长段，干燥。

【炮制】除去杂质和泥沙，洗净，切长段，干燥。

【性状】根呈圆柱形，表面棕褐色。质松脆。切面皮部深棕色，常成裂片状，木部黄白色。气特异，味苦而辛。

【采购贮藏】以主根肥壮、芳香气浓者为佳。置阴凉干燥处，防潮，防蛀。

【药理】有镇静、解痉、改善学习记忆、抗心律失常、保护损伤心肌等作用。

【性味归经】辛、甘，温。归脾、胃经。

【功能主治】理气止痛，开郁醒脾；外用祛湿消肿。用于脘腹胀满、食欲不振、呕吐；外用治牙痛、脚气肿毒。

【用法用量】3～6g。外用适量，泡汤漱口或煎汤洗脚或研末敷患处。

九香虫

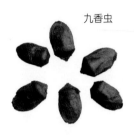

九香虫

【基源】本品为蝽科昆虫九香虫的干燥体。主产于云南、四川、贵州。

【药材采集】11月至次年3月前捕捉，置适宜容器内，用酒少许将其闷死，取出，阴干；或置沸水中烫死，取出，干燥。

【炮制】炒九香虫：取净九香虫，炒至有香气。

【性状】本品略呈六角状扁椭圆形，长1.6～2cm，宽约1cm。表面棕褐色或棕黑色，略有光泽。头部小，与胸部略呈三角形，复眼突出，卵圆状，触角1对各5节。背部有翅2对。胸部有足3对。腹部棕红色至棕黑色，每节近边缘处有突起的小点。

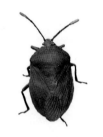

九香虫

【选购贮藏】以完整、色棕褐、发亮、油性大者为佳。置木箱内衬以油纸，防潮、防蛀。

【药理】有抗菌、壮阳等作用。

【性味归经】咸，温。归肝、脾、肾经。

【功能主治】理气止痛，温中助阳。用于胃寒胀痛、肝胃气痛、肾虚阳痿、腰膝酸痛。

【用法用量】煎服，3～9g。入丸、散剂服，1.5～3g。

【使用注意】阴虚内热者慎用。

刀豆

【基源】本品为豆科植物刀豆的干燥成熟种子。

【植物识别】缠绕草本，长达数米。羽状复叶具3小叶，小叶卵

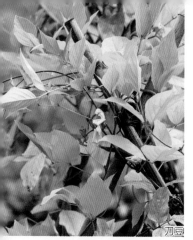

刀豆

形，侧生小叶偏斜。总状花序具长总花梗，有花数朵生于总轴中部以上；花梗极短，生于花序轴隆起的节上；花冠白色或粉红，旗瓣宽椭圆形，顶端凹入。荚果带状，边缘有隆脊，先端弯曲成钩状。种子椭圆形或长椭圆形，种皮粉红色或红色。花期6～7月，果期8～10月。我国长江流域及南方各省均有栽培。

【药材采集】秋季采收成熟果实，剥取种子，晒干。

【炮制】除去杂质，用时捣碎。

【选购贮藏】以粒大、饱满、色淡红者为佳。置通风干燥处，防蛀。

【药理】有抗代谢、抗肿瘤等作用。

【性味归经】甘，温。归胃、肾经。

【功能主治】温中，下气，止呃。用于虚寒呃逆、呕吐。

【用法用量】煎服，6～9g。

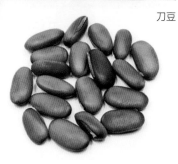

刀豆

【使用注意】胃热炽盛者禁服。

柿蒂

【基源】本品为柿树科植物柿的干燥宿萼。

【植物识别】落叶大乔木，高达14m。树皮深灰色至灰黑色，长方块状开裂。单叶互生，叶纸质，卵状椭圆形至倒卵形或近圆形，通常较大，先端渐尖或钝，基部楔形，全缘。雄花成聚伞花序，雌花单生叶腋；花冠黄白色，钟形，4裂。浆果球形或扁球形，基部通常有棱，嫩时绿色，后变黄色，橙黄色，果肉较脆硬，老熟时果肉变成柔软多汁，呈橙红色或大红色等，有种子数颗；种子褐色，椭圆状。花期5月，果期9～10月。分布于华东、中南及辽宁、河北、山西、陕西、甘肃、台湾等地。

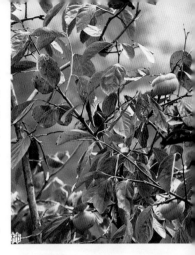
柿

【药材采集】冬季果实成熟时采摘，食用时收集，洗净，晒干。

【选购贮藏】以个大、肥厚、质硬、色黄褐者为佳。置通风干燥处，防蛀。

【药理】有抗惊厥、镇静、抗心律失常等作用。

【性味归经】苦、涩、平。归胃经。

【功能主治】降逆止呃。用于呃逆。

【用法用量】煎服，5～10g。

【使用注意】气虚下陷者忌用。

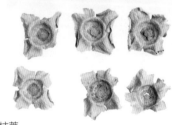
柿蒂

九里香

【基源】本品为芸香科植物九里香的干燥叶和带叶嫩枝。

【植物识别】灌木或乔木，高3～8m。单数羽状复叶，小叶互生，3～9枚；小叶变异大，卵形、匙状倒卵形、椭圆形至近菱形，全缘。伞房花序，通常有花数朵，花白色，极芳香；花瓣5，分离，覆瓦状排列。果卵形或球形，肉质，红色，先端尖锐，有种子1～2颗。花期秋季。生长于山野，亦有栽培者。分布于福建、台湾、湖南、广东、海南、广西、贵州、云南等地。

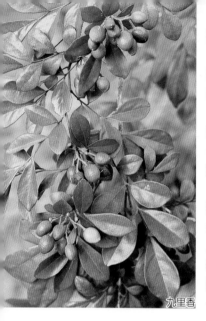
九里香

【药材采集】全年均可采收，除去老枝，阴干。

【炮制】除去杂质，切碎。

【选购贮藏】以叶黄绿色、气香者为佳。置干燥处。

【药理】有降血糖、终止妊娠等作用。

【性味归经】辛、微苦，温。有小毒，归肝、胃经。

【功能主治】行气止痛，活血散瘀，用于胃痛、风湿痹痛、外治牙痛、跌扑肿痛、虫蛇咬伤。

【用法用量】煎服，6～12g。

【使用注意】本品苦燥性温，易伤津助热，阴虚者慎用。

山奈

【基源】本品为姜科植物山奈的干燥根茎。

【植物识别】根茎块状，单生或数枚连接，淡绿色或绿白色，芳香。叶通常2片贴近地面生长，近圆形，几无柄；叶鞘长2～3cm。花4～12朵顶生，半藏于叶鞘中；苞片披针形；花白色，有香味，易凋谢；花冠管长2～2.5cm，裂片线形；唇瓣白色，基部具紫斑，深2裂至中部以下；雄蕊无花丝，药隔附属体正方形，2裂。果为蒴果。花期8～9月。我国广东、广西、云南等省区有栽培。

【药材采集】冬季采挖，洗净，除去须根，切片，晒干。

【性状】本品多为圆形或近圆形的横切片。外皮浅褐色或黄褐色，皱缩；切面类白色，粉性，常鼓凸。气香特异，味辛辣。

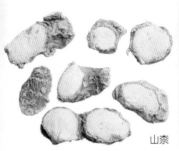
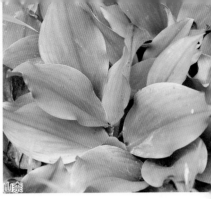

山柰　山柰

【选购贮藏】以色白，粉性足、气浓味辣者为佳。置阴凉干燥处。

【药理】有抗抑郁等作用。

【性味归经】辛，温。归胃经。

【功能主治】行气温中，消食，止痛。用于胸膈胀满、脘腹冷痛、饮食不消。

【用法用量】煎服，3 ～ 9g。

九、消食药

山楂

【基源】本品为蔷薇科植物山里红或山楂的干燥成熟果实。

【植物识别】①山里红：落叶乔木。单叶互生，叶片有2～4对羽状裂片，边缘有不规则重锯齿。伞房花序，花冠白色，花瓣5，倒卵形或近圆形。梨果近球形，直径可达2.5cm，深红色，有黄白色小斑点。花期5～6月，果期8～10月。分布于华北及山东、江苏、安徽、河南等地。②山楂：果形较小，直径1.5cm；叶片亦较小，且分裂较深。分布于东北及内蒙古、河北、山西、陕西、山东、江苏、浙江等地。

【药材采集】秋季果实成熟时采收，切片，干燥。

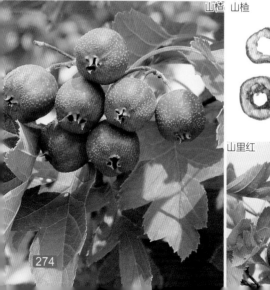

山楂 山楂

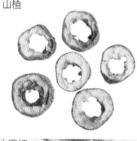

山里红

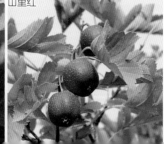

【炮制】①炒山楂：取净山楂片，炒至色变深。②焦山楂：取山楂片，炒至表面焦褐色。

【选购贮藏】以片大、皮红、肉厚、核少者为佳。置通风干燥处，防蛀。

【药理】有调脂、抗心肌缺血、抗菌、改善血液流变性、调节免疫等作用。

【性味归经】酸、甘，微温。归脾、胃、肝经。

【功能主治】消食健胃，行气散瘀，化浊降脂。用于肉食积滞、胃脘胀满、泻痢腹痛、瘀血经闭、产后瘀阻、心腹刺痛、胸痹心痛、疝气疼痛、高脂血症。

【用法用量】煎服，10～15g，大剂量30g。生山楂、炒山楂多用于消食散瘀。焦山楂消食导滞作用增强，用于肉食积滞、泻痢不爽。

【使用注意】脾胃虚弱而无积滞者或胃酸分泌过多者均慎用。

附　山楂叶

为山里红或山楂的干燥叶。味酸，性平。归肝经。有活血化瘀、理气通脉、化浊降脂的功能。用于气滞血瘀、胸痹心痛、胸闷憋气、心悸健忘、眩晕耳鸣、高脂血症。用量，3～10g；或泡茶饮。

神曲

【基源】本品为鲜辣蓼、鲜青蒿、苦杏仁等加入面粉或麸皮混合，经发酵的炮制加工品。

【药材制作】用鲜青蒿、鲜苍耳、鲜辣蓼各12斤，切碎；赤小豆碾末、杏仁去皮研碎各6斤，混合拌匀，入麦麸100斤，白面60斤，加水适量，揉成团块，压平后用稻草或麻袋覆盖，使之发酵，至外表长出黄色菌

神曲

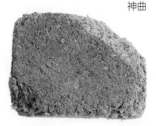

丝时取出，切成约3cm见方的小块，晒干即成。

【炮制】①炒神曲：取麸皮撒匀于热锅内，俟起烟，将神曲倒入，炒至黄色，取出，筛去麸皮，放凉；或不加麸皮，炒至黄色亦可。②焦神曲：取神曲置锅内炒至外表呈焦黑色，内部焦黄色，取出，略喷些清水，放凉。

【选购贮藏】以身干、陈久、无虫蛀、杂质少者为佳。置干燥处，防潮，防蛀。

【药理】有调节肠道菌群作用。

【性味归经】甘、辛，温。归脾、胃经。

【功能主治】消食化积，健脾和胃。用于食积不化、脘腹胀满、食少泄泻。

【用法用量】煎服，6～15g。消食宜用焦神曲。健脾和胃宜用麸炒神曲。

麦芽

【基源】本品为禾本科植物大麦的成熟果实经发芽干燥的炮制加工品。

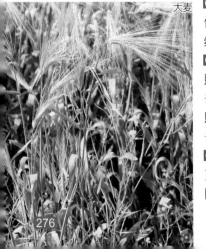
大麦

【药材制作】将麦粒用水浸泡后，保持适宜温、湿度，待幼芽长至约5mm时，晒干或低温干燥。

【炮制】①炒麦芽：取净麦芽，照清炒法炒至棕黄色，放凉，筛去灰屑。②焦麦芽：取净麦芽，照清炒法炒至焦褐色，放凉，筛去灰屑。

【选购贮藏】以色黄粒大、饱满、芽完整者为佳。置通风干燥处，防蛀。

【药理】有促性激素分泌、调节肠道菌群作用。

【性味归经】甘，平。归脾、胃经。

【功能主治】行气消食，健脾开胃，回乳消胀。用于食积不消、脘腹胀痛、脾虚食少、乳汁郁积、乳房胀痛、妇女断乳、肝郁胁痛、肝胃气痛。

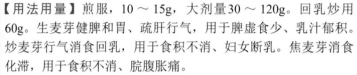
麦芽

【用法用量】煎服，10～15g，大剂量30～120g。回乳炒用60g。生麦芽健脾和胃、疏肝行气，用于脾虚食少、乳汁郁积。炒麦芽行气消食回乳，用于食积不消、妇女断乳。焦麦芽消食化滞，用于食积不消、脘腹胀痛。

【使用注意】哺乳期妇女不宜使用。

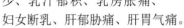
稻芽

【基源】本品为禾本科植物稻的成熟果实经发芽干燥的炮制加工品。

【药材制作】将稻谷用水浸泡后，保持适宜的温、湿度，待须根长至约1cm时，干燥。

【炮制】①炒稻芽：取净稻芽，照清炒法炒至深黄色。②焦稻芽：取净稻芽，照清炒法炒至焦黄色。

【选购贮藏】以芽完整、色黄者为佳。置通风干燥处，防蛀。

【性味归经】甘，温。归脾、胃经。

【功能主治】消食和中，健脾开胃。用于食积不消、腹胀口臭、脾胃虚弱、不饥食少。

【用法用量】煎服，9～15g。炒稻芽偏于消食，用于不饥食少。焦稻芽善化积滞，用于积滞不消。

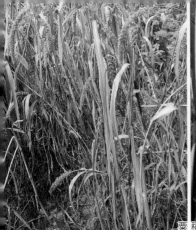
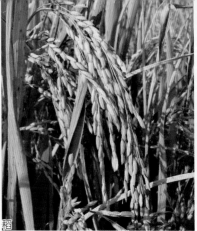

粟 稻
稻芽 谷芽

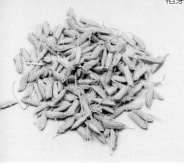
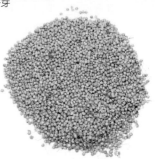

附 谷芽

为禾本科植物粟的成熟果实经发芽干燥的炮制加工品。制作方法：将粟谷用水浸泡后，保持适宜的温、湿度，待须根长至约6mm时，晒干或低温干燥。谷芽的性能、功效、应用、用法用量均与稻芽相似。

莱菔子

【基源】本品为十字花科植物萝卜的干燥成熟种子。

【植物识别】一年生草本。根肉质，长圆形。基生叶和下部茎生叶大头羽状半裂，顶裂片卵形，侧裂片4～6对，长圆形，有钝齿，疏生粗毛；上部叶长圆形，有锯齿或近全缘。总状花序顶生或腋生；花瓣4，白色、紫色或粉红色，倒卵形。长角果圆柱形。花期4～5月，果期5～6月。全国各地均有栽培。

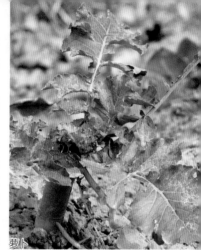

萝卜

莱菔子

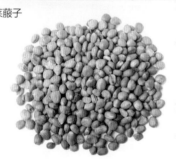

【药材采集】夏季果实成熟时采割植株，晒干，搓出种子，除去杂质，再晒干。

【炮制】炒莱菔子：取净莱菔子，照清炒法炒至微鼓起。用时捣碎。

【性状】本品呈类卵圆形或椭圆形，稍扁。表面黄棕色、红棕色或灰棕色。一端有深棕色圆形种脐，一侧有数条纵沟。气微，味淡、微苦辛。

【选购贮藏】以粒大、饱满、色红棕者为佳。置通风干燥处，防蛀。

【药理】有镇咳、祛痰、调节胃肠道运动、降压等作用。

【性味归经】辛、甘，平。归肺、脾、胃经。

【功能主治】消食除胀，降气化痰。用于饮食停滞、脘腹胀痛、大便秘结、积滞泻痢、痰壅喘咳。

【用法用量】煎服，6～10g。生用吐风痰，炒用消食下气化痰。

【使用注意】气虚及无食积、痰滞者慎用。不宜与人参同用。

鸡内金

【基源】本品为雉科动物家鸡的干燥沙囊内壁。

【药材采集】杀鸡后，取出鸡胗，立即剥下内壁，洗净，干燥。

【炮制】①炒鸡内金：取净鸡内金，炒或烫至鼓起。②醋鸡内金：取净鸡内金，炒至鼓起，喷醋，取出，干燥。

【性状】本品为不规则卷片，厚约2mm。表面黄色、黄绿色或黄褐色，薄而半透明，具明显的条状皱纹。质脆，易碎，断面角质样，有光泽。气微腥，味微苦。

【选购贮藏】以色黄、完整不破碎者为佳。置干燥处，防蛀。

【药理】有调节胃肠运动、促进胃液分泌、抗凝血、降血脂及降血糖等作用。

【性味归经】甘，平。归脾、胃、小肠、膀胱经。

【功能主治】健胃消食，涩精止遗，通淋化石。用于食积不消、呕吐泻痢、小儿疳积、遗尿、遗精、石淋涩痛、胆胀胁痛。

【用法用量】煎服，3～10g；研末服，每次1.5～3g。研末服效果比煎剂好。炒鸡内金长于健脾消积止泻、固精缩尿止遗，多用于饮食停滞、脾虚泄泻及遗精、遗尿等；醋鸡内金善疏肝助脾，多用于脾胃虚弱或肝脾失调、消化失常、脘腹胀满之证。

【使用注意】脾虚无积滞者慎用。

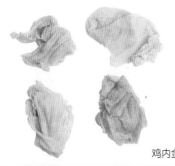

鸡内金
家鸡

鸡矢藤

【基源】为茜草科植物鸡矢藤的地上部分及根。

【植物识别】多年生草质藤本，长3～5m。基部木质，多分枝。叶对生，叶片卵形椭圆形、长圆形至披针形，先端急尖至渐尖，基部宽楔形；叶纸质，新鲜揉之有臭气。聚伞花序排成顶生的带叶的大圆锥花序或腋生而疏散少花；花紫色，先端5裂，镊合状排列，内面红紫色，被粉状柔毛。浆果球形，直径5～7mm，成熟时光亮，草黄色。花期7～8月，果期9～10月。生于溪边、河边、路边、林旁及灌木林中，常攀援于其他植物或岩石上。分布于山东、安徽、江苏、浙江、江西、福建、台湾、广东、广西、湖北、湖南等地。

【药材采集】夏季采收地上部分，秋冬挖掘根部。洗净，地上部分切段，根部切片，鲜用或晒干。生用。

【选购贮藏】以叶多、气味浓者为佳。置干燥处。

【药理】有镇痛、抗炎、降血糖、降血脂及抗肝损伤等作用。

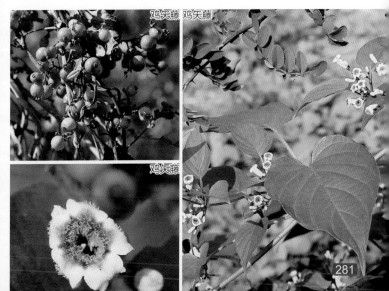

鸡矢藤　鸡矢藤

鸡矢藤

【性味归经】甘、苦，微寒。归脾、胃、肝、肺经。

【功能主治】消食，止痛，解毒，祛湿。用于食积不化、胁肋脘腹疼痛、湿疹、疮痈肿痛。

【用法用量】煎服，10～30g。外用适量，捣敷或煎水洗。

隔山消

【基源】为萝藦科植物耳叶牛皮消的块根。

【植物识别】草质藤本。叶对生，薄纸质，卵形，长5～6cm，宽2～4cm，先端短渐尖，基部耳状心形，基脉3～4条，放射状，侧脉4对。近伞房状聚伞花序半球形，花冠淡黄色，辐状，裂片长圆形。蓇葖果单生，披针形。种子卵形，顶端具白色绢质种毛。花期5～9月，果期7～10月。分布于四川、云南、贵州及东北各地。

【药材采集】冬季采挖，洗净晒干，切片。

【炮制】取原药材，除去杂质，筛去灰沙。洗净，润透，切薄片，干燥。

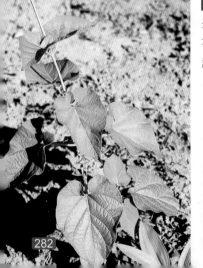

耳叶牛皮消

【性状】干燥块根呈圆柱形，外表黄褐色或红棕色，栓皮粗糙，有明显纵横皱纹，皮孔横长突起，栓皮破裂处露出黄白色的木

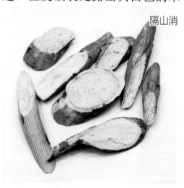

隔山消

质部。质坚硬，断面淡黄棕色，粉质，有辐射状花纹及鲜黄色孔点。气无，味先苦后甜。

【选购贮藏】以切面淡黄棕色、粉性足者为佳。贮干燥容器内，置通风干燥处。

【药理】有助消化、提高记忆力、抗菌作用。

【性味归经】甘、苦，平。归脾、胃、肝经。

【功能主治】消食健胃，理气止痛，催乳。用于饮食积滞证、脘腹胀痛、乳汁不下或不畅。

【用法用量】煎服，9～15g；研末服，1～3g。研末吞服比煎服效果好。

【使用注意】过量服用易引起中毒。

阿魏

【基源】本品为伞形科植物新疆阿魏或阜康阿魏的树脂。

【植物识别】新疆阿魏：多年生一次结果草本，高0.5～1.5m。全株有强烈的蒜样特殊臭气。根大，纺锤形或圆锥形。茎粗壮，通常单一，有柔毛，从基部向上分枝成圆锥状，下部枝互生，上部枝轮生。叶片三角状广椭圆形，三出式三至四回状全裂，末回裂片广椭圆形；基生叶有短柄，柄基部鞘状；茎生叶较小，基部鞘呈卵状披针形，半抱茎。复伞形花序生于茎枝顶端，伞辐5～25，近等长，密被柔毛；中央花序近无梗，侧生花序1～4，较小，在枝上对生或轮生，长度常超出中央花序；花瓣椭圆形，黄色。分生果椭圆形，背腹扁压，果棱突起。花期4～5月，果期5～6月。

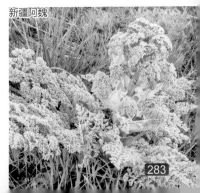
新疆阿魏

【药材采集】春末夏初盛花期至

初果期，分次由茎上部往下斜割，收集渗出的乳状树脂，阴干。

【性状】本品呈不规则的块状和脂膏状。颜色深浅不一，表面蜡黄色至棕黄色。块状者体轻，质地似蜡，断面稍有孔隙；新鲜切面颜色较浅，放置后色渐深。脂膏状者黏稠，灰白色。具强烈而持久的蒜样特异臭气，味辛辣，嚼之有灼烧感。

【选购贮藏】以凝块状、表面具彩色、断面乳白色或稍带微红色、气味浓而持久、纯净无杂质者佳。密闭，置阴凉干燥处。

【性味归经】苦、辛，温。归脾、胃经。

【功能主治】消积，化癥，散痞，杀虫。用于肉食积滞、瘀血癥瘕、腹中痞块、虫积腹痛。

【用法用量】1～1.5g，多入丸散和外用膏药。

【使用注意】脾胃虚弱及孕妇忌服。

十、驱虫药

使君子

【基源】本品为使君子科植物使君子的干燥成熟果实。

【植物识别】落叶攀援状灌木。幼枝被棕黄色短柔毛。叶对生，膜质，卵形或椭圆形，全缘，叶柄下部有关节，叶落后关节以下部分成为棘状物。顶生穗状花序组成伞房状序，花瓣5，先端钝圆，初为白色，后转淡红色。果卵形，具明显的锐棱角5条。花期5～9月，果期秋末。分布于西南及江西、福建、台湾、湖南、广东、广西等地。

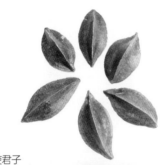

使君子

【药材采集】秋季果皮变紫黑色时采收，除去杂质，干燥。

【炮制】炒使君子仁：取使君子仁，照清炒法炒至有香气。

【性状】本品呈椭圆形或卵圆形，具5条纵棱。表面黑褐色至紫黑色，平滑，微具光泽。质坚硬，横切面多呈五角星形，棱角处壳较厚，中间呈类圆形空腔。种子长椭圆形或纺锤形，表面棕褐色或黑褐色。气微香，味微甜。

【选购贮藏】以个大、仁饱满、

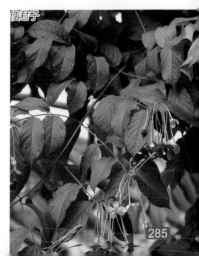

使君子

色黄白者为佳。置通风干燥处，防霉，防蛀。

【药理】有驱虫、改善学习记忆等作用。

【性味归经】甘，温。归脾、胃经。

【功能主治】杀虫消积。用于蛔虫病、蛲虫病、虫积腹痛、小儿疳积。

【用法用量】煎服，9～12g，捣碎；取仁炒香嚼服，6～9g。小儿每岁1～1.5粒，一日总量不超过20粒。空腹服用，每日1次，连用3天。炒使君子仁健脾消积疗疳之力强，用于小儿疳积、乳食停滞等。

【使用注意】大量服用可致呃逆、眩晕、呕吐、腹泻等反应。若与热茶同服，亦能引起呃逆、腹泻，故服用时当忌饮茶。

苦楝皮

【基源】本品为楝科植物楝或川楝的干燥树皮和根皮。

【植物识别】①楝：落叶乔木，高达10m；树皮灰褐色，纵裂。叶为2～3回奇数羽状复叶，小叶对生，卵形、椭圆形至披针形，边缘有钝锯齿，幼时被星状毛，后两面均无毛。圆锥花序，花萼5深裂，裂片卵形或长圆状卵形；花瓣淡紫色，倒卵状匙

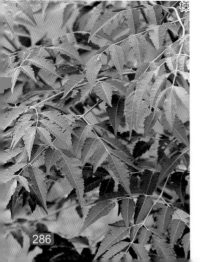

楝

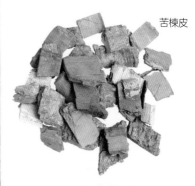

苦楝皮

形。核果球形至椭圆形，内果皮木质，4～5室，每室有种子1颗；种子椭圆形。花期4～5月，果期10～12月。生于低海拔旷野、路旁或疏林中，广泛栽培。分布于我国黄河以南各省区。②川楝：详见川楝子项。川楝与楝的主要区别为小叶全缘或有不明显钝齿，核果大。

【药材采集】春、秋二季剥取，晒干，或除去粗皮，晒干。

【炮制】除去杂质、粗皮，洗净，润透，切丝，干燥。

【性状】药材呈不规则板片状、槽状或半卷筒状。饮片呈不规则的丝状。外表面灰棕色或灰褐色，除去粗皮者呈淡黄色。内表面类白色或淡黄色。切面纤维性，略呈层片状，易剥离。气微，味苦。

【选购贮藏】以皮厚、无粗皮者为佳。置通风干燥处，防潮。

【药理】有驱虫、镇痛，抗炎、抗血栓、抗肿瘤及抗菌等作用。

【性味归经】苦，寒；有毒。归肝、脾、胃经。

【功能主治】杀虫，疗癣。用于蛔虫病、蛲虫病、虫积腹痛；外治疥癣瘙痒。

【用法用量】煎服，4.5～9g。鲜品15～30g。外用适量。

【使用注意】本品有毒，不宜过量或持续久服。有效成分难溶于水，需文火久煎。肝肾功能不良者慎服。孕妇、脾胃虚寒者慎用。

槟榔

【基源】本品为棕榈科植物槟榔的干燥成熟种子。

【植物识别】参见大附子项。

槟榔

【药材采集】春末至秋初采收成熟果实，用水煮后，干燥，除去果皮，取出种子，干燥。

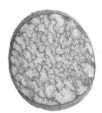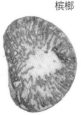

【炮制】①炒槟榔：取槟榔片，照清炒法炒至微黄色。②焦槟

榔：取槟榔片，炒至焦黄色。

【性状】本品呈扁球形或圆锥形，表面淡黄棕色或淡红棕色。饮片呈类圆形的薄片。切面可见棕色种皮与白色胚乳相间的大理石样花纹。气微，味涩、微苦。

【选购贮藏】以切面大理石花纹明显、无虫蛀者为佳。置通风干燥处，防蛀。

【药理】有驱虫、调节肠胃运动功能、改善脑功能、抗血栓形成等作用。

【性味归经】苦、辛，温。归胃、大肠经。

【功能主治】杀虫，消积，行气，利水，截疟。用于绦虫病、蛔虫病、姜片虫病、虫积腹痛、积滞泻痢、里急后重、水肿脚气、疟疾。

【用法用量】煎服，3～10g。驱绦虫、姜片虫30～60g。生用力佳，炒用力缓；鲜者优于陈久者。

【使用注意】脾虚便溏或气虚下陷者忌用；孕妇慎用。

南瓜子

【基源】本品为葫芦科植物南瓜的种子。

【植物识别】一年生蔓生草本。单叶互生；叶柄粗壮，被刚毛；叶片宽卵形或卵圆形，有5角或5浅裂，边缘有小而密的细齿。

南瓜子

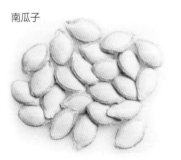

雄花单生，花冠黄色，钟状，5中裂，裂片边缘反卷。瓠果形状多样，外面常有纵沟。种子长卵形或长圆形，灰白色。花期6～7月，果期8～9月。全国大部分地区均产。

【药材采集】夏、秋季果实成熟时采收，取子，晒干。研粉生用，以新鲜者良。

【性状】种子扁圆形，表面淡黄白以至淡黄色，两面平坦而微隆起。除去种皮，有黄绿色薄膜状胚乳。气微香，味微甘。

【选购贮藏】以干燥、粒饱满、外壳黄白者为佳。

【药理】有驱虫、抗高血压、抗氧化、降血糖等作用。

【性味归经】甘，平。归胃、大肠经。

【功能主治】杀虫。用于绦虫病、蛔虫病及血吸虫病。

【用法用量】研粉，60～120g。冷开水调服。

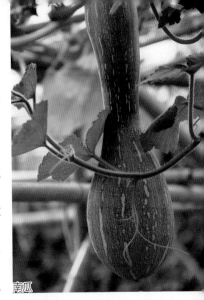

南瓜

鹤草芽

【基源】本品为蔷薇科植物龙芽草（仙鹤草）的冬芽。

【植物识别】多年生草木，高30～120cm。奇数羽状复叶互生，小叶有大小2种，相间生于叶轴上，小叶几无柄，倒卵形至倒卵状披针形，边缘有急尖至圆钝锯齿。总状花序单一或2～3个生于茎顶，花瓣5，长圆形，黄色。瘦果倒卵圆锥形，外面有10条肋，先端有数层钩刺。花果

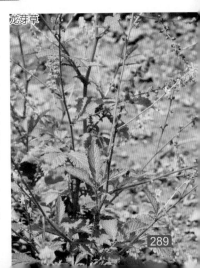

龙芽草

期5 ～ 12月。我国大部分地区有分布。

【药材采集】冬、春季新株萌发前挖取根茎，去老根及棕褐色绒毛，留取幼芽，晒干。研粉用。

【选购贮藏】以芽完整者为佳。置通风干燥处。

【药理】有驱绦虫及抗菌作用。

【性味归经】苦、涩，凉。归胃经。

【功能主治】杀虫。用于绦虫病。

【用法用量】研粉吞服，每日30 ～ 45g，小儿0.7 ～ 0.8g/kg，每日1次，早起空腹服。一般在服药后5 ～ 6小时可排出虫体。

【使用注意】不宜入煎剂，因有效成分几乎不溶于水，遇热易被破坏。服药后偶见恶心、呕吐、腹泻、头晕、出汗等反应。

雷丸

【基源】本品为白蘑科真菌雷丸的干燥菌核。

【药材采集】秋季采挖，洗净，晒干。

【炮制】洗净，晒干，粉碎。不得蒸煮或高温烘烤。

【性状】表面黑褐色或灰褐色，有略隆起的不规则网状细纹。切面白色或浅灰黄色，常有黄白色大理石样纹理。气微，味微苦。

【选购贮藏】以个大、质坚、断面色白者为佳。断面色褐呈角质样者，不可供药用。置阴凉干燥处。

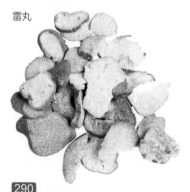
雷丸

【药理】有驱虫及抗肿瘤作用。

【性味归经】微苦，寒。归胃、大肠经。

【功能主治】杀虫消积。用于绦虫病、钩虫病、蛔虫病、虫积腹痛、小儿疳积。

【用法用量】入丸、散，15 ～

21g。一次5～7g，饭后用温开水调服，一日3次，连服3天。

【使用注意】不宜入煎剂。因本品含蛋白酶，加热60℃左右即易于破坏而失效。有虫积而脾胃虚寒者慎服。

鹤虱

【基源】本品为菊科植物天名精的干燥成熟果实。

【植物识别】多年生草本，高50～100cm。茎直立，上部多分枝，密生短柔毛，下部近无毛。叶互生；下部叶片宽椭圆形或长圆形，先端尖或钝，基部狭成具翅的叶柄，边缘有不规则的锯齿或全缘，上面有贴生短毛，上部叶片渐小，长圆形，无柄。头状花序多数，沿茎枝腋生；总苞钟状球形，总苞片3层；花黄色，外围的雌花花冠丝状。花期6～8月，果期9～10月。生于山坡、路旁或草地上。分布于我国大部分地区。

【药材采集】秋季果实成熟时采收，晒干，除去杂质。

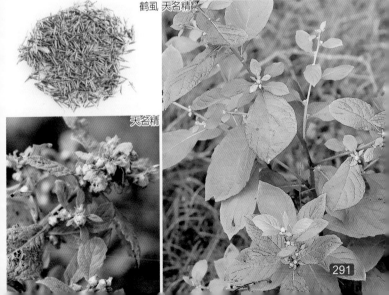

鹤虱 天名精

天名精

【性状】本品呈圆柱状，细小。表面黄褐色或暗褐色，具多数纵棱。顶端收缩呈细喙状，先端扩展成灰白色圆环；基部稍尖，有着生痕迹。气特异，味微苦。

【选购贮藏】以粒匀、充实、尝之有黏性者为佳。置阴凉干燥处。

【性味归经】苦、辛，平；有小毒。归脾、胃经。

【功能主治】杀虫消积。用于蛔虫病、蛲虫病、绦虫病、虫积腹痛、小儿疳积。

【用法用量】煎服，3～9g。

【使用注意】鹤虱有毒，孕妇禁用。

南鹤虱

【基源】本品为伞形科植物野胡萝卜的干燥成熟果实。

【植物识别】二年生草本，高20～120cm。全株被白色粗硬毛。基生叶薄膜质，长圆形，二至三回羽状全裂，末回裂片线形或披针形；茎生叶近无柄，有叶鞘，末回裂片小而细长。复伞形花序顶生，总苞片多数，叶状，羽状分裂，裂片线形；花通常白色，有时带淡红色。双悬果长卵形具棱，棱上有翅，棱上有短钩刺或白色刺毛。花期5～7月，果期6～8月。分布于江苏、安徽、浙江、江西、湖北、四川、贵州等地。

【药材采集】秋季果实成熟时采收，晒干，打下果实，除去杂质。

【性状】本品为双悬果，呈椭圆形，多裂为分果。表面淡绿棕色或棕黄色，顶端有花柱残基，基部钝圆，背面隆起，具4条窄翅状次棱，翅上密生1列黄白色钩刺，次棱间的凹下处有不明显的主棱，其上散生短柔毛，接合面平坦，有3条脉纹。体轻。搓碎时有特异香气，味微辛、苦。

【选购贮藏】以粒均匀、饱满者为佳。置通风干燥处。

【药理】有驱虫、抗菌、抗炎、镇痛、抗腹泻等作用。

【性味归经】苦、辛，平；有小毒。归脾、胃经。

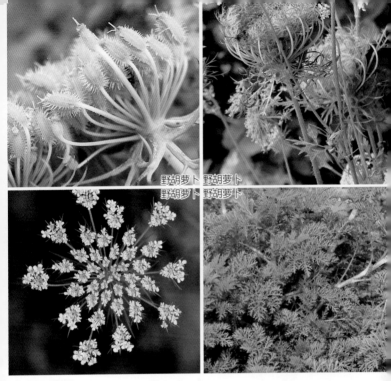

野胡萝卜　野胡萝卜
野胡萝卜　野胡萝卜

【功能主治】杀虫消积。用于蛔虫病、蛲虫病、绦虫病、虫积腹痛、小儿疳积。

【用法用量】煎服，3～10g，或入丸、散。外用适量。

【使用注意】本品有小毒，服后可有头晕、恶心、耳鸣、腹痛等反应，故孕妇、腹泻者忌用。

榧子

【基源】本品为红豆杉科植物榧的干燥成熟种子。

【植物识别】常绿乔木，高达25m。小枝近对生或轮生。叶呈假二列状排列，线状披针形，先端突刺尖，基部几成圆形，全缘，

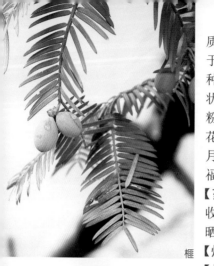

榧

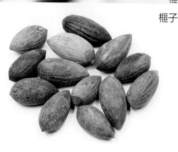

榧子

质坚硬，中肋显明。雄球花单生于叶腋，雌球花成对生于叶腋。种子核果状，矩状椭圆形或倒卵状长圆形，先端有小短尖，有白粉，红褐色，有不规则的纵沟。花期4月。种子成熟期为次年10月。分布于安徽、江苏、浙江、福建、江西、湖南、湖北等地。

【药材采集】秋季种子成熟时采收，除去肉质假种皮，洗净，晒干。

【炮制】去壳取仁。用时捣碎。

【性状】本品呈卵圆形或长卵圆形，表面灰黄色或淡黄棕色，有纵皱纹，一端钝圆，可见椭圆形的种脐，另端稍尖。种皮质硬，厚约1mm。种仁表面皱缩，外胚乳灰褐色，膜质；内胚乳黄白色，肥大，富油性。气微，味微甜而涩。

【选购贮藏】以完整、饱满，种仁色黄白者为佳。置阴凉干燥处，防蛀。

【药理】有驱虫、调脂、抗肿瘤等作用。

【性味归经】甘，平。归肺、胃、大肠经。

【功能主治】杀虫消积，润肺止咳，润燥通便。用于钩虫病、蛔虫病、绦虫病、虫积腹痛、小儿疳积、肺燥咳嗽、大便秘结。

【用法用量】煎服，10～15g。炒熟嚼服，一次用15g。

【使用注意】入煎服宜生用。大便溏薄、肺热咳嗽者不宜用。服榧子时，不宜食绿豆，以免影响疗效。

芜荑

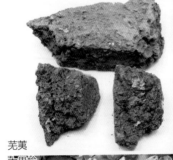

芜荑

【基源】本品为榆科植物大果榆果实的加工品。

【植物识别】落叶小乔木或灌木，高15～30m。枝常有木栓质翅。叶互生，叶片宽倒卵形或椭圆状倒卵形，长5～10cm，宽3～7cm，中上部最宽，先端突尖，基部狭或浅心形，两边不对称，两面粗糙，有粗毛，边缘具钝单锯齿或重锯齿。花数朵簇生，花大，花被4～5裂，绿色。翅果特大，长2.5～3.5cm，宽2.2～2.5cm。花期4～5月，果熟期5～6月。分布于东北、华北及陕西、甘肃、青海、江苏、安徽、河南等地。

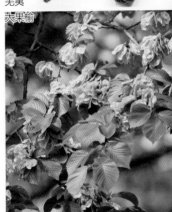

大果榆

【药材制作】夏季果实成熟时采集，晒干，搓去膜翅，取出种子浸于水中，待发酵后，加入榆树皮面、红土、菊花末，用温开水调成糊状，摊于平板上，切成小方块，晒干入药。

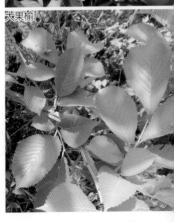

大果榆

【性状】加工品呈扁平方块状，表面黄褐色，有多数小孔和空隙，杂有纤维和种子。体质松脆而粗糙，断面黄黑色，易成鳞片状剥离。气特异，味微酸涩。

【药理】具有驱虫、抗真菌作用。

【性味归经】辛、苦，温。归脾、胃经。

【功能主治】杀虫消积。用于虫积腹痛、小儿疳积。本品研末，用醋或蜜调涂患处，用治疥癣瘙痒、皮肤恶疮。

【用法用量】煎服，3～10g。入丸、散，每次2～3g。外用适量，研末调敷。

【使用注意】脾胃虚弱者、肺及脾燥热者忌服。

十一、止血药

（一）凉血止血药

小蓟

【基源】本品为菊科植物刺儿菜的干燥地上部分。

【植物识别】多年生草本。茎直立，高30～80cm。茎生叶互生，长椭圆形或长圆状披针形，两面均被蛛丝状绵毛，叶缘有细密的针刺或刺齿。头状花序单生于茎顶或枝端，花冠紫红色。瘦果长椭圆形，冠毛羽毛状。花期5～7月，果期8～9月。全国大部分地区均产。

【药材采集】夏、秋二季花开时采割，除去杂质，晒干。

【炮制】①小蓟：除去杂质，洗净，稍润，切段，干燥。②小蓟炭：取净小蓟段，照炒炭法炒至黑褐色。

刺儿菜

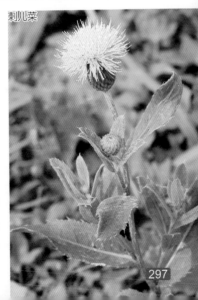

【选购贮藏】以叶多、色绿者为佳。置通风干燥处。

【药理】有止血、抗菌、抗肿瘤等作用。

【性味归经】甘、苦，凉。归心、肝经。

【功能主治】凉血止血，散瘀解毒消痈。用于衄血、吐血、尿血、血淋、便血、崩漏、外伤出血、痈肿疮毒。

【用法用量】煎服，5～12g，鲜品加倍。外用鲜品适量，捣敷患处。小蓟炒炭收敛止血作用增强。

大蓟

【基源】本品为菊科植物蓟的干燥地上部分。

【植物识别】多年生宿根草本。茎高100～150cm，有纵条纹，密被白软毛。叶互生，羽状分裂，裂片5～6对，先端尖，边缘具不等长浅裂和斜刺，基部渐狭，形成两侧有翼的扁叶柄，茎生叶向上逐渐变小。头状花序，单生在枝端；总苞球形，苞片6～7列，披针形，锐头，有刺；全部为管状花，紫红色。瘦果扁椭圆形。花期5～6月，果期6～8月。全国大部分地区有分布。

【药材采集】夏、秋二季花开时采割地上部分，除去杂质，晒干。

【炮制】①大蓟：除去杂质，抢水洗或润软后，切段，干燥。
②大蓟炭：取大蓟段，炒至黑褐色。

【选购贮藏】以叶多、色灰绿者为佳。置通风干燥处。

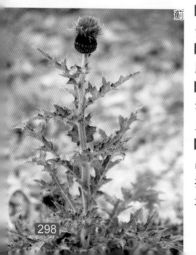
蓟

【药理】有止血、降血压、抗菌等作用。

【性味归经】甘、苦，凉。归心、肝经。

【功能主治】凉血止血，散瘀解毒消痈。用于衄血、吐血、尿血、便血、崩漏、外伤出血、痈肿疮毒。

【用法用量】煎服，10～15g，鲜品可用30～60g。外用鲜品适量，捣敷患处。大蓟炭收敛止血作用增强。

地榆

【基源】本品为蔷薇科植物地榆或长叶地榆的干燥根。

【植物识别】①地榆：多年生草本，高1～2m。茎直立，有棱。单数羽状复叶，互生；根生叶较茎生叶大，具长柄，茎生叶近于无柄，有半圆形环抱状托叶，托叶边缘具三角状齿；小叶5～19片，椭圆形至长卵圆形，边缘具尖圆锯齿。花小，密集成倒卵形、短圆柱形或近球形的穗状花序，疏生于茎顶；花暗紫色，花被4裂，裂片椭圆形或广卵形。瘦果椭圆形或卵形，有4纵棱，呈狭翅状。花、果期6～9月。全国大部地区均有分布。②长叶地榆：与地榆的主要区别为小叶带状长圆形至带状披针形。

【药材采集】春季将发芽时或秋季植株枯萎后采挖，除去须根，洗净，干燥，或趁鲜切片，干燥。

【炮制】①地榆：除去杂质；未切片者，洗净，除去残茎，润透，切厚片，干燥。②地榆炭：取净地榆片，炒至表面焦黑色、内部棕褐色。

【性状】外表皮灰褐色至深褐色。切面较平坦，粉红色、淡黄色或黄棕色，木部略呈放射状排列；或皮部有多数黄棕色绵状纤维。气微，味微苦涩。

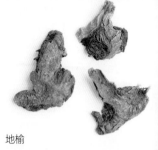

地榆

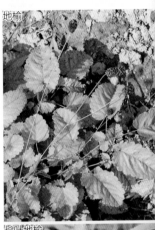

地榆

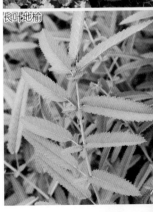

长叶地榆

【选购贮藏】以皮部有绵状纤维、切面黄棕色者为佳。置通风干燥处，防蛀。

【药理】有止血、抗烫伤、抗菌、抗炎、促进造血等作用。

【性味归经】苦、酸、涩，微寒。归肝、大肠经。

【功能主治】凉血止血，解毒敛疮。用于便血、痔血、血痢、崩漏、水火烫伤、痈肿疮毒。

【用法用量】煎服，10～15g，大剂量可用至30g；或入丸、散。外用适量。止血多炒炭用，解毒敛疮多生用。

【使用注意】虚寒性便血、下痢、崩漏及出血有瘀者慎用。对于大面积烧伤病人，不宜使用地榆制剂外涂。

槐花

【基源】本品为豆科植物槐的干燥花及花蕾。

【植物识别】落叶乔木，高达25m。树皮灰色或深灰色，粗糙纵裂；枝棕色，皮孔明显。单数羽状复叶互生，叶柄基部膨大；小叶7～15，卵状长圆形或卵状披针形，全缘。圆锥花序顶生；花乳白色，花冠蝶形，旗瓣同心形，有短爪。荚果有节，呈连珠状。花期7～8月，果期10～11月。我国大部分地区有分布。

【药材采集】夏季花开放或花蕾形成时采收，及时干燥，除去枝、梗及杂质。前者习称"槐花"，后者习称"槐米"。

【炮制】①炒槐花：取净槐花，照清炒法炒至表面深黄色。②槐花炭：取净槐花，照炒炭法炒至表面焦褐色。

【选购贮藏】槐花以花整齐不碎、色黄者为佳。槐米以花蕾多、色黄绿者为佳。置干燥处，防潮，防蛀。

【药理】止血、抗炎、抗病原微生物等作用。

【性味归经】苦，微寒。归肝、大肠经。

【功能主治】凉血止血，清肝泻火。用于便血、痔血、血痢、崩

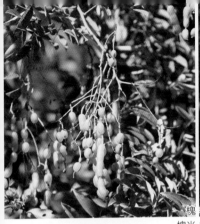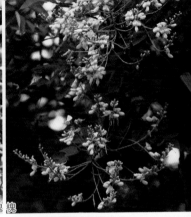

槐 槐

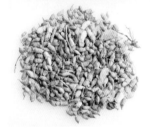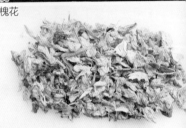

槐米 槐花

漏、吐血、衄血、肝热目赤、头痛眩晕。

【用法用量】煎服，5～10g。外用适量。止血多炒炭用，清热泻火宜生用。

【使用注意】脾胃虚寒及阴虚发热而无实火者慎用。

槐角

【基源】本品为豆科植物槐的干燥成熟果实。

【植物识别】见槐花项。

【药材采集】冬季采收，除去杂质，干燥。

【炮制】蜜槐角：取净槐角，加炼蜜拌润，炒至不粘手。

【性状】本品呈连珠状。表面黄绿色或黄褐色，皱缩而粗糙，背

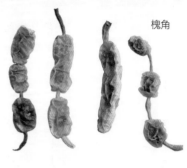

槐角

缝线一侧呈黄色。果肉气微，味苦，种子嚼之有豆腥气。

【选购贮藏】以角长、饱满、色黄绿、质柔润者为佳。置通风干燥处，防蛀。

【药理】有止血作用。

【性味归经】苦，寒。归肝、大肠经。

【功能主治】清热泻火，凉血止血。用于肠热便血、痔肿出血、肝热头痛、眩晕目赤。

【用法用量】煎服，6～9g，或入丸、散。蜜槐角宜用于便血、痔血兼有便秘者。

【使用注意】孕妇慎用。

侧柏叶

【基源】本品为柏科植物侧柏的干燥枝梢和叶。

【植物识别】常绿乔木，高达20m。树冠圆锥形，树皮红褐色，呈鳞片状剥落。小枝扁平，呈羽状排列。叶十字对生，细小

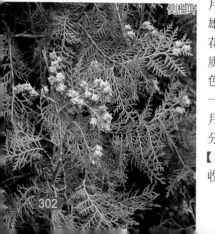

侧柏叶

片状，紧贴于小枝上，亮绿色。雄球花呈卵圆形，具短柄；雌球花球形，无柄。球果卵圆形，肉质，浅蓝色，后变为木质，深褐色而硬，裂开，果鳞的顶端有一钩状刺，向外方卷曲。花期4月，果期9～10月。全国大部分地区有分布。

【药材采集】多在夏、秋二季采收，阴干。

【炮制】侧柏炭：取净侧柏叶，照炒炭法炒至表面黑褐色，内部焦黄色。

【选购贮藏】以枝嫩、色深绿者为佳。置干燥处。

【药理】有止血、抗炎、抗菌等作用。

【性味归经】苦、涩，寒。归肺、肝、脾经。

【功能主治】凉血止血，化痰止咳，生发乌发。用于吐血、衄血、咯血、便血、崩漏下血、肺热咳嗽、血热脱发、须发早白。

【用法用量】煎服，6～12g。外用适量。止血多炒炭用，化痰止咳宜生用。

白茅根

【基源】本品为禾本科植物白茅的干燥根茎。

【植物识别】多年生草本。根茎白色，匍匐横走。秆丛生，直立，圆柱形。叶多丛集基部，叶片线形或线状披针形，根生叶长，几与植株相等，茎生叶较短。圆锥花序柱状，分枝短缩密集；小穗披针形或长圆形，每小穗具1花，基部被白色丝状柔毛。颖果椭圆形，暗褐色。花期5～6月，果期6～7月。分布于东北、华北、华东、中南、西南及陕西、甘肃等地。

【药材采集】春、秋二季采挖，洗净，晒干，除去须根和膜质叶鞘，捆成小把。

【炮制】茅根炭：取净白茅根段，照炒炭法炒至焦褐色。

【性状】本品呈圆柱形的段。外表皮黄白色或淡黄色，微有光泽，具纵皱纹，有的可见稍隆起的节。切面皮部白色，多有裂隙，放射状排列，中柱淡黄色或中空，易与皮部剥离。气微，味微甜。

【选购贮藏】以色白、味甜者为佳。置干燥处。

【药理】有止血、利尿、抗炎等作用。

【性味归经】甘，寒。归肺、胃、膀胱经。

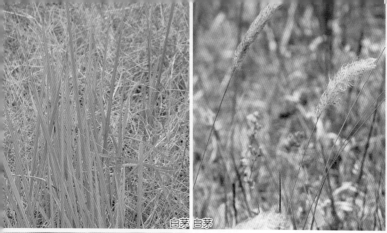

白茅 白茅

白茅 白茅根

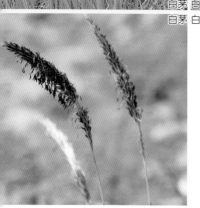

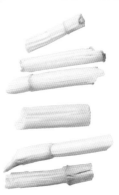

【功能主治】凉血止血，清热利尿。用于血热吐血、衄血、尿血、热病烦渴、湿热黄疸、水肿尿少、热淋涩痛。

【用法用量】煎服，9～30g，鲜品30～60g，以鲜品为佳，可捣汁服。多生用，止血亦可炒炭用。

苎麻根

【基源】本品为荨麻科植物苎麻的根和根茎。

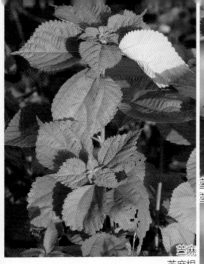

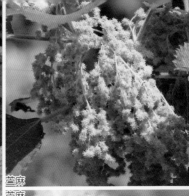

苎麻
苎麻

苎麻
苎麻根

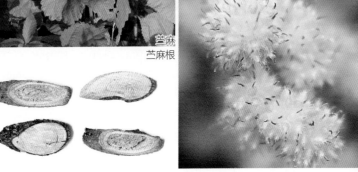

【植物识别】 多年生草本，高达2m。茎直立，分枝，有柔毛。单叶互生，阔卵形或卵圆形，边缘有粗锯齿，基部浑圆或阔楔形，上面绿色，粗糙，下面除叶脉外全部密被白色绵毛；叶柄有柔毛。花小成束，为腋生的圆锥花序；雄花黄白色，花被4片；雌花淡绿色，花被4片。瘦果细小，椭圆形，集合成小球状。花期5～6月，果熟期9～10月。我国中部、南部、西南及山东、江苏、安徽、浙江、陕西、河南等地均有栽培。

【药材采集】 冬、春季采挖，洗净，晒干。

【炮制】 除去杂质，洗净，润透，切厚片，干燥。

【性状】 根呈不规则圆柱形，略弯曲。表面灰棕色，密生疣状突起及横向皮孔。切面皮部棕色，易剥落，木部黄白色。质坚硬，断面粉性。气微，味淡，有黏性。

【选购】以灰棕色、条匀、坚实、无空心者为佳。

【药理】有止血、抗菌等作用。

【性味归经】甘，寒。归心、肝经。

【功能主治】凉血止血，安胎，清热解毒。用于血热出血证、胎动不安、胎漏下血，热毒痈肿。

【用法用量】煎服，10～30g。外用适量，鲜品捣敷。

羊蹄

【基源】为蓼科植物羊蹄或尼泊尔羊蹄的根。

【植物识别】多年生草本。茎直立，高50～100cm，上部分枝，具沟槽。基生叶长圆形或披针状长圆形，长8～25cm，宽3～10cm，顶端急尖，基部圆形或心形，边缘微波状；茎上部叶狭长圆形；叶柄长2～12cm。花序圆锥状，多花轮生；花梗细长，中下部具关节；花被片6，淡绿色，外花被片椭圆形，内花被片果时增大，宽心形，顶端渐尖，基部心形，网脉明显，边缘具不整齐的小齿，全部具小瘤，小瘤长卵形。瘦果宽卵形，具3锐棱。花期5～6月，果期6～7月。生田边路旁、河滩、沟边湿地。分布于东北、华北、陕西、华东、华中、华南、四川及贵州。

【药材采集】秋季8～9月采挖，洗净，晒干或切片生用。

【性状】羊蹄根类圆锥形。根表面棕灰色，具纵皱纹及横向突起的皮孔样疤痕。质硬易折断，断面灰黄色颗粒状。气特殊，味微苦涩。

【药理】有促凝血、抑菌、降压、利胆等作用。

【性味归经】苦、涩，寒。归心、肝、大肠经。

【功能主治】凉血止血，解毒杀虫，泻下。用于血热出血证、疥

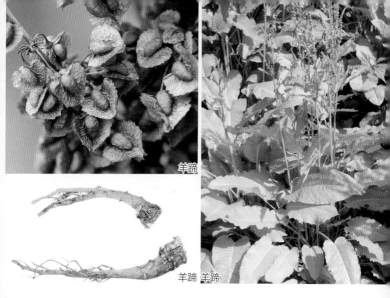

羊蹄

羊蹄 羊蹄

癣、疮疡、烫伤、大便秘结。

【用法用量】煎服，10～15g；鲜品30～50g，也可绞汁去渣服用。外用适量。

瓦松

【基源】为景天科植物瓦松的干燥地上部分。

【植物识别】二年生草本。一年生莲座丛的叶短；莲座叶线形，先端增大，为白色软骨质，半圆形，有齿；二年生花茎一般高10～20cm；叶互生，疏生，有刺，线形至披针形。花序总状，紧密，或下部分枝，可呈宽20cm的金字塔形；花瓣5，红色，披针状椭圆形，先端渐尖；雄蕊10，与花瓣同长或稍短，花药紫色；鳞片5，近四方形。花期8～9月，果期9～10月。生于山坡石上或屋瓦上。分布于湖北、安徽、江苏、浙江、青海、宁夏、甘肃、陕西、河南、山东、山西、河北、内蒙古、辽宁、

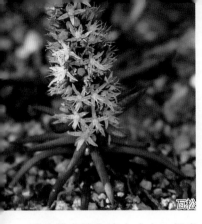
瓦松

黑龙江。

【药材采集】夏、秋二季花开时采收，除去根及杂质，晒干。

【炮制】除去残根及杂质，切段。

【选购贮藏】以花穗带红色者为佳。置通风干燥处。

【药理】有抗胃溃疡、抗菌、强心等作用。

【性味归经】酸，苦，凉。归肝、肺、脾经。

【功能主治】凉血止血，解毒，敛疮。用于血痢、便血、痔血、疮口久不愈合。

【用法用量】煎服，3～9g。外用适量，研末涂敷患处。

（二）化瘀止血药

三七

【基源】本品为五加科植物三七的干燥根和根茎。

【植物识别】多年生草本，高达30～60cm。掌状复叶，3～4枚轮生于茎端；叶柄细长，小叶3～7枚；小叶片椭圆形至长圆状倒卵形，中央数片较大，最下2片最小，边缘有细锯齿，表面沿脉有细刺毛。总花梗从茎端叶柄中央抽出，直立，伞形花序单独顶生；花瓣5，长圆状卵形，黄绿色。核果浆果状肾形。花期6～8月，果期8～10月。多为栽培。分布于江西、湖北、广东、广西、四川、云南等地。

【药材采集】秋季花开前采挖，洗净，分开主根、支根及根茎，干燥。

【性状】主根呈类圆锥形或圆柱形，表面灰褐色或灰黄色，有断续的纵皱纹和支根痕。顶端有茎痕，周围有瘤状突起。体重，质坚实，断面灰绿色、黄绿色或灰白色，木部微呈放射状排列。气微，味苦回甜。

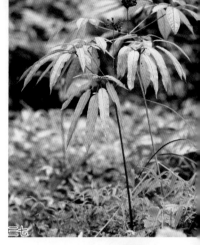

三七

【炮制】三七粉：取三七，洗净，干燥，碾细粉。

【选购贮藏】以个大、体重、质坚实、断面灰绿色者为佳。置阴凉干燥处，防蛀。

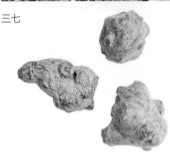

三七

【药理】有抗血栓形成、抗脑缺血、抗心肌损伤、抗心律失常、抗炎、降血脂、调节免疫、保护肝肾、改善学习记忆、抗疲劳及延缓衰老等作用。

【性味归经】甘、微苦，温。归肝、胃经。

【功能主治】散瘀止血，消肿定痛。用于咯血、吐血、衄血、便血、崩漏、外伤出血、胸腹刺痛、跌扑肿痛。

【用法用量】研末吞服，一次 1 ～ 3g；煎服，3 ～ 10g。外用适量，研末外掺或调敷。

【使用注意】孕妇慎用。

茜草

【基源】本品为茜草科植物茜草的干燥根和根茎。

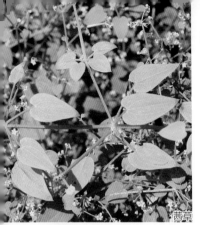

茜草
茜草

【植物识别】多年生攀援草本。茎四棱形，棱上生多数倒生的小刺。叶四片轮生，具长柄；叶片形状变化较大，卵形、三角状卵形、宽卵形至窄卵形，上面粗糙，下面沿中脉及叶柄均有倒刺，全缘，基出脉5。聚伞花序圆锥状，腋生及顶生；花小，黄白色；花冠辐状，5裂，裂片卵状三角形。浆果球形。花期6～9月，果期8～10月。分布于全国大部分地区。

【药材采集】春、秋二季采挖，除去泥沙，干燥。

【炮制】①茜草：除去杂质，洗净，润透，切厚片或段，干燥。②茜草炭：取茜草片或段，照炒炭法炒至表面焦黑色。

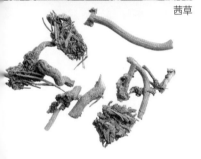

【性状】根呈圆柱形，外表皮红棕色或暗棕色，具细纵纹；皮部脱落处呈黄红色。切面皮部狭，紫红色，木部宽广，浅黄红色，导管孔多数。气微，味微苦，久嚼刺舌。

【选购贮藏】以切面色黄红者为佳。置干燥处。

【药理】有止血、抗炎、抗肿瘤及抗氧化等作用。

【性味归经】苦，寒。归肝经。

【功能主治】凉血，祛瘀，止血，通经。用于吐血、衄血、崩漏、外伤出血、瘀阻经闭、关节痹痛、跌扑肿痛。

【用法用量】煎服，6～10g。亦入丸、散。止血炒炭用，活血通经生用或酒炒用。

蒲黄

【基源】本品为香蒲科植物东方香蒲或同属植物的干燥花粉。

【植物识别】东方香蒲：多年生水生或沼生草本。根状茎乳白色。地上茎粗壮，向上渐细，高1.3～2m。叶片条形，长40～70cm，宽0.4～0.9cm，光滑无毛，上部扁平，下部腹面微凹，背面逐渐隆起呈凸形；叶鞘抱茎。雌雄花序紧密连接；雄花序长2.7～9.2cm，花序轴具白色弯曲柔毛；雌花序长4.5～15.2cm。小坚果椭圆形至长椭圆形。种子褐色，微弯。花果期5～8月。生于湖泊、池塘、沟渠、沼泽及河流缓流带。全国各地广泛分布。

【药材采集】夏季采收蒲棒上部的黄色雄花序，晒干后碾轧，筛取花粉。

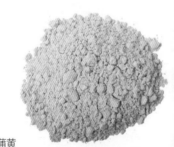

蒲黄

【炮制】蒲黄炭：取净蒲黄，照炒炭法炒至棕褐色。

【性状】本品为黄色粉末。体轻，放水中则飘浮水面。手捻有滑腻感，易附着手指上。气微，味淡。

【选购贮藏】以粉细、体轻、色鲜黄、滑腻感强者为佳。置干燥处。

【药理】有抗血栓形成、止血、抗心肌缺血、抗脑缺血、降血脂、镇痛及抗炎等作用。

【性味归经】甘、平。归肝、心包经。

【功能主治】止血，化瘀，通淋。用于吐血、衄血、咯血、崩漏、外伤出血、经闭痛经、胸腹刺痛、

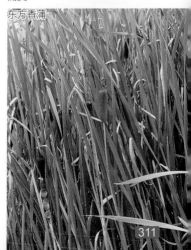

东方香蒲

跌扑肿痛、血淋涩痛。

【用法用量】煎服，5～10g，包煎。外用适量，研末外掺或调敷。止血多炒用，化瘀、利尿多生用。

【使用注意】孕妇慎用。

花蕊石

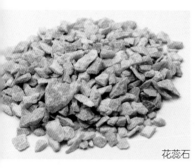
花蕊石

【基源】本品为变质岩类岩石蛇纹大理岩。主产于山西、陕西、河南、河北、江苏。

【药材采集】采挖后，除去杂石及泥沙，砸成碎块。

【炮制】煅花蕊石：取净花蕊石，煅至红透。

【性状】本品为粒状和致密块状的集合体，呈不规则的块状，具棱角，而不锋利。白色或浅灰白色，其中夹有点状或条状的蛇纹石，呈浅绿色或淡黄色，习称"彩晕"，对光观察有闪星状光泽。体重，质硬，不易破碎。气微，味淡。

【选购贮藏】以质坚硬、色白带"彩晕"者为佳。置干燥处。

【药理】有止血作用。

【性味归经】酸、涩，平。归肝经。

【功能主治】化瘀止血。用于咯血、吐血、外伤出血、跌扑伤痛。

【用法用量】4.5～9g，多研末服。外用适量，研末外掺或调敷。

【使用注意】孕妇忌用。

降香

【基源】本品为豆科植物降香檀树干和根的干燥心材。

【植物识别】乔木，高10～15m。小枝有苍白色、密集的皮孔。奇数羽状复叶互生，小叶9～13片，近革质，卵形或椭圆形，先端渐尖或急尖，钝头，基部圆或阔楔形，复叶顶端的1枚小叶最大，往下渐小，基部1对长仅为顶小叶的1/3。圆锥花序腋生，花小，花萼钟状，裂齿5，下面1齿较长；花冠淡黄色或乳白色，旗瓣近倒心形，先端微凹，翼瓣长椭圆形，龙骨瓣半月形，各瓣均具爪。荚果舌状长椭圆形。花期3～4月，果期10～11月。分布于海南、广东、广西、云南等地。

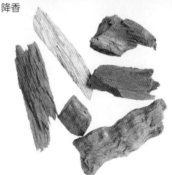

降香檀

降香

【药材采集】全年均可采收，除去边材，阴干。

【炮制】除去杂质，劈成小块，碾成细粉或镑片。

【性状】本品呈类圆柱形或不规则块状。表面紫红色或红褐色，切面有致密的纹理。质硬，有油性。气微香，味微苦。

【选购贮藏】以色紫红、坚实、富油性、香气浓者为佳。置阴凉干燥处。

【药理】有抗血栓形成、抗凝血等作用。

【性味归经】辛，温。归肝、脾经。

【功能主治】化瘀止血，理气止痛。用于吐血、衄血、外伤出血、肝郁胁痛、胸痹刺痛、跌扑伤痛、呕吐腹痛。

【用法用量】煎服，9～15g，后下。外用适量，研细末敷患处。

（三）收敛止血药

白及

【基源】本品为兰科植物白及的干燥块茎。

【植物识别】多年生草本，高15～70cm。茎直立。叶片3～5，披针形或宽披针形，基部下延成长鞘状，全缘。总状花序顶生，花紫色或淡红色，唇瓣倒卵形，白色或具紫纹，上部3裂，中裂片边缘有波状齿，先端内凹，中央具5条褶片，侧裂片直立，合抱蕊柱，稍伸向中裂片，但不及中裂片的一半。蒴果圆柱形，具6纵肋。花期4～5月，果期7～9月。分布于华东、中南、西南及河北、山西、陕西、甘肃、台湾等地。

【药材采集】夏、秋二季采挖，除去须根，洗净，置沸水中煮或蒸至无白心，晒至半干，除去外皮，晒干。

【炮制】洗净，润透，切薄片，晒干。

【性状】本品呈不规则的薄片。外表皮灰白色或黄白色。切面类白色，角质样，半透明，维管束小点状，散生。质脆。气微，味苦，嚼之有黏性。

【选购贮藏】以切面色白、角质样者为佳。置通风干燥处。

白及

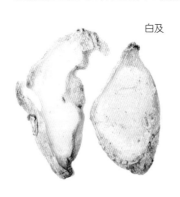

【药理】有止血、促进伤口愈合、抗胃溃疡、抗肿瘤及抗菌等作用。

【性味归经】苦、甘、涩，微寒。归肺、肝、胃经。

【功能主治】收敛止血，消肿生肌。用于咯血、吐血、外伤出血、疮疡肿毒，皮肤皲裂。

【用法用量】煎服，6～15g；研末吞服，3～6g。外用适量。

【使用注意】不宜与川乌、制川

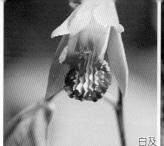

白及

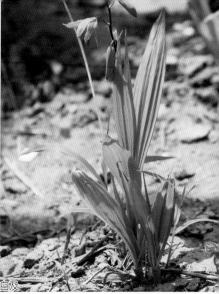

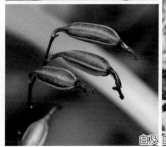

白及 白及

乌、草乌、制草乌、附子同用。

仙鹤草

【基源】本品为蔷薇科植物龙芽草的干燥地上部分。

【植物识别】参见鹤草芽项下。

【药材采集】夏、秋二季茎叶茂盛时采割，除去杂质，干燥。

【炮制】除去残根和杂质，洗净，稍润，切段，干燥。

【选购贮藏】以茎红棕色、质嫩、叶多者为佳。置通风干燥处。

【药理】有抗炎、镇痛、抗肿瘤、降血糖及降血压等作用。

【性味归经】苦、涩，平。归心、肝经。

【功能主治】收敛止血，截疟，止痢，解毒，补虚。用于咯血、吐血、崩漏下血、疟疾、血痢、痈肿疮毒、阴痒带下、脱力劳伤。

【用法用量】煎服，6～12g。外用适量。

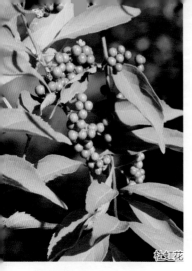

杜虹花

紫珠叶

【基源】本品为马鞭草科植物杜虹花的干燥叶。

【植物识别】灌木，高1～3m；小枝、叶柄和花序均密被灰黄色星状毛和分枝毛。叶片卵状椭圆形或椭圆形，边缘有细锯齿。聚伞花序，通常4～5次分歧；花冠紫色或淡紫色，裂片钝圆。果实近球形，紫色。花期5～7月，果期8～11月。分布于我国南部。

【药材采集】夏、秋二季枝叶茂盛时采摘，干燥。

【炮制】除去杂质，洗净，切段，干燥。

【选购贮藏】以叶片完整、质嫩者为佳。置通风干燥处。

【药理】有止血、促进组织愈合、抗菌、镇痛及抗炎等作用。

【性味归经】苦、涩，凉。归肝、肺、胃经。

【功能主治】凉血收敛止血，散瘀解毒消肿。用于衄血、咯血、吐血、便血、崩漏、外伤出血、热毒疮疡、水火烫伤。

【用法用量】煎服，3～15g；研末吞服1.5～3g。外用适量，敷于患处。

棕榈

【基源】本品为棕榈科植物棕榈的干燥叶柄。

【植物识别】常绿乔木，高达10m。茎秆圆柱形，粗壮挺立，不分枝，残留的褐色纤维状老叶鞘层层包被于茎秆上，脱落后呈环状的节。叶簇生于茎顶，向外展开；叶片近圆扇状，具多数

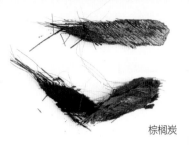

棕榈炭

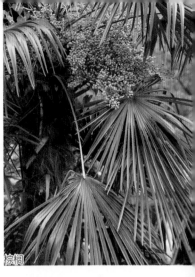

棕榈

皱折，掌状分裂至中部，有裂片30～50，各裂片先端浅2裂。肉穗花序，自茎顶叶腋抽出，淡黄色。核果球形或近肾形，熟时外果皮灰蓝色，被蜡粉。花期4～5月，果期10～12月。长江以南各地多有分布。

【药材采集】采棕时割取旧叶柄下延部分和鞘片，除去纤维状的棕毛，晒干。

【炮制】棕榈炭：取净棕榈，照煅炭法制炭。

【选购贮藏】棕榈以色红棕、质厚者为佳。置干燥处。

【药理】有止血作用。

【性味归经】苦、涩，平。归肺、肝、大肠经。

【功能主治】收敛止血。用于吐血、衄血、尿血、便血、崩漏。

【用法用量】煎服，3～9g。一般炮制后用。

【使用注意】出血兼有瘀滞、湿热下痢初起者慎用。

血余炭

【基源】本品为人发制成的炭化物。

【药材采集】取头发，除去杂质，碱水洗去油垢，清水漂净，晒干，焖煅成炭，放凉。

【选购贮藏】以体轻、色黑、光亮者为佳。置干燥处。

【性味归经】苦，平。归肝、胃经。

【功能主治】收敛止血，化瘀，利尿。用于吐血、咯血、衄血、血淋、尿血、便血、崩漏、外伤出血、小便不利。

【用法用量】煎服，5～10g；研末服1.5～3g。外用适量。

藕节

【基源】本品为睡莲科植物莲的干燥根茎节部。

【植物识别】多年生水生草本。叶露出水面；叶柄着生于叶背中央，粗壮，圆柱形，多刺；叶片圆形，全缘或稍呈波状，上面粉绿色，下面叶脉从中央射出。花单生于花梗顶端，散生小刺；花红色、粉红色或白色；花瓣椭圆形或倒卵形。花后结"莲蓬"，倒锥形；坚果椭圆形或卵形。花期6～8月，果期8～10月。生于水泽、池塘、湖沼或水田内。广布于南北各地。

【药材采集】秋、冬二季采挖根茎（藕），切取节部，洗净，晒干，除去须根。

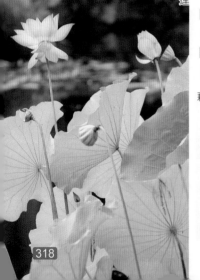

莲

【炮制】藕节炭：取净藕节，炒至表面焦黑色。

【选购贮藏】以表面色灰黄、断面类白色者为佳。置干燥处，防

藕节

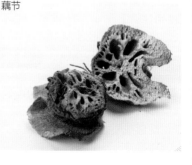

潮，防蛀。

【药理】有缩短凝血时间的作用。

【性味归经】甘、涩，平。归肝、肺、胃经。

【功能主治】收敛止血，化瘀。用于吐血、咯血、衄血、尿血、崩漏。

【用法用量】煎服，10～15g，大剂量可用至30g；鲜品30～60g，捣汁饮用。亦可入丸、散。

檵木

【基源】为金缕梅科植物檵木（檵花）的根、茎、叶或花。

【植物识别】灌木，多分枝，小枝有星毛。叶革质，卵形，先端尖锐，基部钝，不等侧，上面略有粗毛或秃净，干后暗绿色，无光泽，侧脉约5对，全缘；叶柄长2～5mm，有星毛。花3～8朵簇生，有短花梗，白色，比新叶先开放，或与嫩叶同时开放；花瓣4片，带状。蒴果卵圆形，被褐色星状绒毛。花期3～4月。生于向阳山地及丘陵或林下。分布于我国中南、西南等地。

【药材采集】花在夏季采收，叶在生长季节均可采收，根、茎四季可采。洗净，晒干，生用。

【药理】有止血、抑菌等作用。

【性味归经】苦、涩，平。归肝、胃、大肠经。

【功能主治】收敛止血，清热解毒，止泻。用于出血证、水火烫伤、泄泻、痢疾。

【用法用量】煎服，花6～10g，茎叶15～30g，根30～60g，鲜品加倍。外用适量。

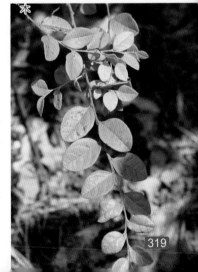

（四）温经止血药

艾叶

【基源】本品为菊科植物艾的干燥叶。

【植物识别】多年生草本，高45～120cm。茎直立，圆形，被灰白色软毛，从中部以上分枝。单叶互生，叶片卵状椭圆形，羽状深裂，裂片椭圆状披针形，边缘具粗锯齿，上面暗绿色，稀被白色软毛，并密布腺点，下面灰绿色，密被灰白色绒毛。头状花序多数，排列成复总状；花红色，多数。瘦果长圆形。花期7～10月。分布于全国大部分地区。

【药材采集】夏季花未开时采摘，除去杂质，晒干。

【炮制】醋艾炭：取净艾叶，照炒炭法炒至表面焦黑色，喷醋，炒干。每100kg艾叶，用醋15kg。

【选购贮藏】以叶片大、叶背灰白色、绒毛多、香气浓者为佳。置阴凉干燥处。

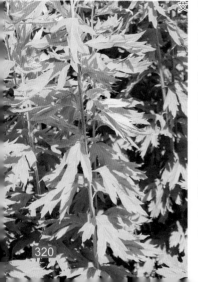

艾

【药理】有止血、镇咳、平喘、镇痛、抗炎等作用。

【性味归经】辛、苦，温；有小毒。归肝、脾、肾经。

【功能主治】温经止血，散寒止痛；外用祛湿止痒。用于吐血、衄血、崩漏、月经过多、胎漏下血、少腹冷痛、经寒不调、宫冷不孕；外治皮肤瘙痒。醋艾炭温经止血，用于虚寒性出血。

【用法用量】煎服，3～10g。外用适量。温经止血宜炒炭用，余生用。

【使用注意】阴虚血热者慎用。

炮姜

【基源】本品为干姜的炮制加工品。

【药材制作】取干姜，照烫法用砂烫至鼓起，表面棕褐色。以表面鼓起、棕褐色、内部色棕黄、质疏松者为佳。

【性状】本品呈不规则膨胀的块状，具指状分枝。表面棕黑色或棕褐色。断面边缘处显棕黑色，中心棕黄色，细颗粒性，维管束散在。气香、特异，味微辛、辣。

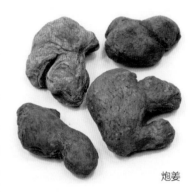

炮姜

【药理】能显著缩短出血和凝血时间。

【性味归经】辛，热。归脾、胃、肾经。

【功能主治】温经止血，温中止痛。用于阳虚失血、吐衄崩漏、脾胃虚寒、腹痛吐泻。

【用法用量】煎服，3～9g。

灶心土

【基源】本品为烧木柴或杂草的土灶内底部中心的焦黄土块。

【药材采集】在拆修柴火灶或烧柴火的窑时，将烧结的土块取下，用刀削去焦黑部分及杂质即可。又名伏龙肝。

【性状】为不规则的块状，大小不一。全体红褐色，表面有刀削痕。质较硬，但易砸碎，并有粉末脱落，断面细软，色稍深，常有蜂窝状小孔。具烟熏气，味淡。

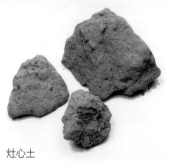

灶心土

【选购贮藏】以块大整齐、色红褐、断面具蜂窝状小孔、质细软者为佳。置干燥处。

【药理】有缩短凝血时间、抑制纤维蛋白溶解酶、增加血小板第三因子活性、止呕等作用。

【性能】辛，温。归脾、胃经。

【功能主治】温中止血，止呕，止泻。用于出血证、胃寒呕吐、脾虚久泻。

【用法用量】煎服，15～30g，布包，先煎；或60～120g，煎汤代水。亦可入丸、散。外用适量。

十二、活血化瘀药

（一）活血止痛药

川芎

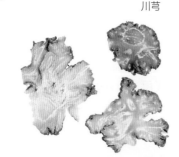

川芎

【基源】 本品为伞形科植物川芎的干燥根茎。

【植物识别】 多年生草本，高40～70cm。全株有浓烈香气。茎直立，圆柱形，中空，表面有纵直沟纹。茎下部的节膨大成盘状，中部以上的节不膨大。茎下部叶具柄，基部扩大成鞘；叶片轮廓卵状三角形，三至四回三出式羽状全裂，羽片4～5对，卵状披针形，末回裂片线状披针形至长卵形，顶端有小尖头，茎上部叶渐简化。复伞形花序顶生或侧生，花瓣白色，倒卵形至椭圆形，先端有短尖状突起，内曲。幼果两侧扁压。花期7～8月，幼果期9～10月。分布于四川、贵州、云南一带，多为栽培。

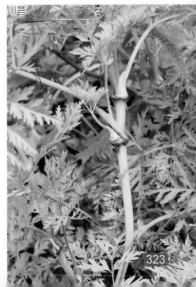

川芎

【药材采集】 夏季当茎上的节盘显著突出，并略带紫色时采挖。

除去泥沙，晒后烘干，再去须根。

【炮制】除去杂质，分开大小，洗净，润透，切厚片，干燥。

【性状】根茎为不规则结节状拳形团块，外表皮黄褐色，有皱缩纹。饮片为不规则厚片，切面黄白色或灰黄色，具有明显波状环纹或多角形纹理，散生黄棕色油点。气浓香，味苦、辛、微甜。

【选购贮藏】以切面色黄白、香气浓、油性大者为佳。置阴凉干燥处，防蛀。

【药理】有抗心肌缺血、改善血液流变性、抗脑缺血、解热、镇静、抗胃溃疡及保护肾脏等作用。

【性味归经】辛，温。归肝、胆、心包经。

【功能主治】活血行气，祛风止痛。用于胸痹心痛、胸胁刺痛、跌扑肿痛、月经不调、经闭痛经、癥瘕腹痛、头痛、风湿痹痛。

【用法用量】煎服，3～10g。

【使用注意】阴虚火旺、多汗、热盛及无瘀之出血证和孕妇慎用。

延胡索

【基源】本品为罂粟科植物延胡索的干燥块茎。

【植物识别】多年生草本，高10～20cm。基生叶和茎生叶同形，有柄；茎生叶为互生，2回3出复叶，小叶片长椭圆形、长卵圆形或线形，全缘。总状花序，顶生或对叶生；花红紫色，横生于纤细的小花梗上，花瓣4，外轮2片稍大，边缘粉红色，中央青紫色。蒴果条形，熟时2瓣裂。花期3～4月，果期4～5月。分布于河北、山东、江苏、浙江等地。

【药材采集】夏初茎叶枯萎时采挖，除去须根，洗净，置沸水中煮至恰无白心时，取出，晒干。

【炮制】①延胡索：除去杂质，洗净，干燥，切厚片或用时捣碎。②醋延胡索：取延胡索片，加米醋拌润，炒干；或取净延胡索与醋煮至醋吸尽，切厚片或用时捣碎。

【性状】块茎呈不规则的扁球形，外表皮黄色或黄褐色，有不规则细皱纹。饮片呈不规则的圆形厚片，切面黄色，角质样，具蜡样光泽。气微，味苦。

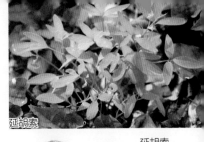

延胡索

【选购贮藏】以断面金黄色、有蜡样光泽者为佳。置干燥处，防蛀。

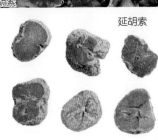

延胡索

【药理】有镇痛、改善血流动力学、抗心肌缺血、抗心律失常、抗脑缺血、抗肝损伤等作用。

【性味归经】辛、苦，温。归肝、脾经。

【功能主治】活血，行气，止痛。用于胸胁、脘腹疼痛，胸痹心痛，经闭痛经，产后瘀阻，跌扑肿痛。

【用法用量】煎服，3～10g。研粉吞服，每次1.5～3g。

郁金

【基源】本品为姜科植物温郁金、姜黄、广西莪术、蓬莪术的干燥块根。

【植物识别】①温郁金：多年生草本，高80～160cm。叶基生，叶片4～7，叶片宽椭圆形，长35～75cm，宽14～22cm，先端渐尖或短尾状渐尖，基部楔形，下延至叶柄。穗状花序圆柱状，先叶于根茎处抽出，上部无花的苞片长椭圆形，蔷薇红色，中下部有花的苞片长椭圆形，绿白色；花萼筒白色，先端具不等的3齿；花冠管漏斗状，白色，裂片3，膜质，长椭圆形。花期4～6月。分布于江苏、浙江、福建、广东、广西、江西、四川、云南等地。②姜黄：见姜黄项。③广西莪术、蓬莪术见莪

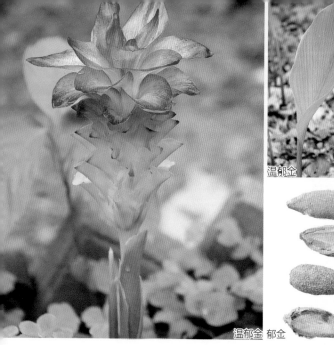

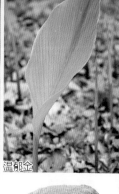
温郁金

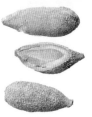

温郁金 郁金

术项。

【药材采集】冬季茎叶枯萎后采挖，除去泥沙和细根，蒸或煮至透心，干燥。

【炮制】洗净，润透，切薄片，干燥。

【性状】饮片外表皮灰黄色、灰褐色至灰棕色，具不规则的纵皱纹。切面灰棕色、橙黄色至灰黑色。角质样，内皮层环明显。

【选购贮藏】以切面角质样者为佳。置干燥处，防蛀。

【药理】有抗肝损伤、抗肿瘤、调节胃肠动力、调脂、抗抑郁等作用。

【性味归经】辛、苦，寒。归肝、心、肺经。

【功能主治】活血止痛，行气解郁，清心凉血，利胆退黄。用于胸胁刺痛、胸痹心痛、经闭痛经、乳房胀痛、热病神昏、癫痫、发狂、血热吐衄、黄疸尿赤。

【用法用量】煎服，5～12g；研末服，2～5g。

【使用注意】不宜与丁香、母丁香同用。

姜黄

【基源】本品为姜科植物姜黄的干燥根茎。

【植物识别】多年生草本，高1～1.5m。叶基生，5～7片，叶片长圆形或窄椭圆形，先端渐尖，基部楔形，下延至叶柄，无毛。花葶由叶鞘中抽出，穗状花序圆柱状，上部无花的苞片粉红色或淡红紫色，长椭圆形，中下部有花的苞片嫩绿色或绿白色，卵形至近圆形；花萼筒绿白色，具3齿；花冠管漏斗形，淡黄色，喉部密生柔毛，裂片3。蒴果膜质，球形，3瓣裂。花期8月。分布于福建、广东、广西、云南、四川、湖北、陕西、江西、台湾等地。

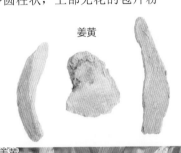

姜黄

【药材采集】冬季茎叶枯萎时采挖，洗净，煮或蒸至透心，晒干，除去须根。

【炮制】除去杂质，略泡，洗净，润透，切厚片，干燥。

【性状】本品为不规则或类圆形的厚片。外表皮深黄色。切面棕黄色至金黄色，角质样，内皮层环纹明显，纤维束呈点状散在。气香特异，味微苦、辛。

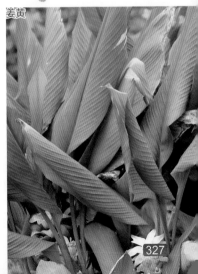

姜黄

【选购贮藏】以切面色金黄、有蜡样光泽者为佳。置阴凉干燥处。

【药理】有抗心肌缺血、调脂、抗肿瘤、改善学习记忆、抗肺纤维化、抗肝肾损伤、调节免疫等作用。

【性味归经】辛、苦，温。归脾、肝经。

【功能主治】破血行气，通经止痛。用于胸胁刺痛、胸痹心痛、痛经经闭、癥瘕、风湿肩臂疼痛、跌扑肿痛。

【用法用量】煎服，3～10g。外用适量。

【使用注意】血虚无气滞血瘀者慎用，孕妇忌用。

乳香

【基源】本品为橄榄科植物乳香树及同属植物树皮渗出的树脂。主产于非洲索马里、埃塞俄比亚等地。

【炮制】醋乳香：取净乳香，炒至表面微熔，喷醋，再炒至光亮。

【性状】本品呈长卵形滴乳状、类圆形颗粒或粘合成大小不等的不规则块状物。表面黄白色，半透明，被有黄白色粉末，久存则颜色加深。质脆，遇热软化。破碎面有玻璃样或蜡样光泽。具特异香气，味微苦。

【选购贮藏】以淡黄白色、断面半透明、香气浓者为佳。置阴凉干燥处。

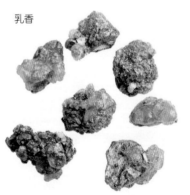

乳香

【药理】有镇痛、消炎、升高白细胞、促进伤口愈合、抗胃溃疡等作用。

【性味归经】辛、苦，温。归心、肝、脾经。

【功能主治】活血定痛，消肿生肌。用于胸痹心痛、胃脘疼痛、痛经经闭、产后瘀阻、癥瘕腹痛、风湿痹痛、筋脉拘挛、跌打损伤、痈肿疮疡。

【用法用量】煎服，3～5g，宜炒去油用。外用适量，生用或炒用，研末外敷。

【使用注意】胃弱者慎用，孕妇及无瘀滞者忌用。

没药

【基源】本品为橄榄科植物地丁树或哈地丁树的干燥树脂。主产于索马里、埃塞俄比亚及印度等地。

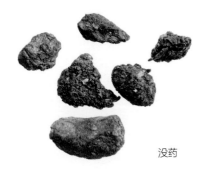

没药

【炮制】醋没药：取净没药，炒至表面微熔，喷醋，再炒至光亮。

【性状】本品呈不规则小块状或类圆形颗粒状，表面棕褐色或黑褐色，有光泽。具特异香气，略有醋香气，味苦而微辛。

【选购贮藏】以黄棕色、断面微透明、显油润、香气浓、味苦者为佳。置阴凉干燥处。

【药理】有降脂、抗动脉粥样硬化及抑制真菌等作用。

【性味归经】辛、苦，平。归心、肝、脾经。

【功能主治】散瘀定痛，消肿生肌。用于胸痹心痛、胃脘疼痛、痛经闭经、产后瘀阻、癥瘕腹痛、风湿痹痛、跌打损伤、痈肿疮疡。

【用法用量】煎服，3～5g。外用适量。

【使用注意】胃弱者慎用，孕妇及无瘀滞者忌用。

五灵脂

【基源】为鼯鼠科动物复齿鼯鼠的粪便。主产于河北、山西、

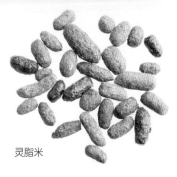

灵脂米

甘肃。

【药材采集】全年均可采收，除去杂质，晒干。许多粪粒凝结成块状的称"灵脂块"。

【炮制】醋灵脂：取净五灵脂，置锅内，文火微炒，随即喷淋米醋，再炒至微干、有光泽为度，取出晾干。

【性状】①灵脂块：为不规则团块，黑棕色、黄棕色或灰棕色，凹凸不平，粪粒呈长椭圆形。②灵脂米：呈长椭圆形圆柱状，两端钝圆；表面黑棕色，常可见浅色的斑点。体轻而松，易折断，断面黄色、黄绿色或黑棕色，呈纤维性。气微弱，味微苦咸。

【选购贮藏】灵脂米以表面粗糙，外黑棕色、内黄绿色，体轻无杂质者佳。灵脂块以块状、黑棕色、有光泽、油润而无杂质者佳。置干燥处。

【药理】有抑制血小板聚集、降低血浆黏度及提高耐缺氧、耐寒和耐高温能力等作用。

【性味归经】苦、咸、甘，温。归肝经。

【功能主治】生用行血止痛；治心腹血气诸痛、妇女经闭、产后瘀血作痛。炒用止血；治妇女血崩、经水过多、赤带不绝。

【用法用量】煎服，3～10g，宜包煎。

【使用注意】血虚无瘀及孕妇慎用。不宜与人参同用。

夏天无

【基源】本品为罂粟科植物伏生紫堇的干燥块茎。

【植物识别】多年生草本，高16～30cm。茎细弱，2～3枝丛生，不分枝。基生叶常1枚；具长柄；叶片轮廓三角形，二回三出全裂，末回裂片无柄，狭倒卵形，全缘，叶下面有白粉；茎生叶

3～4枚，互生或对生，似基生叶而小，柄短。总状花序疏具3～10花。苞片小，卵圆形，全缘。花近白色至淡粉红色或淡蓝色。外花瓣顶端下凹，常具狭鸡冠状突起。下花瓣宽匙形。内花瓣具超出顶端的宽而圆的鸡冠状突起。蒴果线形，多少扭曲。种子具龙骨状突起和泡状小突起。生于海拔80～300m的山坡或路边。分布于江苏、安徽、浙江、福建、江西、湖南、湖北、山西。日本南部有分布。

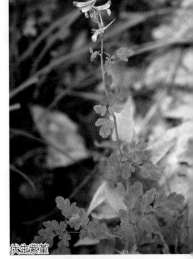
伏生紫堇
夏天无

【药材采集】春季或初夏出苗后采挖，除去茎、叶及须根，洗净，干燥。

【性状】块茎呈类球形、长圆形或不规则块状。表面灰黄色、暗绿色或黑褐色，有瘤状突起和不明显的细皱纹。质硬，断面黄白色或黄色，颗粒状或角质样，有的略带粉性。气微，味苦。

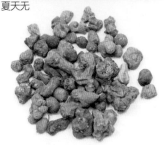

【选购贮藏】以个大、质坚、断面色黄白者为佳。置通风干燥处。

【药理】有抗血小板聚集、降血压、抗心律失常、镇痛、抗炎等作用。

【性味归经】苦、微辛，温。归肝经。

【功能主治】活血止痛，舒筋活络，祛风除湿。用于中风偏瘫、头痛、跌扑损伤、风湿痹痛、腰腿疼痛。

【用法用量】煎服，5～15g。或研末服，1～3g。亦可制成丸剂使用。

枫香脂

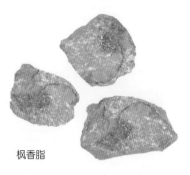

枫香脂

【基源】本品为金缕梅科植物枫香树的干燥树脂。

【植物识别】参见路路通项下。

【药材采集】7～8月割裂树干，使树脂流出，10月至次年4月采收，阴干。

【性状】本品呈不规则块状，淡黄色至黄棕色，半透明或不透明。质脆，断面具光泽。气香，味淡。

【选购贮藏】以块大、质脆、火燃时香气浓者为佳。密闭，置阴凉处。

【药理】有抗血栓形成及抗心律失常等作用。

【性味归经】辛、微苦，平。归肺、脾经。

【功能主治】活血止痛，解毒生肌，凉血止血。用于跌扑损伤、痈疽肿痛、吐血、衄血、外伤出血。

【用法用量】用量，1～3g，宜入丸、散剂。外用适量。

【使用注意】孕妇忌服。

（二）活血调经药

丹参

【基源】本品为唇形科植物丹参的干燥根和根茎。

【植物识别】多年生草本，高30～100cm。全株密被淡黄色柔毛及腺毛。茎四棱形，具槽，上部分枝。叶对生，奇数羽状复叶，小叶通常5，顶端小叶最大，侧生小叶较小，小叶片卵圆形，至宽卵圆形，边具圆锯齿，两面密被白色柔毛。轮伞花序组成顶生或腋生的总状花序，花冠二唇形，蓝紫色，上唇直立，呈镰刀状，先端微裂，下唇较上唇短，先端3裂，中央裂片较两侧裂片长且大。小坚果长圆形，熟时棕色或黑色。花期5～9月，果期8～10月。分布于辽宁、河北、山西、陕西、宁夏、甘肃、山东、江苏、安徽、浙江、福建、江西、河南、湖北、湖南、四川、贵州等地。

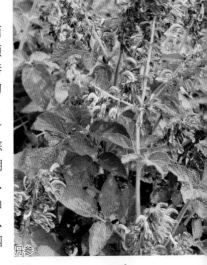

丹参

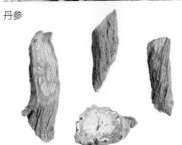

丹参

【药材采集】春、秋二季采挖，除去泥沙，干燥。

【炮制】①丹参：除去杂质和残茎，洗净，润透，切厚片，干燥。②酒丹参：取丹参片，照酒炙法炒干。

【性状】根茎短粗，根长圆柱形。外表皮棕红色或暗棕红色，粗糙，具纵皱纹。切面有裂隙或略平整而致密，皮部棕红色，木部灰黄色或紫褐色，有黄白色放射状纹理。气微，味微苦涩。

【选购贮藏】以外表皮红色者为佳。置干燥处。

【药理】有抗凝血、抗血栓形成、抗心肌缺血、抗脑缺血、抗胃溃疡、抗肿瘤等作用。

【性味归经】苦，微寒。归心、肝经。

【功能主治】活血祛瘀，通经止痛，清心除烦，凉血消痈。用于胸痹心痛、脘腹胁痛、癥瘕积聚、热痹疼痛、心烦不眠、月经不调、痛经经闭、疮疡肿痛。

【用法用量】煎服，5～15g。活血化瘀宜酒炙用。

【使用注意】反藜芦。孕妇慎用。

红花

【基源】本品为菊科植物红花的干燥花。

【植物识别】一年生草本，高50～100cm。茎直立，上部分枝。叶互生；无柄；中下部茎生叶披针形、卵状披针形或椭圆形，边缘具大锯齿、重锯齿、小锯齿或全缘，齿顶有针刺，向上的叶渐小，披针形，边缘有锯齿，齿顶针刺较长；全部叶质坚硬，革质。头状花序多数，在茎枝顶端排成伞房花序；总苞片多列，外面2～3列呈叶状，披针形，边缘有针刺；管状花多数，橘红色，先端5裂，裂片线形。瘦果椭圆形或倒卵形，白色，具4肋。花期6～7月，果期8～9月。全国各地多有栽培。

红花

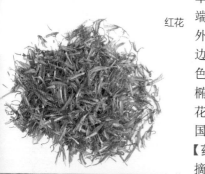

红花

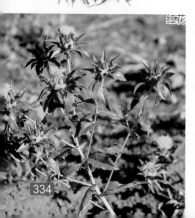

【药材采集】夏季花由黄变红时采摘，阴干或晒干。

【选购贮藏】以色红黄、鲜艳、质柔软者为佳。置阴凉干燥处，防潮，防蛀。

【药理】有抗血栓形成、抗凝血、改善微循环、抗心肌缺血、降血脂等作用。

【性味归经】辛，温。归心、肝经。

【功能主治】活血通经，散瘀止

痛。用于经闭、痛经、恶露不行、癥瘕痞块、胸痹心痛、瘀滞腹痛、胸胁刺痛、跌扑损伤、疮疡肿痛。

【用法用量】煎服，3～10g。外用适量。

【使用注意】孕妇忌用。有出血倾向者慎用。

西红花

【基源】本品为鸢尾科植物番红花的干燥柱头。

【植物识别】多年生草本。鳞茎扁球形。叶线形，长15～35cm，宽2～4mm，边缘反卷。花顶生，花被片6，倒卵圆形，淡紫色，花筒细管状；花柱细长，黄色，柱头3，膨大呈漏斗状，伸出花被筒外而下垂，深红色。蒴果长圆形，具三钝棱。花期10～11月。北京、上海、浙江、江苏等地有引种栽培。

【药材采集】秋季花开放时采摘花朵，摘下柱头，阴干。

【选购贮藏】以色暗红、花柱少者为佳。置通风阴凉干燥处，避光，密闭。

【药理】有抗血栓形成、抗凝血、抗心肌缺血、抗炎等作用。

【性味归经】甘，平。归心、肝经。

【功能主治】活血化瘀，凉血解毒，解郁安神。用于经闭癥瘕、产后瘀阻、温毒发斑、忧郁痞闷、惊悸发狂。

【用法用量】用量，1～3g，煎服或沸水泡服。

【使用注意】孕妇慎用。

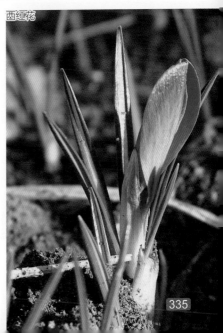

西红花

桃仁

【基源】本品为蔷薇科植物桃或山桃的干燥成熟种子。

【植物识别】①桃：落叶小乔木，高达 3 ～ 8m。小枝绿色或半边红褐色。叶互生，叶片椭圆状披针形至倒卵状披针形，边缘具细锯齿。花单生，先于叶开放，花瓣 5，倒卵形，粉红色。核果近球形，表面有短绒毛。花期 3 ～ 4 月，果期 6 ～ 7 月。全国各地普遍栽培。②山桃：落叶小乔木，高 5 ～ 9m。叶互生，叶片卵状披针形。花单生，花瓣 5，阔倒卵形，粉红色至白色。核果近圆形，黄绿色，表面被黄褐色柔毛。果肉离核；核小，坚硬。花期 3 ～ 4 月，果期 6 ～ 7 月。分布于河北、山西、陕西、甘肃、山东、河南、四川、云南等地。

【药材采集】果实成熟后采收，除去果肉和核壳，取出种子，

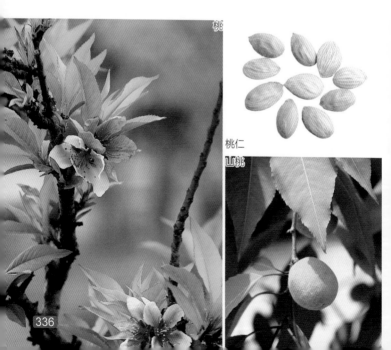

桃

桃仁

山桃

晒干。

【炮制】①桃仁：除去杂质，用时捣碎。②焯桃仁：取净桃仁，照焯法去皮，用时捣碎。③炒桃仁：取焯桃仁，照清炒法炒至黄色。

【选购贮藏】以颗粒均匀、饱满、整齐、不破碎者为佳。置阴凉干燥处，防蛀。

【药理】有抗血栓形成、抗凝血、抗心肌缺血、抗氧化等作用。

【性味归经】苦、甘，平。归心、肝、大肠经。

【功能主治】活血祛瘀，润肠通便，止咳平喘。用于经闭痛经、癥瘕痞块、肺痈肠痈、跌扑损伤、肠燥便秘、咳嗽气喘。

【用法用量】煎服，5～10g，捣碎用；桃仁霜入汤剂宜包煎。

【使用注意】孕妇忌用。便溏者慎用。本品有毒，不可过量。

益母草

【基源】本品为唇形科植物益母草的新鲜或干燥地上部分。

【植物识别】一年生或二年生草本，高60～100cm。茎直立，四棱形。根生叶有长柄，叶片5～9浅裂，裂片具2～3钝齿；茎中部叶3全裂，裂片近披针形，中央裂片常再3裂，两侧裂片再1～2裂；最上部叶不分裂，线形，近无柄。轮伞花序腋生，花冠唇形，淡红色或紫红色，上唇与下唇几等长，上唇长圆形，全缘，边缘具纤毛，下唇3裂，中央裂片较大，倒心形。小坚果褐色，三棱形。花期6～9月，果期7～10月。我国大部分地区有分布。

【药材采集】鲜品春季幼苗期至初夏花前期采割；干品夏季茎叶茂盛、花未开或初开时采割，晒干，或切段晒干。

【炮制】①鲜益母草：除去杂质，迅速洗净。②干益母草：除去杂质，迅速洗净，略润，切段，干燥。

【选购贮藏】以茎细、质嫩、色绿、无杂质者为佳。干益母草置

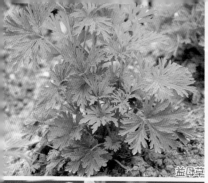

益母草

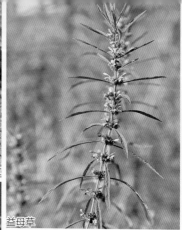

益母草
茺蔚子

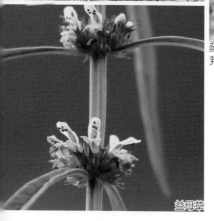

益母草

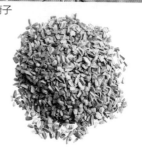

干燥处；鲜益母草置阴凉潮湿处。

【药理】有改善微循环、改善血液流变性、抗心肌缺血、抗脑缺血、调节子宫、利尿及保护生殖细胞等作用。

【性味归经】苦、辛，微寒。归肝、心包、膀胱经。

【功能主治】活血调经，利尿消肿，清热解毒。用于月经不调、痛经经闭、恶露不尽、水肿尿少、疮疡肿毒。

【用法用量】10～30g，煎服；或熬膏，入丸剂。外用适量捣敷或煎汤外洗。

【使用注意】无瘀滞及阴虚血少者忌用。孕妇慎服。

附　茺蔚子

为益母草的干燥成熟果实。秋季果实成熟时采割地上部分，晒干，打下果实，除去杂质。味辛、苦，性微寒。归心包、肝经。有活血调经、清肝明目的功效。用于月经不调、经闭、痛经、目赤翳障、头晕胀痛。用量4.5～9g。瞳孔散大者慎用。

泽兰

【基源】本品为唇形科植物毛叶地瓜儿苗的干燥地上部分。

【植物识别】多年生草本，高40～100cm。茎直立，方形。叶交互对生；狭披针形至广披针形，边缘有粗锐锯齿，叶柄短或几无柄。轮伞花序腋生，花小，花冠白色，钟形，上唇直立，下唇3裂，裂片几相等。小坚果扁平，暗褐色。花期7～9月，果期9～10月。分布于黑龙江、吉林、辽宁、河北、陕西、贵州、云南、四川等地。

【药材采集】夏、秋二季茎叶茂盛时采割，晒干。

【炮制】除去杂质，略洗，润透，切段，干燥。

【选购贮藏】以叶多、色绿、不破碎、茎短、质嫩者为佳。置通风干燥处。

【药理】有抗凝血、改善微循环、镇痛、降低血液黏度等作用。

【性味归经】苦、辛，微温。归肝、脾经。

【功能主治】活血调经，祛瘀消痈，利水消肿。用于月经不调、经闭、痛经、产后瘀血腹痛、疮痈肿毒、水肿腹水。

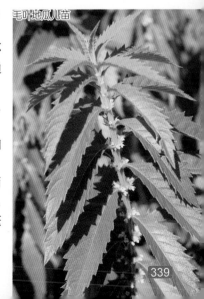

毛叶地瓜儿苗

【用法用量】煎服，10～15g。外用适量。

【使用注意】血虚及无瘀滞者慎用。

牛膝

【基源】本品为苋科植物牛膝的干燥根。

【植物识别】多年生草本，高30～100cm。根细长，外皮土黄色。茎直立，四棱形，具条纹，节略膨大，节上对生分枝。叶对生，叶片椭圆形或椭圆状披针形，全缘，两面被柔毛。穗状花序腋生及顶生，花皆下折贴近花梗；小苞片刺状；花被绿色，5片，披针形。胞果长圆形。花期7～9月，果期9～10月。分布于除东北以外的全国广大地区。

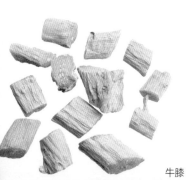

牛膝

牛膝

【药材采集】冬季茎叶枯萎时采挖，除去须根和泥沙，捆成小把，晒至干皱后，将顶端切齐，晒干。

【炮制】①牛膝：除去杂质，洗净，润透，除去残留芦头，切段，干燥。②酒牛膝：取净牛膝段，照酒炙法炒干。

【性状】根呈细长圆柱形，挺直或稍弯曲，外表皮灰黄色或淡棕色，有微细的纵皱纹及横长皮孔。切面淡棕色或棕色，略呈角质样而油润，中心维管束木部较大，黄白色。气微，味微甜而稍苦涩。

【选购贮藏】以切面淡棕色、略呈

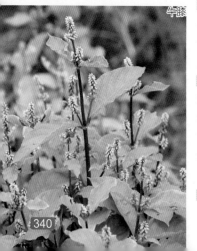

角质样者为佳。置阴凉干燥处，防潮。

【药理】有抗凝血、延缓衰老、调脂、增强免疫及抗肿瘤等作用。

【性味归经】苦、甘、酸，平。归肝、肾经。

【功能主治】逐瘀通经，补肝肾，强筋骨，利尿通淋，引血下行。用于经闭、痛经、腰膝酸痛、筋骨无力、淋证、水肿、头痛、眩晕、牙痛、口疮、吐血、衄血。

【用法用量】煎服，6～15g。活血通经、利水通淋、引火（血）下行宜生用；补肝肾、强筋骨宜酒炙用。

【使用注意】孕妇及月经过多者忌服。多梦遗精者慎用。

川牛膝

【基源】本品为苋科植物川牛膝的干燥根。

【植物识别】多年生草本，高50～100cm。主根圆柱状，皮近白色。茎略四棱，多分枝，疏生长糙毛。叶对生；叶柄长5～15mm；叶片椭圆形或狭椭圆形，全缘，上面贴生长糙毛。复聚伞花序密集成花球团；花球团多数，淡绿色，在枝端花序轴上交互对生。胞果椭圆形或倒卵形，淡黄色，包裹在宿存花被内。种子椭圆形，光亮。花期

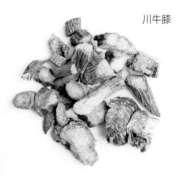

川牛膝

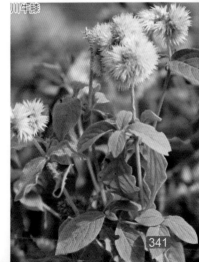

川牛膝

6 ～ 7月，果期8 ～ 9月。分布于四川、贵州、云南等地。

【药材采集】秋、冬二季采挖，除去芦头、须根及泥沙，烘或晒至半干，堆放回润，再烘干或晒干。

【炮制】①川牛膝：除去杂质及芦头，洗净，润透，切薄片，干燥。②酒川牛膝：取川牛膝片，加黄酒拌润，炒干。

【性状】根呈近圆柱形，微扭曲，向下略细或有少数分枝，外表皮黄棕色或灰褐色。切面浅黄色至棕黄色。可见多数排列成数轮同心环的黄色点状维管束。气微，味甜。

【选购贮藏】以切面色淡黄者为佳。置阴凉干燥处，防潮。

【药理】有改善微循环、降血压、增强免疫等作用。

【性味归经】甘、微苦，平。归肝、肾经。

【功能主治】逐瘀通经，通利关节，利尿通淋。用于经闭癥瘕、胞衣不下、跌扑损伤、风湿痹痛、足痿筋挛、尿血血淋。

【用法用量】煎服，5 ～ 10g。

【使用注意】本品逐瘀通经，性善下行，孕妇慎用。

鸡血藤

【基源】本品为豆科植物密花豆的干燥藤茎。

【植物识别】本质藤本。老茎砍断时可见数圈偏心环，鸡血状汁液从环处渗出。三出复叶互生，顶生小叶阔椭圆形，侧生小叶基部偏斜。圆锥花序腋生，大型，花多而密，花序轴、花梗被黄色柔毛；花冠白色，肉质，旗瓣近圆形，具爪。荚果舌形。花期6 ～ 7月，果期8 ～ 12月。分布于福建、广东、广西、云南。

【药材采集】秋、冬二季采收，除去枝叶，切片，晒干。

【性状】本品为椭圆形、长矩圆形或不规则的斜切片。栓皮灰棕色，栓皮脱落处显红棕色。切面木部红棕色或棕色，导管孔多数；皮部有树脂状分泌物呈红棕色至黑棕色，与木部相间排列

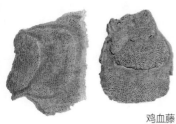

鸡血藤

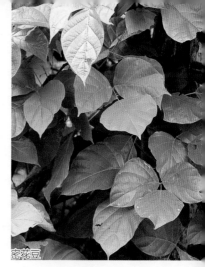

密花豆

呈数个同心形椭圆形环或偏心形半圆形环。气微，味涩。

【选购贮藏】以树脂状分泌物多者为佳。置通风干燥处，防霉，防蛀。

【药理】抗血栓形成、促进造血、镇痛、降血脂、抗病毒等作用。

【性味归经】苦、甘，温。归肝、肾经。

【功能主治】活血补血，调经止痛，舒筋活络。用于月经不调、痛经、经闭、风湿痹痛、麻木瘫痪、血虚萎黄。

【用法用量】煎服，9～15g。或浸酒服，或熬膏服。

王不留行

【基源】本品为石竹科植物麦蓝菜的干燥成熟种子。

【植物识别】一年或二年生草本，高30～70cm。茎直立，上部呈二叉状分枝。单叶对生，无柄，叶片卵状椭圆形至卵状披针形，全缘，两面均呈粉绿色。疏生聚伞花序，着生于枝顶，花梗细长，花瓣5，粉红色，倒卵形，先端有不整齐小齿。蒴果包于宿存花萼内，成熟后先端呈4齿状开裂。花期4～6月，果期5～7月。除华南地区外，其余各地几乎都有分布。

【药材采集】夏季果实成熟、果皮尚未开裂时采割植株，晒干，

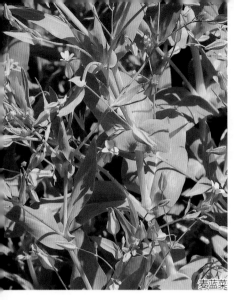

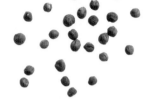

王不留行

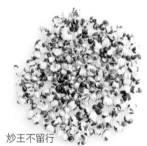

麦蓝菜　炒王不留行

打下种子，除去杂质，再晒干。

【炮制】炒王不留行：取净王不留行，炒至大多数爆开白花。

【性状】①王不留行：呈球形，直径约2mm。表面黑色，有细密颗粒状突起，一侧有1凹陷的纵沟。质硬。胚乳白色，胚弯曲成环，子叶2。②炒王不留行：呈类球形爆米花状，表面白色，质松脆。

【选购贮藏】以颗粒均匀、饱满、色乌黑者为佳。置干燥处。

【药理】有抗着床、抗早孕、兴奋子宫、促进乳汁分泌、抗肿瘤作用。

【性味归经】苦，平。归肝、胃经。

【功能主治】活血通经，下乳消肿，利尿通淋。用于经闭、痛经、乳汁不下、乳痈肿痛、淋证。

【用法用量】煎服，5～10g。外用适量。

【使用注意】孕妇慎用。

月季花

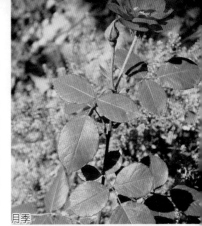

月季

【基源】本品为蔷薇科植物月季的干燥花。

【植物识别】矮小直立灌木。小枝粗壮而略带钩状的皮刺或无刺。羽状复叶，小叶3～5，宽卵形或卵状长圆形，边缘有锐锯齿。花单生或数朵聚生成伞房状；花瓣红色或玫瑰色，重瓣。果卵圆形或梨形。花期4～9月，果期6～11月。我国各地普遍栽培。

【药材采集】全年均可采收，花微开时采摘，阴干或低温干燥。

【选购贮藏】以完整、色紫红、气清香者为佳。置阴凉干燥处，防压、防蛀。

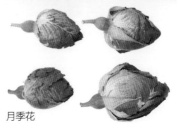

月季花

【药理】有抗凝血、镇痛、抗氧化、抗肿瘤等作用。

【性味归经】甘，温。归肝经。

【功能主治】活血调经，疏肝解郁。用于气滞血瘀、月经不调、痛经、闭经、胸胁胀痛。

【用法用量】煎服，3～6g，不宜久煎。亦可泡服，或研末服。外用适量。

【使用注意】用量不宜过大，多服久服可引起腹痛及便溏腹泻。孕妇慎用。

凌霄花

【基源】本品为紫葳科植物凌霄或美洲凌霄的干燥花。

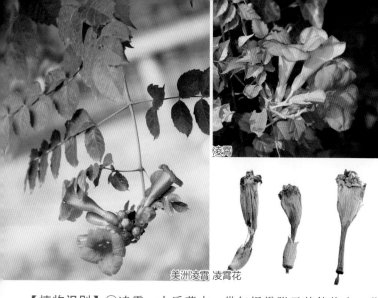

美洲凌霄 凌霄花

【植物识别】①凌霄：木质藤本，借气根攀附于其他物上。茎黄褐色具棱状网裂。叶对生，奇数羽状复叶，小叶7～9，卵形至卵状披针形，边缘有粗锯齿。花序顶生，圆锥状，花冠漏斗状钟形，裂片5，圆形，橘红色，开展。蒴果长如豆荚。花期7～9月，果期8～10月。分布于长江流域各地，以及河北、山东、河南、福建、广东、广西、陕西等地。②美洲凌霄：小叶9～11枚，花序密集。我国多地作观赏植物栽培。

【药材采集】夏、秋二季花盛开时采摘，干燥。

【选购贮藏】以完整、色黄褐者为佳。置通风干燥处，防潮。

【药理】有改善微循环、抗炎、镇痛等作用。

【性味归经】甘、酸，寒。归肝、心包经。

【功能主治】活血通经，凉血祛风。用于月经不调、经闭癥瘕、产后乳肿、风疹发红、皮肤瘙痒、痤疮。

【用法用量】煎服，5～9g。外用适量。

【使用注意】孕妇忌用。

（三）活血疗伤药

土鳖虫

【基源】本品为鳖蠊科昆虫地鳖或冀地鳖的雌虫干燥体。全国均有分布。

【药材采集】野生者，夏季捕捉；饲养者全年可捕捉。捕捉后，置沸水中烫死，晒干或烘干。

【性状】①地鳖：呈扁平卵形，背部紫褐色。腹面红棕色。气腥臭，味微咸。②冀地鳖：背部黑棕色，腹面红棕色，通常在边缘带有淡黄褐色斑块及黑色小点。

【选购贮藏】以完整、色红褐、质轻者为佳。置通风干燥处，防蛀。

【药理】有抗凝血、改善血液流变性、抗心肌缺血、促进骨愈合、调血脂、抗肿瘤等作用。

【性味归经】咸，寒；有小毒。归肝经。

【功能主治】破血逐瘀，续筋接骨。用于跌打损伤、筋伤骨折、血瘀经闭、产后瘀阻腹痛、癥瘕痞块。

【用法用量】煎服，3～10g；研末服，1～1.5g，黄酒送服。外用适量。

【使用注意】孕妇忌服。

土鳖虫　地鳖

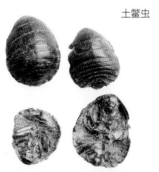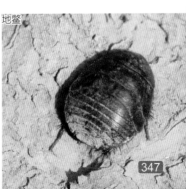

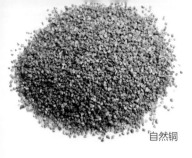

自然铜

【基源】本品为硫化物类矿物黄铁矿族黄铁矿，主含二硫化铁。主产于四川、云南、广东、湖南。

【药材采集】采挖后，除去杂石。

【炮制】煅自然铜：取净自然铜，煅至暗红，醋淬至表面呈黑褐色、光泽消失并酥松。

【性状】表面亮淡黄色，有金属光泽，断面黄白色，有金属光泽；或断面棕褐色，可见银白色亮星。

【选购贮藏】以色黄亮、断面有金属光泽者为佳。置干燥处。

【药理】有抑制免疫、抗肿瘤等作用。

【性味归经】辛，平。归肝经。

【功能主治】散瘀止痛，续筋接骨。用于跌打损伤、筋骨折伤、瘀肿疼痛。

【用法用量】煎服，3～9g。入丸、散，醋淬研末服每次0.3g。外用适量。

【使用注意】不宜久服。凡阴虚火旺，血虚无瘀者慎用。孕妇慎用。

马钱子

【基源】本品为马钱科植物马钱的干燥成熟种子。

【植物识别】乔木，高10～13m。单叶对生，革质，广卵形或近圆形，全缘，光滑，无毛，主脉3～5条，叶腋有短卷须。圆锥状聚伞花序腋生，花白色，花冠筒状，先端5裂，裂片卵形。浆果球形，幼时绿色，熟时橙色，表面光滑。花期春、夏季，果期8月至翌年1月。福建、台湾、广东、海南、广西、云南等地有栽培。

【药材采集】冬季采收成熟果实，取出种子，晒干。

【炮制】制马钱子：取净马钱子，照烫法用砂烫至鼓起并显棕褐色或深棕色。

【性状】本品呈纽扣状圆板形，常一面隆起，一面稍凹下，直径1.5～3cm，厚0.3～0.6cm。表面密被灰棕或灰绿色绢状茸毛，自中间向四周呈辐射状排列，有丝样光泽。边缘稍隆起，较厚，有突起的珠孔，底面中心有突起的圆点状种脐。质坚硬。气微，味极苦。

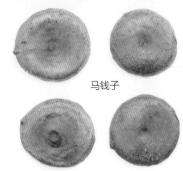

马钱子

【选购贮藏】以个大饱满、质坚肉厚、色灰黄有光泽者佳。

【药理】有抗炎、镇痛、抗血栓形成、抗肿瘤、抗心律失常及调节免疫等作用。

【性味归经】苦，温；有大毒。归肝、脾经。

【功能主治】通络止痛，散结消肿。用于跌打损伤、骨折肿痛、风湿顽痹、麻木瘫痪、痈疽疮毒、咽喉肿痛。

【用法用量】0.3～0.6g，炮制后入丸、散用。外用适量，研末调涂。

【使用注意】内服不宜生用及多服久服。本品所含有毒成分能被皮肤吸收，故外用也不宜大面积涂敷。孕妇禁用，体虚者忌用。

苏木

【基源】本品为豆科植物苏木的干燥心材。

【植物识别】灌木或小乔木。树干有刺。小枝灰绿色，具圆形突出的皮孔。二回羽状复叶，羽片对生，9～13对，长6～15cm，小叶9～17对，对生，长圆形至长圆状菱形，先端钝形微凹，基部歪斜，全缘，具锥刺状托叶。圆锥花序顶生或腋生；花瓣

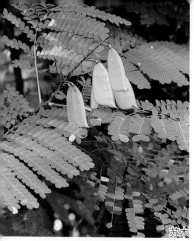

苏木

黄色，阔倒卵形。荚果木质、稍压扁，近长圆形至长圆状倒卵形，基部稍狭，先端斜向平截，先端有喙。花期5～10月，果期7月至翌年3月。分布于广西、广东、台湾、贵州、云南、四川等地。

【药材采集】多于秋季采伐，除去白色边材，干燥。

【炮制】锯成长约3cm的段，再劈成片或碾成粗粉。

【性状】本品呈长圆柱形或对剖半圆柱形，表面黄红色至棕红色。断面略具光泽，年轮明显。气微，味微涩。

【选购贮藏】以粗大、坚实、色红黄者为佳。置干燥处。

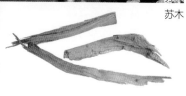

苏木

【药理】有增加冠脉流量、促进微循环、镇静、催眠、抑菌、消炎、抗癌等作用。

【性味归经】甘、咸，平。归心、肝、脾经。

【功能主治】活血祛瘀，消肿止痛。用于跌打损伤、骨折筋伤、瘀滞肿痛、经闭痛经、产后瘀阻、胸腹刺痛、痈疽肿痛。

【用法用量】煎服，3～10g。外用适量，研末撒敷。

【使用注意】月经过多和孕妇忌用。

骨碎补

【基源】本品为水龙骨科植物槲蕨的干燥根茎。

【植物识别】附生草本，高20～40cm。叶二型，营养叶厚革质，红棕色或灰褐色，卵形，无柄，长5～6.5cm，宽4～5.5cm，边缘羽状浅裂；孢子叶绿色，具短柄，柄有翅，叶片矩圆形或长椭圆形，长20～37cm，宽8～18.5cm，羽状深裂，羽片6～15对，广披针形或长圆形，长4～10cm，宽1.5～2.5cm，先端急尖或钝，边缘常有不规则的浅波状齿，基部2～3对羽片缩成耳状，叶脉显著，细脉连成4～5行长方形网眼。孢子囊群圆形，黄褐色，在中脉两侧各排列成2～4行，每个长方形的叶脉网眼中着生1枚，无囊群盖。分布于浙江、福建、台湾、广东、广西、江西、湖北、四川、贵州、云南等地。

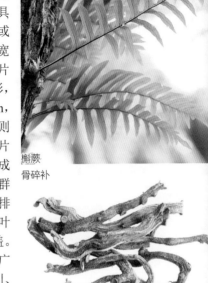

槲蕨
骨碎补

【药材采集】全年均可采挖，除去泥沙，干燥，或再燎去茸毛（鳞片）。

【炮制】烫骨碎补：取净骨碎补或片，用河砂烫至鼓起，撞去毛。

【性状】本品呈扁平长条状，多弯曲，有分枝。表面深棕色至棕褐色，常残留细小棕色的鳞片。切面红棕色，黄色的维管束点状排列成环。气微，味淡、微涩。

【选购贮藏】以色棕者为佳。置干燥处。

【药理】有抗骨损伤、抗骨质疏松、调脂、抗肾损伤、抗炎等作用。

【性味归经】苦，温。归肝、肾经。

【功能主治】疗伤止痛，补肾强骨；外用消风祛斑。用于跌扑闪挫、筋骨折伤、肾虚腰痛、筋骨痿软、耳鸣耳聋、牙齿松动；

外治斑秃、白癜风。

【用法用量】煎服，10～15g。外用适量，研末调敷或鲜品捣敷，亦可浸酒擦患处。骨碎补生用功偏活血续伤；烫骨碎补温补之力增强，功偏补肾强骨。

【使用注意】阴虚火旺、血虚风燥者慎用。

血竭

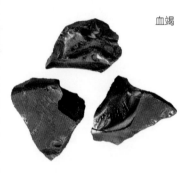

血竭

【基源】本品为棕榈科植物麒麟竭果实渗出的树脂经加工制成。主产于印度尼西亚、马来西亚、伊朗等国。

【药材制作】采取果实，置蒸笼内蒸煮，使树脂渗出；或取果实捣烂，置布袋内，榨取树脂，然后煎熬成糖浆状，冷却凝固成块状。亦有将树干砍破或钻以若干小孔，使树脂自然渗出，凝固而成。

【炮制】除去杂质，打成碎粒或研成细末。

【性状】本品略呈类圆四方形或方砖形，表面暗红，有光泽。质硬而脆，破碎面红色，研粉为砖红色。气微，味淡。在水中不溶，在热水中软化。

【选购贮藏】以表面黑红色、研末血红色、火烧呛鼻者为佳。置阴凉干燥处。

【药理】有止血、镇痛、促进组织愈合等作用

【性味归经】甘、咸，平。归心、肝经。

【功能主治】活血定痛，化瘀止血，生肌敛疮。用于跌打损伤、心腹瘀痛、外伤出血、疮疡不敛。

【用法用量】内服：多入丸、散，研末服，每次1～2g。外用适

量，研末外敷。

【使用注意】无瘀血者不宜用，孕妇及月经期忌用。

儿茶

【基源】本品为豆科植物儿茶的去皮枝、干的干燥煎膏。

【植物识别】落叶乔木，高6～13m。小枝细，有棘刺。二回双数羽状复叶互生；叶轴基部有棘针双生，扁平状；叶轴上着生羽片10～20对；每羽片上具小叶30～50对，小叶条形。总状花序腋生，花瓣5，长披针形，黄色或白色。荚果扁而薄。8～9月开花。分布于云南、广西等地。

【药材采集】冬季采收枝、干，除去外皮，砍成大块，加水煎

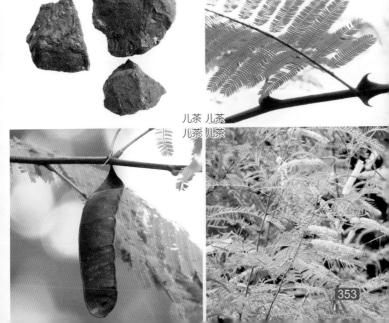

儿茶 儿茶
儿茶 儿茶

煮，浓缩，干燥。

【性状】本品呈方形或不规则块状。表面棕褐色或黑褐色，光滑而稍有光泽。质硬，易碎，断面不整齐，具光泽，有细孔，遇潮有黏性。气微，味涩、苦，略回甜。

【选购贮藏】以表面黑褐色或棕褐色、有光泽、味苦涩者为佳。置干燥处，防潮。

【药理】有抗血栓形成、凋脂、抑菌等作用。

【性味归经】苦、涩，微寒。归肺、心经。

【功能主治】活血止痛，止血生肌，收湿敛疮，清肺化痰。用于跌扑伤痛、外伤出血、吐血衄血、疮疡不敛、湿疹、湿疮、肺热咳嗽。

【用法用量】内服：1～3g，多入丸、散；入煎剂可适当加量，宜布包。外用适量，研末撒或调敷。

刘寄奴

【基源】为菊科植物奇蒿的全草。

奇蒿

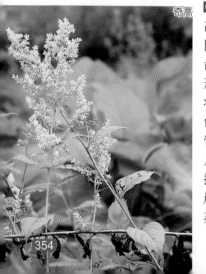

【植物识别】多年生直立草本，高60～100cm。叶互生；长椭圆形或披针形，边缘具锐尖锯齿，中脉显著；上部叶小，披针形。头状花序，钟状，密集成穗状圆锥花丛；总苞片4轮，淡黄色，覆瓦状排列；外层花雌性，管状。瘦果矩圆形。花期7～9月，果期8～10月。生于低海拔地区林缘、路旁、沟边、河岸、灌丛及荒坡等地。分布于江苏、浙江、江西、湖南、湖北、云南、四川、贵州、福建、广西、广东等地。

【药材采集】8～9月开花时割取地上部分，除去泥土，晒干，切段入药。

【选购贮藏】以叶绿、花穗黄、香气浓郁者为佳。置干燥处。

【药理】有抗血栓形成、抗凝血、抗缺氧及镇痛等作用.

【性味归经】苦，温。归心、肝、脾经。

【功能主治】散瘀止痛，疗伤止血，破血通经，消食化积。用于跌打损伤、肿痛出血、血瘀经闭、产后瘀滞腹痛、食积腹痛、赤白痢疾。

【用法用量】煎服，6～10g。外用适量，研末撒或调敷，亦可鲜品捣烂外敷。

【使用注意】孕妇慎用。

（四）破血消癥药

莪术

【基源】本品为姜科植物蓬莪术、广西莪术的干燥根茎。

【植物识别】①蓬莪术：多年生草本，高80～150cm。叶基生，4～7片，叶片长圆状椭圆形，长20～50cm，宽8～20cm，先端渐尖至短尾尖，基部下延成柄，两面无毛，上面沿中脉两侧有1～2cm宽的紫色晕。穗状花序圆柱状，从根茎中抽出，上部苞片长椭圆形，粉红色；中下部苞片近圆形，淡绿色至白色。花冠黄色。花期4～6月。分布于广东、广西、四川、云南等地。②广西莪术：叶片长椭圆形，两面密被粗柔毛，有的类型沿中脉两侧有紫晕。花序下的苞片淡绿色，上部的苞片淡红色；花萼白色，花冠近漏斗状，粉红色。分布于广西。

【药材采集】冬季茎叶枯萎后采挖，洗净，蒸或煮至透心，晒干或低温干燥后除去须根和杂质。

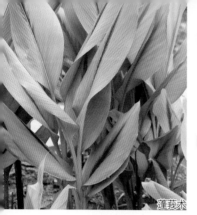

蓬莪术

莪术

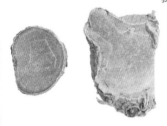

广西莪术

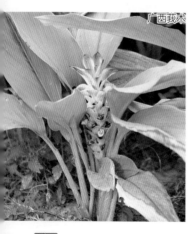

【炮制】①莪术：除去杂质，略泡，洗净，蒸软，切厚片，干燥。②醋莪术：取净莪术，加米醋煮至透心，取出，晾至六成干，切厚片。

【性状】饮片呈类圆形或椭圆形的厚片。外表皮灰黄色或灰棕色，有时可见环节或须根痕。切面黄绿色、黄棕色或棕褐色，内皮层环纹明显，散在"筋脉"小点。气微香，味微苦而辛。

【选购贮藏】以质坚实、香气浓者为佳。置干燥处，防蛀。

【药理】有抗血小板聚集、抗凝血、改善血液流变性、抗肿瘤、抗组织纤维化、镇痛等作用。

【性味归经】辛、苦，温。归肝、脾经。

【功能主治】行气破血，消积止痛。用于癥瘕痞块、瘀血经闭、胸痹心痛、食积胀痛。

【用法用量】煎服，6～9g。醋制后可加强祛瘀止痛作用。外用适量。

【使用注意】孕妇及月经过多者忌用。本品易伤气耗血，不宜久服。

三棱

【基源】本品为黑三棱科植物黑三棱的干燥块茎。

【植物识别】多年生草本。茎直立，圆柱形，光滑，高50～100cm。叶丛生，2列；叶片线形，长60～95cm，宽约2cm，叶背具1条纵棱，基部抱茎。花茎由叶丛抽出，单一；头状花序，有叶状苞片；雄花序位于雌花序的上部，通常2～10个；雌花序通常1～3个；雄花花被3～4，倒披针形。果呈核果状，倒卵状圆锥形，先端有锐尖头。花期6～7月，果期7～8月。生于池沼或水沟等处。分布于黑龙江、吉林、辽宁、河北、河南、安徽、江苏、浙江、江西、湖南、湖北、四川、山西、陕西、甘肃、宁夏等地。

三棱 黑三棱

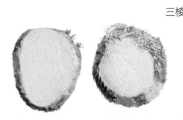

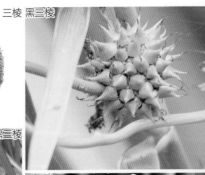

黑三棱

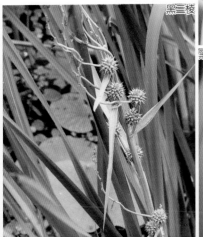

黑三棱

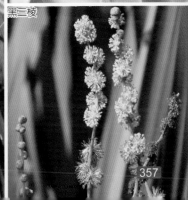

【药材采集】冬季至次年春季采挖，洗净，削去外皮，晒干。

【炮制】①三棱：除去杂质，浸泡，润透，切薄片，干燥。②醋三棱：取净三棱片，加米醋拌润，炒至深黄色。每100kg三棱，用醋15kg。

【性状】块茎呈圆锥形，略扁，长2～6cm，直径2～4cm。饮片为呈类圆形的薄片。外表皮灰棕色。切面灰白色或黄白色，粗糙，有多数明显的细筋脉点。气微，味淡，嚼之微有麻辣感。

【选购贮藏】以色黄白者为佳。置通风干燥处，防蛀。

【药理】有抗血栓形成、抗凝血、改善血液流变性、镇痛、抗纤维化、抗动脉粥样硬化等作用。

【性味归经】辛、苦，平。归肝、脾经。

【功能主治】破血行气，消积止痛。用于癥瘕痞块、痛经、瘀血经闭、胸痹心痛、食积胀痛。

【用法用量】煎服，3～10g。生三棱破气化滞消积的作用较强，常用于食积腹胀。醋制后可加强祛瘀止痛作用，常用于血瘀经闭、癥瘕积聚。

【使用注意】孕妇及月经过多者忌用。不宜与芒硝、玄明粉同用。

水蛭

【基源】本品为水蛭科动物蚂蟥、水蛭或柳叶蚂蟥的干燥全体。全国大部分地区有出产。

【药材采集】夏、秋二季捕捉，用沸水烫死，晒干或低温干燥。

【炮制】烫水蛭：取水蛭段，用滑石粉烫至微鼓起。

【性状】蚂蟥呈扁平纺锤形，有多数环节。背部黑褐色或黑棕色，稍隆起；腹面平坦，棕黄色。质脆，易折断，断面胶质状。气微腥。

【选购贮藏】以色黑褐者为佳。置干燥处，防蛀。

【药理】有抗凝血、抗血栓形成、改善血液流变性、抗脑缺血、

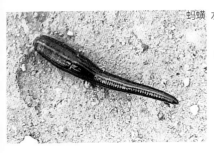

蚂蟥 水蛭

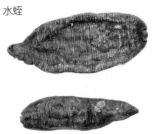

抗炎、抗组织纤维化等作用。

【性味归经】咸、苦，平；有小毒。归肝经。

【功能主治】破血通经，逐瘀消癥。用于血瘀经闭、癥瘕痞块、中风偏瘫、跌扑损伤。

【用法用量】煎服，1.5～3g；研末服，0.3～0.5g。以入丸、散或研末服为宜。烫水蛭易于粉碎，药性亦较生品缓和。

【使用注意】孕妇及月经过多者忌用。

虻虫

【基源】本品为虻科昆虫复带虻等的雌性成虫的干燥体。全国大部分地区均产。

【药材采集】夏、秋二季捕捉，沸水烫死或用线穿起，干燥。

【炮制】拣净杂质，除去翅、足；或用文火微炒用。

【性状】干燥的虫体呈长椭圆形，长1.5～2cm。头部呈黑褐色，复眼大多已经脱落；胸部黑褐色，背面呈壳状而光亮，翅长超过尾部；胸部下面突出，黑棕

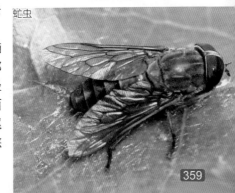

虻虫

色，具足3对，多碎断。腹部棕黄色，有6个体节。质松而脆，易破碎。气臭，味苦咸。

【选购】以个大、完整、无杂质者为佳。

【药理】本品具有抗血栓形成、改善血液流变性等作用。

【性味归经】苦，微寒。有毒。归肝经。

【功能主治】破血消癥，逐瘀通经。用于癥瘕积聚、蓄血、血瘀经闭、跌扑伤痛。

【用法用量】煎服，1～1.5g；研末服，0.3g。

【使用注意】孕妇及体虚无瘀、腹泻者忌用。

斑蝥

【基源】本品为芫青科昆虫南方大斑蝥或黄黑小斑蝥的干燥体。全国大部分地区均有分布，主产于辽宁、河南、广西、江苏等地。

【药材采集】夏、秋二季捕捉，闷死或烫死，晒干。

【炮制】米斑蝥：取净斑蝥与米拌炒至米呈黄棕色。每100kg斑蝥，用米20kg。

【性状】呈长圆形。头及口器向下垂，有较大的复眼及触角各1对，触角多已脱落。背部具革质鞘翅1对，黑色，有3条黄色或棕黄色的横纹；鞘翅下面有棕褐色薄膜状透明的内翅2片。胸腹部乌黑色，胸部有足3对。有特殊的臭气。

【选购贮藏】以个大、完整、色鲜明者为佳。置通风干燥处，防蛀。

【药理】有抗肺癌、肝癌、卵巢癌、胰腺癌的作用。

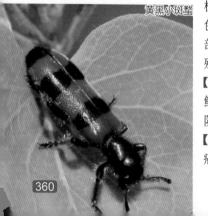
黄黑小斑蝥

【性味归经】辛，热；有大毒。归肝、胃、肾经。

【功能主治】破血逐瘀，散结消癥，攻毒蚀疮。用于癥瘕，经闭，顽癣，瘰疬，赘疣，痈疽不溃，恶疮死肌。

【用法用量】0.03～0.06g，炮制后多人丸散用。外用适量，研末或浸酒醋，或制油膏涂敷患处，不宜久敷、大面积用。

【使用注意】本品有大毒，内服宜慎，应严格掌握剂量，体弱忌用，孕妇禁用。不宜久服多服。

穿山甲

【基源】本品为鲮鲤科动物穿山甲的鳞甲。主产于广西、广东、贵州、云南。

【药材采集】收集鳞甲，洗净，晒干。

【炮制】①烫山甲：取净穿山甲，大小分开，用河砂烫至鼓起。②醋山甲：取净穿山甲，大小分开，用河砂烫至鼓起，醋淬。

【性状】本品呈扇面形、三角形、菱形或盾形的扁平片状或半折合状，中间较厚，边缘较薄，大小不一。外表面黑褐色或黄褐色，有光泽，宽端有数十条排列整齐的纵纹及数条横线纹；窄端光滑。内表面色较浅，中部有一条明显突起的弓形横向棱线，其下方有数条与棱线相平行的细纹。角质，半透明，坚韧而有弹性，不易折断。气微腥，味淡。

穿山甲

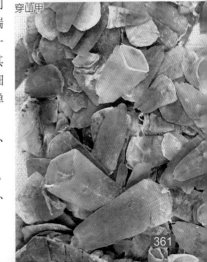

【选购贮藏】以片匀、半透明、不带皮肉者为佳。置干燥处。

【药理】有抗凝血、抗炎等作用。

【性味归经】咸，微寒。归肝、胃经。

【功能主治】活血消癥，通经下乳，消肿排脓，搜风通络。用于经闭癥瘕、乳汁不通、痈肿疮毒、风湿痹痛、中风瘫痪、麻木拘挛。

【用法用量】煎服，3～10g。研末吞服，每次1～1.5g。一般炮制后用。

【使用注意】孕妇慎用。痈肿已溃者忌用。

急性子

【基源】本品为凤仙花科植物凤仙花的干燥成熟种子。

【植物识别】一年生草本，高40～100cm。茎肉质，直立，粗壮。叶互生；叶柄长1～3cm，两侧有数个腺体；叶片披针形，长4～12cm，宽1～3cm，先端长渐尖，基部渐狭，边缘有锐锯齿，侧脉5～9对。花梗短，单生或数枚簇生叶腋，密生短柔毛；花大，通常粉红色或杂色，单瓣或重瓣。蒴果纺锤形，熟时一触即裂，密生茸毛。种子多数，球形，黑色。各地均有栽培。

【药材采集】夏、秋二季果实即将成熟时采收，晒干，除去果皮及杂质。

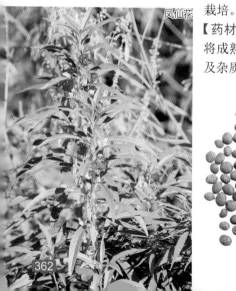
凤仙花

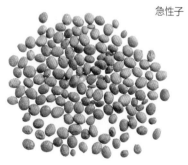
急性子

【性状】本品呈椭圆形、扁圆形或卵圆形。表面棕褐色或灰褐色，粗糙，有稀疏的白色或浅黄棕色小点。无臭，味淡、微苦。

【选购贮藏】以颗粒饱满、色棕褐者为佳。置干燥处，防蛀。

【药理】有抗氧化等作用。

【性味归经】微苦、辛，温；有小毒。归肺、肝经。

【功能主治】破血，软坚，消积。用于癥瘕痞块、经闭、噎膈。

【用法用量】煎服，3～5g。

【使用注意】本品破血，孕妇慎用。

水红花子

【基源】本品为蓼科植物荭蓼的干燥成熟果实。

【植物识别】一年生草本，高1～3m。茎直立，中空，多分枝，密生长毛。叶互生；叶柄长3～8cm；托叶鞘筒状，下部膜质，褐色，上部草质，被长毛，上部常展开成环状翅；叶片卵形或宽卵形，长10～20cm，宽6～12cm，先端渐尖，基部近圆形，全缘，两面疏生软毛。总状花序由多数小花穗组成，顶生或腋生；苞片宽卵形；花淡红色或白色；花被5深裂，裂片椭圆形。瘦果近圆形，扁平，黑色，有光泽。花期7～8月，果期8～10月。生于路旁和水边湿地。除西藏自治区外，分布几遍全国。

【药材采集】秋季果实成熟时割取果穗，晒干，打下果实，除去杂质。

【性状】本品呈扁圆形。表面棕黑色，有的红棕色，有光泽，两面微凹，中部略有纵向隆起。气微，味淡。

【选购贮藏】以粒大、饱满、色棕黑者为佳。置干燥处。

【药理】有镇痛、抗氧化、利尿等作用。

【性味归经】咸，微寒。归肝、胃经。

【功能主治】散血消癥，消积止痛，利水消肿。用于癥瘕痞块、

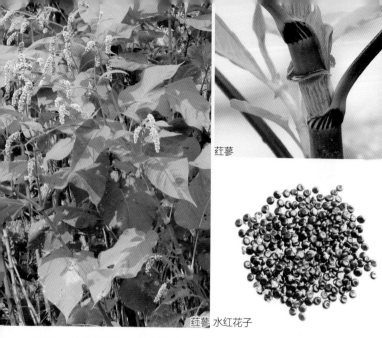

荭蓼

荭蓼 水红花子

瘿瘤、食积不消、胃脘胀痛、水肿腹水。

【用法用量】煎服，15～30g。外用适量，熬膏敷患处。

十三、化痰止咳平喘药

（一）温化寒痰药

半夏

【基源】本品为天南星科植物半夏的干燥块茎。

【植物识别】多年生小草本，高15～30cm。叶出自块茎顶端，叶柄长6～23cm，在叶柄下部内侧生一白色珠芽；一年生的叶为单叶，卵状心形；2～3年后，叶为3小叶的复叶，小叶椭圆形至披针形，中间小叶较大，两侧的较小，全缘。花序梗常较叶柄长，肉穗花序顶生，佛焰苞绿色；雄花着生在花序上部，白色，雄蕊密集成圆筒形，雌花着生于雄花的下部，绿色；花序中轴先端附属物延伸呈鼠尾状，伸出在佛焰苞外。浆果卵状椭圆形。果期8～9月。我国大部分地区有分布。

【药材采集】夏、秋二季采挖，洗净，除去外皮和须根，晒干。

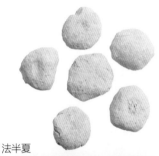

法半夏
半夏

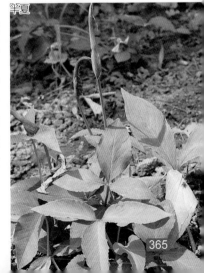

【炮制】①清半夏：取净半夏，大小分开，用8%白矾溶液浸泡至内无干心，口尝微有麻舌感，取出，洗净，切厚片，干燥。每100kg净半夏，用白矾20kg。②姜半夏：取净半夏，大小分开，用水浸泡至内无干心时，取出；另取生姜切片煎汤，加白矾与半夏共煮透，取出，晾至六成干，切片，干燥。每100kg净半夏，用生姜25kg，白矾12.5kg。③法半夏：取净半夏，大小分开，用水浸泡至内无干心，取出；另取甘草适量，加水煎煮二次，合并煎液，倒入用适量水制成的石灰液中，搅匀，加上述已浸透的半夏，浸泡，每日搅拌1～2次，并保持浸液pH12以上，至剖面黄色均匀，口尝微有麻舌感时，取出，洗净，阴干或烘干，即得。每100kg净半夏，用甘草15kg，生石灰10kg。

【性状】本品呈类球形。表面白色或浅黄色，顶端有凹陷的茎痕，周围密布麻点状根痕；下面钝圆，较光滑。质坚实，断面洁白，富粉性。气微，味辛辣，麻舌而刺喉。

【选购贮藏】以皮净、色白、质坚实、粉性足者为佳。置通风干燥处，防蛀。

【药理】有镇咳、祛痰、抗肿瘤、镇吐等药理作用。

【性味归经】辛、温；有毒。归脾、胃、肺经。

【功能主治】燥湿化痰，降逆止呕，消痞散结。用于湿痰寒痰、咳喘痰多、痰饮眩悸、风痰眩晕、痰厥头痛、呕吐反胃、胸脘痞闷、梅核气；外治痈肿痰核。

【用法用量】内服一般炮制后使用，3～9g。外用适量，磨汁涂或研末以酒调敷患处。清半夏辛温燥烈之性较缓，长于燥湿化痰，适用于湿痰咳嗽、胃脘痞满。法半夏温性较弱，功能燥湿化痰，适用于痰多咳嗽、痰饮眩悸、风痰眩晕、痰厥头痛。姜半夏温中化痰，长于降逆止呕，适用于痰饮呕吐、胃脘痞满。

【使用注意】不宜与乌头类药材同用。其性温燥，阴虚燥咳、血证、热痰、燥痰者应慎用。

天南星

【基源】本品为天南星科植物天南星、异叶天南星或东北天南星的干燥块茎。

【植物识别】①天南星（一把伞天南星）：多年生草本，高40～90cm。叶1片，基生；叶柄肉质，圆柱形，下部成鞘；叶片放射状分裂，裂片7～23片，披针形至长披针形。花序柄自叶柄中部分出，短于叶柄；肉穗花序，佛焰苞绿色；花序轴肥厚，先端附属物棍棒状。浆果红色。花期5～6月，果期8月。分布于河北、河南、广西、陕西、湖北、四川、贵州、云南、山西等地。②异叶天南星：多年生草本，高60～80cm。叶1片，鸟

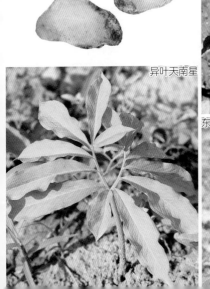
异叶天南星

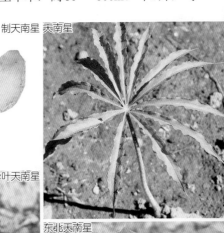
制天南星 天南星

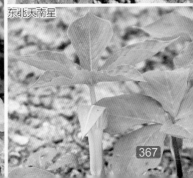
东北天南星

367

趾状全裂，裂片9～17枚，通常13枚左右，长圆形、倒披针形或长圆状倒卵形，中央裂片最小。佛焰苞绿色，下部筒状，花序轴先端附属物鼠尾状，延伸于佛焰苞外甚多。浆果红色。花期7～8月。分布于黑龙江、吉林、辽宁、浙江、江苏、江西、湖北、四川、陕西等地。③东北天南星：多年生草本，高35～60cm。叶1片，鸟趾状全裂，裂片5枚（一年生裂片3枚），倒卵形或广倒卵形。花序柄长20～40cm，较叶低；佛焰苞绿色或带紫色；花序轴先端附属物棍棒状。浆果红色。花期7～8月。分布于黑龙江、吉林、辽宁、河北、江西、湖北、四川等地。

【药材采集】秋、冬二季茎叶枯萎时采挖，除去须根及外皮，干燥。

【炮制】制天南星（姜南星）：取净天南星，按大小分别用水浸泡，每日换水2～3次，如起白沫时，换水后加白矾（每100g天南星，加白矾2g），泡一日后，再进行换水，至切开口尝微有麻舌感时取出。将生姜片、白矾置锅内加适量水煮沸后，倒入天南星共煮至无干心时取出，除去姜片，晾至四至六成干，切薄片，干燥。每100g天南星，用生姜、白矾各12.5g。

【性状】表面类白色或淡棕色，较光滑，顶端有凹陷的茎痕，周围有麻点状根痕。质坚硬，不易破碎，断面不平坦，白色，粉性。气微辛，味麻辣。

【选购贮藏】以个大、色白、粉性足者为佳。置通风干燥处，防霉、防蛀。

【药理】有祛痰、镇静，抗惊厥、抗心律失常、抗肿瘤等作用。

【性味归经】苦、辛，温；有毒。归肺、肝、脾经。

【功能主治】散结消肿。外用治痈肿、蛇虫咬伤。

【用法用量】煎服，3～10g，多制用。外用适量。

【使用注意】阴虚燥痰及孕妇忌用。

白附子

【基源】本品为天南星科植物独角莲的块茎。

【植物识别】多年生草本。叶1～7块茎生；叶柄肥大肉质，下部常呈淡粉红色或紫色条斑，长达40cm；叶片三角状卵形、戟状箭形或卵状宽椭圆形，先端渐尖。花梗自块茎抽出，佛焰苞紫红色，管部圆筒形或长圆状卵形，顶端渐尖而弯曲；肉穗花序位于佛焰苞内，附属器圆柱形，紫色，不伸出佛焰苞外。浆果熟时红色。花期6～8月，果期7～10月。分布河北、河南、山东、山西、陕西、甘肃、江西、福建等地。

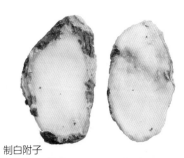

制白附子

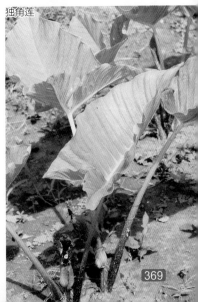

独角莲

【药材采集】秋季采挖，除去残茎、须根外皮。

【炮制】制白附子：取净白附子分开大小个，浸泡，每日换水2～3次，数日后如起黏沫，换水后加白矾（每100g白附子，用白矾2g），泡1日后再进行换水，至口尝微有麻舌感为度，取出。将生姜片、白矾粉置锅内加适量水，煮沸后，倒入白附子共煮至无白心，捞出，除去生姜片，晾至六七成干，切厚片，干燥。每100g白附子，用生姜、白矾各12.5g。

【性状】制白附子：本品为类圆形或椭圆形厚片，外表皮淡棕色，切面黄色，角质。味淡，微有麻舌感。

【选购贮藏】白附子以个大、质坚实、色白、粉性足者为佳。制白附子以黄色、角质者为佳。置通风干燥处，防蛀。

【药理】有祛痰、镇静、镇痛、抗惊厥、抗炎及抗肿瘤等作用。

【性味归经】辛，温；有毒。归胃、肝经。

【功能主治】祛风痰，定惊搐，解毒散结，止痛。用于中风痰壅、口眼歪斜、语言謇涩、惊风癫痫、破伤风、痰厥头痛、偏正头痛、瘰疬痰核、毒蛇咬伤。

【用法用量】用量，3 ～ 6g。一般炮制后用，外用生品适宜捣烂，熬膏或研末以酒调敷患处。

【使用注意】本品辛温燥烈，阴虚血虚动风或热盛动风者、孕妇均不宜用。生品一般不内服。

白芥子

【基源】本品为十字花科植物白芥的干燥成熟种子。

【植物识别】一年生或二年生草本，高40 ～ 120cm。茎直立，具纵棱，上部多分枝。叶互生，茎基部叶片大头状裂或近全裂，顶裂片大，有侧裂片1 ～ 3对，边缘具疏齿；茎生叶较小，具短柄，向上裂片数渐少。总状花序顶生，花冠黄色，长方卵形，基

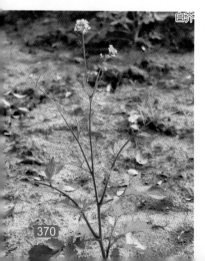

白芥

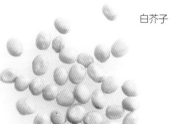

白芥子

部有直立长爪。长角果广线形，密被粗白毛。种子圆形，淡黄白色。花期4～6月，果期6～8月。全国各地多有栽培。

【药材采集】夏末秋初果实成熟时采割植株，晒干，打下种子，除去杂质。

【炮制】炒芥子：取净芥子，照清炒法炒至淡黄色至深黄色，有香辣气。用时捣碎。

【性状】白芥子呈球形，表面灰白色至淡黄色，具细微的网纹，有明显的点状种脐。气微，味辛辣。

【选购贮藏】以粒大、饱满者为佳。置通风干燥处，防潮。

【药理】有镇咳、祛痰、平喘、抗炎、镇痛、抗前列腺增生等药理作用。

【性味归经】辛，温。归肺经。

【功能主治】温肺豁痰利气，散结通络止痛。用于寒痰咳嗽、胸胁胀痛、痰滞经络、关节麻木疼痛、痰湿流注、阴疽肿毒。

【用法用量】煎服，3～9g。外用适量，研末调敷，或作发泡用。

【使用注意】本品辛温走散，耗气伤阴，久咳肺虚及阴虚火旺者忌用；消化道溃疡、出血者及皮肤过敏者忌用。用量不宜过大。

皂荚

【基源】本品为豆科植物皂荚的干燥成熟果实。

【植物识别】落叶乔木，高达15m。棘刺粗壮，红褐色。双数羽状复叶，小叶4～7对，小叶片卵形、卵状披针形或长椭圆状卵形，边缘有细锯齿。总状花序腋生及顶生，花瓣4，淡黄白色，卵形或长椭圆形。荚果直而扁平，被白色粉霜。花期5月，果期10月。全国大部分地区有分布。

【药材采集】秋季果实成熟时采摘，晒干。

【炮制】拣去杂质，洗净，晒干。用时捣碎。

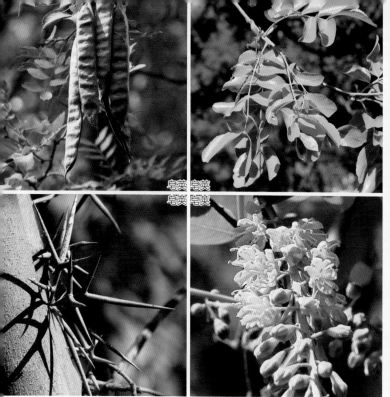

皂荚 皂荚
皂荚 皂荚

【选购贮藏】以肥厚、饱满、质坚者为佳。置干燥赴，防蛀。

【药理】有祛痰、兴奋子宫等作用。

【性味归经】辛、咸，温；有小毒。归肺、大肠经。

【功能主治】祛痰开窍，散结消肿。用于中风口噤、昏迷不醒、癫痫痰盛、关窍不通、喉痹痰阻、顽痰喘咳、咳痰不爽、大便燥结；外治痈肿。

【用法用量】研末服，1～1.5g；亦可入汤剂，1.5～5g。外用适量。

【使用注意】内服剂量不宜过大。非顽疾证实体壮者慎用。孕妇、气虚阴亏及有出血倾向者忌用。

附　皂角刺

为豆科植物皂荚的棘刺。味辛，性温。有消肿排脓、祛风杀虫的功效。用于痈疽疮毒初起或脓成不溃之证以及皮癣、麻风等。煎服3～10g。外用适量，醋煎涂患处。痈疽已溃者忌用。

旋覆花

【基源】本品为菊科植物旋覆花的干燥头状花序。

【植物识别】多年生草本，高30～80cm。茎单生或簇生，有细纵沟，被长伏毛。基部叶花期枯萎，中部叶长圆形或长圆状披针形，常有圆形半抱茎的小耳，无柄，全缘或有疏齿，中脉和侧脉有较密的长毛；上部叶渐小，线状披针形。头状花序，多数或少数排列成疏散的伞房花序；舌状花黄色，舌片线形。瘦果圆柱形。花期6～10月，果期9～11月。分布于东北、华北、华东、华中及广西等地。

【药材采集】夏、秋二季花开放时采收，除去杂质，阴干或晒干。

【炮制】蜜旋覆花：取净旋覆花，照蜜炙法炒至不粘手。

【选购贮藏】以朵大、色浅黄者为佳。置干燥处。

【药理】有镇咳、祛痰、保护血管内皮等作用。

【性味归经】苦、辛、咸，微温。归肺、脾、胃、大肠经。

【功能主治】降气，消痰，行水，止呕。用于风寒咳嗽、痰饮蓄结、胸膈痞闷、喘咳痰多、呕吐

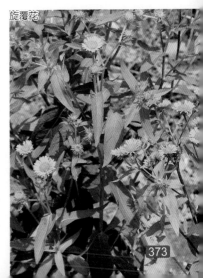
旋覆花

噫气、心下痞硬。

【用法用量】煎服，3～10g；因本品有绒毛，故须布包入煎。

【使用注意】阴虚劳嗽、津伤燥咳者忌用。

附　金沸草

为菊科植物旋覆花的干燥地上部分。夏、秋二季采割，晒干。苦、辛、咸，温。归肺、大肠经。有降气、消痰、行水的功效。用于外感风寒、痰饮蓄结、咳喘痰多、胸膈痞满。煎服，5～10g。

白前

【基源】本品为萝藦科植物柳叶白前或芫花叶白前的干燥根茎和根。

【植物识别】柳叶白前：多年生草本，高30～60cm。茎圆柱形，表面灰绿色。单叶对生，具短柄；叶片披针形或线状披针形，先端渐尖，基部渐窄，全缘，边缘反卷，中脉在叶背明显。伞形聚伞花序腋生，有3～8朵，花冠辐状，5深裂，裂片线形，紫红色。蓇葖果单生，窄长披针形。种子披针形，先端具白色丝状绢毛。花期5～8月，果期9～10月。生长于溪滩、江边砂碛之上或山谷中阴湿处。分布于浙江、江苏、安徽、江西、湖南、湖北、广西、广东、贵州、云南、四川等地。

【药材采集】秋季采挖，洗净，

柳叶白前

白前

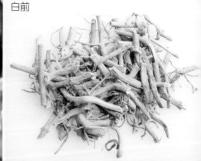

晒干。

【炮制】①白前：除去杂质，洗净，润透，切段，干燥。②蜜白前：取净白前，加炼蜜拌润，炒至不粘手。

【性状】柳叶白前根茎呈细长圆柱形。表面黄白色或黄棕色，节明显。质脆，断面中空。气微，味微甜。

【选购贮藏】以色黄白者为佳。置通风干燥处。

【药理】有镇咳、祛痰、平喘、镇痛、抗炎等作用。

【性味归经】辛、苦，微温。归肺经。

【功能主治】降气，消痰，止咳。用于肺气壅实、咳嗽痰多、胸满喘急。

【用法用量】煎服，3～10g；或入丸、散。蜜白前能缓和对胃的刺激性，偏于润肺降气，止咳作用增强。

猫爪草

【基源】本品为毛茛科植物小毛茛的干燥块根。

【植物识别】多年生小草本，高5～20cm。茎铺散，多分枝。基生叶丛生，有长柄；叶柄长6～10cm；单叶3裂或三出复叶；小叶或一回裂片浅裂或细裂成条形裂片；茎生叶较小，细裂，多无柄。花序具少数花；花单生茎顶，花瓣5，倒卵形，亮黄色，基部有爪。瘦果卵球形，边缘有纵肋。花期3～5月，果期4～8月。分布于江苏、安徽、浙江、江西、福建、台湾、河

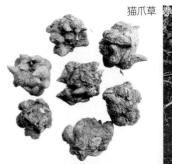
猫爪草

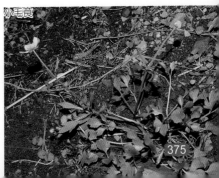
小毛茛

南、湖南、湖北、广西。

【药材采集】春季采挖，除去须根和泥沙，晒干。

【性状】本品呈纺锤形，多5～6个簇生，形似猫爪。表面黄褐色或灰黄色，久存色泽变深。质坚实，断面类白色或黄白色，空心或实心，粉性。气微，味微甘。

【选购贮藏】以色黄褐、质坚实饱满者为佳。置通风干燥处，防蛀。

【药理】有抑菌、抗肿瘤、增强免疫等作用。

【性味归经】甘、辛，温。归肝、肺经。

【功能主治】化痰散结，解毒消肿。用于瘰疬痰核、疔疮肿毒、蛇虫咬伤。

【用法用量】煎汤，9～15g。外用适量，捣敷或研末调敷。

（二）清化热痰药

川贝母

【基源】本品为百合科植物川贝母、暗紫贝母、甘肃贝母、梭砂贝母、太白贝母或瓦布贝母的干燥鳞茎。

【植物识别】川贝母：多年生草本，高15～55cm。鳞茎圆锥形或近球形，直径5～12mm。茎直立，绿色或微带褐紫色，具细小灰色斑点。叶片着生在茎上部1/3或1/5的部分，通常下端对生，上端3叶轮生；叶片线形，长5～12cm，宽2～10mm，先端卷曲呈卷须状。花单生于茎顶，少有2朵，下垂，钟状；花被6片，菱状椭圆形，外轮3片较狭，先端钝圆或稍尖，黄绿色，具紫色方块纹及脉纹。蒴果六角矩形。种子薄而扁平，半圆形，黄色。花期6月，果熟期8月。生于高山草地或湿润的灌木丛中。分布于四川、西藏、云南、甘肃、青海等地。

【药材采集】夏、秋二季或积雪融化后采挖，除去须根、粗皮及泥沙，晒干或低温干燥。按性状不同分别习称"松贝""青贝""炉贝"和"栽培品"。

【性状】松贝：呈类圆锥形或近球形，表面类白色。质硬而脆，断面白色，富粉性。气微，味微苦。

【选购贮藏】以整齐、色白、粉性足者为佳。置通风干燥处，防蛀。

【药理】有祛痰、镇咳、平喘等作用。

【性味归经】苦、甘，微寒。归肺、心经。

【功能主治】清热润肺，化痰止咳，散结消痈。用于肺热燥咳、干咳少痰、阴虚劳嗽、痰中带血、瘰疬、乳痈、肺痈。

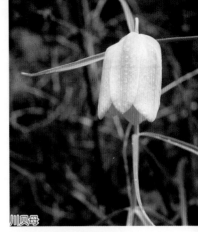

川贝母

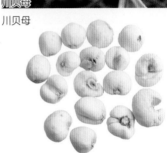

川贝母

【用法用量】煎服，3～10g；研末服，1～2g。

【使用注意】不宜与川乌、制川乌、草乌、制草乌、附子同用。脾胃虚寒及有湿痰者不宜用。

浙贝母

【基源】本品为百合科植物浙贝母的干燥鳞茎。

【植物识别】多年生草本，高50～80cm。鳞茎半球形。茎单一，直立，圆柱形。叶无柄；茎下部的叶对生，狭披针形至线形；

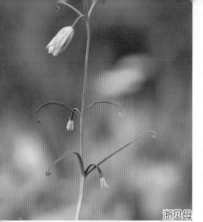

中上部叶常3～5片轮生，叶片较短，先端卷须状。花单生于茎顶或叶腋，花钟形，俯垂；花被6片，2轮排列，长椭圆形，先端短尖或钝，淡黄色或黄绿色，具细微平行脉，内面并有淡紫色方格状斑纹。蒴果卵圆形，有6条较宽的纵翅。花期3～4月，果期4～5月。分布于浙江、江苏、安徽、湖南等地。

浙贝母

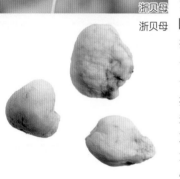

【药材采集】初夏植株枯萎时挖，洗净。大小分开，大者除去芯芽，习称"大贝"；小者不去芯芽，习称"珠贝"。分别撞擦，除去外皮，拌以煅过的贝壳粉，吸去擦出的浆汁，干燥；或取鳞茎，大小分开，洗净，除去芯芽，趁鲜切成厚片，洗净，干燥，习称"浙贝片"。

【炮制】除去杂质，洗净，润透，切厚片，干燥；或打成碎块。

【性状】浙贝片：为鳞茎外层的单瓣鳞叶切成的片。椭圆形或类圆形，边缘表面淡黄色，切面平坦，粉白色。质脆，易折断，断面粉白色，富粉性。

【选购贮藏】以切面白色、粉性足者为佳。置干燥处，防蛀。

【药理】有镇咳、祛痰、平喘、抗炎、抑菌等作用。

【性味归经】苦，寒。归肺、心经。

【功能主治】清热化痰止咳，解毒散结消痈。用于风热咳嗽、痰火咳嗽、肺痈、乳痈、瘰疬、疮毒。

【用法用量】煎服，3～10g。

【使用注意】不宜与川乌、制川乌、草乌、制草乌、附子同用。脾胃虚寒及有湿痰者不宜用。

平贝母

【基源】本品为百合科植物平贝母的干燥鳞茎。

【植物识别】多年生直立草本，高40～60cm。鳞茎由2枚肥厚的鳞瓣组成，周围还有少数小鳞茎。茎基部以上具叶，叶轮生或对生，中部以上兼有少数散生；叶条形，先端不卷曲或稍卷曲。花1～3朵，顶生，俯垂，紫色而具黄色小方格；顶端的花具4～6枚叶状苞片，条状苞片先端极卷曲；花被钟状；花被片6，长圆状倒卵形；雄蕊6，长约为花被片的3/5；花柱具乳头状突起；柱头3深裂。蒴果宽倒卵形，具圆棱。花期5～6月。生于林中肥沃土壤上。分布于我国东北地区。

平贝母

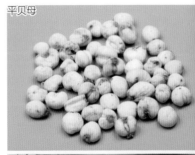

【药材采集】春季采挖，除去外皮、须根及泥沙，晒干或低温干燥。

【性状】本品呈扁球形，表面乳白色或淡黄白色，外层鳞叶2瓣，肥厚，大小相近或一片稍大抱合，顶端略平或微凹入，常稍开裂；中央鳞片小。质坚实而脆，断面粉性。气微，味苦。

【贮藏】置通风干燥处，防蛀。

平贝母

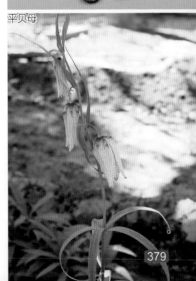

【性味归经】苦、甘，微寒。归肺、心经。

【功能主治】清热润肺，化痰止咳。用于肺热燥咳、干咳少痰、阴虚劳嗽、咳痰带血。

【用法用量】煎服，3～9g；研粉冲服，一次1～2g。

【使用注意】不宜与川乌、制川乌、草乌、制草乌、附子同用。

瓜蒌

【基源】本品为葫芦科植物栝楼或双边栝楼的干燥成熟果实。

【植物识别】参见天花粉项下。

【药材采集】秋季果实成熟时，连果梗剪下，置通风处阴干。

【炮制】除去杂质和干瘪的种子，洗净，晒干。用时捣碎。

【性状】栝楼呈类球形或宽椭圆形。表面橙红色或橙黄色，皱缩或较光滑。内表面黄白色，有红黄色丝络，果瓤橙黄色。具焦糖气，味微酸、甜。

【选购贮藏】以皮厚、皱缩、糖性足者为佳。置阴凉干燥处，防霉，防蛀。

【药理】有镇咳、祛痰、抗心肌缺血、抗溃疡等作用。

【性味归经】甘，寒。归肺、胃、大肠经。

【功能主治】润肺化痰，滑肠通便。用于燥咳痰黏、肠燥便秘。

【用法用量】煎服，9～15g。

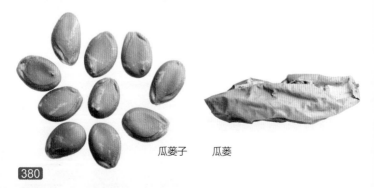

瓜蒌子　　瓜蒌

【使用注意】本品甘寒而滑，脾虚便溏者及寒痰、湿痰证忌用。不宜与乌头类药材同用。

附　1　瓜蒌皮

为栝楼或双边栝楼的干燥成熟果皮。味甘，性寒。归肺、胃经。有清热化痰、利气宽胸的功效。用于痰热咳嗽、胸闷胁痛。用量，6～10g。不宜与川乌、制川乌、草乌、制草乌、附子同用。

2.瓜蒌子

为栝楼或双边栝楼的干燥成熟种子。味甘，性寒。归肺、胃、大肠经。有润肺化痰、滑肠通便的功效。用于燥咳痰黏、肠燥便秘。用量9～15g。不宜与川乌、制川乌、草乌、制草乌、附子同用。

竹茹

【基源】本品为禾本科植物青秆竹、淡竹的茎秆的干燥中间层。

【植物识别】参见竹叶项下。

【药材采集】全年均可采制，取新鲜茎，除去外皮，将稍带绿色的中间层刮成丝条，或削成薄片，捆扎成束，阴干。前者称"散竹茹"，后者称"齐竹茹"。

【炮制】姜竹茹：取净竹茹，照姜汁炙法炒至黄色。

【性状】本品为卷曲成团的不规则丝条或呈长条形薄片状。宽窄厚薄不等，浅绿色、黄绿色或黄白色。气微，味淡。

【选购贮藏】以色绿、丝细均匀、质柔软、有弹性者为佳。置干燥处，防霉，防蛀。

竹茹

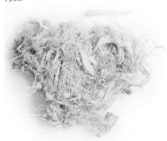

【药理】抑菌和抗氧化等作用。

【性味归经】甘，微寒。归肺、胃、心、胆经。

【功能主治】清热化痰，除烦，止呕。用于痰热咳嗽、胆火挟痰、惊悸不宁、心烦失眠、中风痰迷、舌强不语、胃热呕吐、妊娠恶阻、胎动不安。

【用法用量】煎服，6～10g。生用清化痰热，姜汁炙用止呕。

竹沥

【基源】为禾本科植物淡竹等的茎经火烤后所流出的液汁。

【药材采集】取鲜竹杆，截成30～50cm长，两端去节，劈开，架起，中部用火烤之，两端即有液汁流出，以器盛之。

【性状】本品为青黄色或黄棕色的透明液体。具竹香气，味微甜。

【选购】以色泽透明者为佳。

【药理】有镇咳、祛痰作用。

【性味归经】甘，寒。归心、肺、肝经。

【功能主治】清热豁痰，定惊利窍。用于痰热咳喘、中风痰迷、惊痫癫狂。

【用法用量】内服，30～50g，冲服。本品不能久藏，但可熬膏瓶贮，称竹沥膏；近年用安瓿瓶密封装置，可以久藏。

【使用注意】本品性寒滑，对寒痰及便溏者忌用。

天竺黄

【基源】本品为禾本科植物青皮竹或华思劳竹等秆内的分泌液干燥后的块状物。

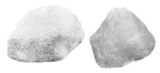

【药材采集】冬季采收，砍取竹竿，剖取天竺黄（竹黄），晾干。竹黄由于自然产出者较少，大多采取火烧竹林的方法，使竹暴热后，竹沥溢在节间凝固而成，然后剖取晾干。另，用在青皮竹上人工打洞的方法，

天竺黄

也能形成竹黄。

【性状】本品为不规则的片块或颗粒。表面灰蓝色、灰黄色或灰白色，有的洁白色，半透明，略带光泽。体轻，质硬而脆，易破碎，吸湿性强。气微，味淡。

【选购贮藏】以块大、色灰白、质硬而脆、吸湿性强者为佳。密闭，置干燥处。

【药理】有镇痛、抗炎作用。

【性味归经】甘，寒。归心、肝经。

【功能主治】清热豁痰，凉心定惊。用于热病神昏，中风痰迷，小儿痰热惊痫、抽搐、夜啼。

【用法用量】煎服，3～9g。

前胡

【基源】本品为伞形科植物白花前胡、紫花前胡的干燥根。

【植物识别】①白花前胡：多年生草本。基生叶三出或二至三回羽状分裂，第一回羽片2～3对，末回裂片菱状倒卵形，边缘具不整齐的3～4粗或圆锯齿；茎生叶和基生叶相似；茎上部叶三出分裂。复伞形花序，花瓣5，白色。双悬果卵圆形。野生于向阳山坡草丛中。分布于山东、江苏、安徽、浙江、福建、江西、湖北、四川等地。②紫花前胡：多年生草本，高1～2m。茎直立，圆柱形，紫色。叶片1～2回羽状全裂；茎上部叶简化成叶鞘。复伞形花序顶生，总苞卵形，紫色；花瓣深紫色。双悬果椭圆形。分布于山东、河南、安徽、江苏、浙江、广西、江西、湖南、湖北、四川、台湾等地。

【药材采集】冬季至次春茎叶枯萎或未抽花茎时采挖。

【炮制】①前胡：除去杂质，洗净，润透，切薄片，晒干。②蜜前胡：取前胡片，加炼蜜拌润，炒至不粘手。

【性状】根呈不规则的圆柱形、圆锥形或纺锤形，外表皮黑褐色

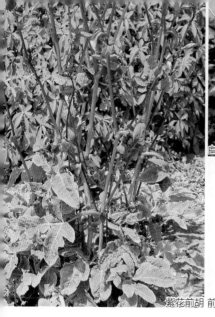

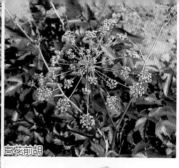

白花前胡

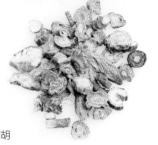

紫花前胡 前胡

或灰黄色。切面黄白色至淡黄色，皮部散有多数棕黄色油点，可见一棕色环及放射状纹理。气芳香，味微苦、辛。

【选购贮藏】以切面淡黄白色、香气浓者为佳。置阴凉干燥处，防霉，防蛀。

【药理】有祛痰、平喘、镇咳、抗炎、镇痛、抗心肌缺血及抗血小板聚集等作用。

【性味归经】苦、辛，微寒。归肺经。

【功能主治】降气化痰，散风清热。用于痰热喘满、咳痰黄稠、风热咳嗽痰多。

【用法用量】煎服，3～10g；或入丸、散。

桔梗

【基源】本品为桔梗科植物桔梗的干燥根。

【植物识别】多年生草本，高30～120cm。茎通常不分枝或上部稍分枝。叶3～4片轮生，对生或互生，叶片卵形至披针形，边缘有尖锯齿，下面被白粉。花1朵至数朵单生茎顶或集成疏总状花序；花萼钟状，裂片5；花冠阔钟状，蓝色或蓝紫色，裂片5，三角形。蒴果倒卵圆形。花期7～9月，果期8～10月。分布于全国各地区。

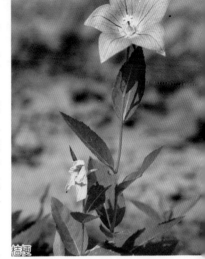
桔梗

【药材采集】春、秋二季采挖，洗净，除去须根，趁鲜剥去外皮或不去外皮，干燥。

【炮制】除去杂质，洗净，润透，切厚片，干燥。

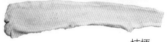
桔梗

【性状】根呈圆柱形或略呈纺锤形，下部渐细。饮片呈椭圆形或不规则厚片。外皮多已除去或偶有残留。切面皮部类白色，较窄；形成层环纹明显，棕色；木部宽，有较多裂隙。气微，味微甜后苦。

【选购贮藏】以色白、味苦者为佳。置通风干燥处，防蛀。

【药理】有祛痰、镇咳、抗炎、降血脂、保肝、利胆等作用。

【性味归经】苦、辛，平。归肺经。

【功能主治】宣肺，利咽，祛痰，排脓。用于咳嗽痰多、胸闷不畅、咽痛音哑、肺痈吐脓。

【用法用量】煎服，3～10g；或入丸、散。

【使用注意】本品性升散，凡气机上逆、呕吐、呛咳、眩晕、阴虚火旺咯血等不宜用，胃、十二指肠溃疡者慎服。用量过大易致恶心、呕吐。

胖大海

【基源】本品为梧桐科植物胖大海的干燥成熟种子。

【植物识别】落叶乔木，高可达40m。树皮粗糙，有细条纹。叶互生；叶柄长5～15cm；叶片革质，长卵圆形或略呈三角状，全缘或具3个缺刻。圆锥花序顶生或腋生，花萼钟状，裂片披针形；花瓣呈星状伸张。蓇葖果船形。种子椭圆形或长圆形，表面疏被粗皱纹。我国广东、海南、云南有引种。

【药材采集】4～6月果实成熟开裂时，采收种子，晒干。

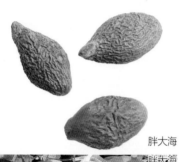

胖大海
胖大海

【性状】本品呈纺锤形或椭圆形，先端钝圆，基部略尖而歪。表面棕色或暗棕色，微有光泽，具不规则的干缩皱纹。外层种皮极薄，质脆，易脱落。中层种皮较厚，黑褐色，质松易碎，遇水膨胀成海绵状。断面可见散在的树脂状小点。气微，味淡，嚼之有黏性。

【选购贮藏】以个大、棕色、表面有细皱纹及光泽、无破皮者为佳。置干燥处，防霉，防蛀。

【性味归经】甘，寒。归肺、大肠经。

【功能主治】清热润肺，利咽开音，润肠通便。用于肺热声哑、干咳无痰、咽喉干痛、热结便闭、头痛目赤。

【用法用量】2～4枚，沸水泡服或煎服。

海藻

【基源】为马尾藻科植物海蒿子或羊栖菜的藻体。前者习称"大叶海藻"，后者习称"小叶海藻"。主产于辽宁、山东、福建、浙江、广东等沿海地区。

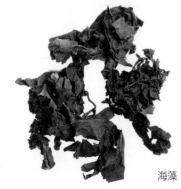

海藻

【药材采集】夏、秋二季采捞，除去杂质，淡水洗净，切段晒干用。

【炮制】除去杂质，洗净，稍晾，切段，干燥。

【性状】①大叶海藻：皱缩卷曲，黑褐色，有的被白霜。主干呈圆柱状，具圆锥形突起，主枝自主干两侧生出，侧枝自主枝叶腋生出，具短小的刺状突起。质脆，潮润时柔软；水浸后膨胀，肉质，黏滑。②小叶海藻：较小，分枝互生，无刺状突起。叶条形或细匙形，先端稍膨大，中空。气囊腋生，纺锤形或球形，囊柄较长。质较硬。

【选购贮藏】以色黑褐、白霜少者为佳。置干燥处。

【药理】有抗肿瘤、增强免疫、降血糖、降血脂、抗氧化等作用。

【性味归经】苦、咸，寒。归肝、胃、肾经。

【功能主治】消痰，软坚散结，利水消肿。用于瘿瘤、瘰疬、睾丸肿痛、痰饮水肿。

【用法用量】煎服，10～15g。

【使用注意】不宜与甘草同用。

昆布

【基源】为海带科植物海带或翅藻科植物昆布的叶状体。主产于山东、辽宁、浙江等地。

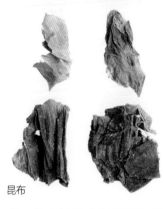

昆布

【药材采集】夏、秋二季采捞，除去杂质，漂净，切宽丝，晒干。

【炮制】除去杂质，漂净，稍晾，切宽丝，晒干。

【性状】①海带：卷曲折叠成团状，或缠结成把。全体呈黑褐色或绿褐色，表面附有白霜。用水浸软则膨胀成扁平长带状。类革质，残存柄部扁圆柱状。②昆布：卷曲皱缩成不规则团状。全体呈黑色，较薄。用水浸软则膨胀呈扁平的叶状；两侧呈羽状深裂，裂片呈长舌状，边缘有小齿或全缘。质柔滑。

【选购贮藏】以色黑褐，体厚者为佳。置干燥处。

【药理】有降血脂、降血糖、抗肿瘤、抗氧化、抗凝血等作用。

【性味归经】咸，寒。归肝、胃、肾经。

【功能主治】消痰，软坚散结，利水消肿。用于瘿瘤、瘰疬、睾丸肿痛、痰饮水肿。

【用法用量】煎服，6～12g。

黄药子

【基源】本品为薯蓣科植物黄独的块茎。主产于湖北、湖南、江苏等地。

【植物识别】多年生草质缠绕藤本。茎圆柱形，长可达数米，绿色或紫色，光滑无毛；叶腋内有紫棕色的球形或卵形的珠芽。叶互生；叶片广心状卵形，先端尾状，基部宽心形，全缘，基出脉7～9条；叶柄扭曲，与叶等长或稍短。穗状花序腋生，小花黄白色，花被6片，披针形。蒴果反折下垂，三棱状长圆

形，表面密生紫色小斑点。花期
8～9月，果期9～10月。分布
于华东、中南、西南及陕西、甘
肃、台湾等地。

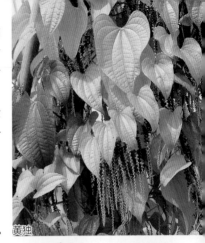

黄独

【药材采集】秋冬两季采挖。除
去根叶及须根，洗净，切片晒干
生用。

【炮制】拣净杂质，剪去须毛，
洗净，润透后切成小块，晒干。

【性状】块茎呈球形或圆锥形，
表面棕黑色，有皱纹，密布短小
的支根及黄白色圆形的支根痕，
一部分栓皮脱落，脱落后显露淡
黄色而光滑的中心柱。饮片为横
切厚片，圆形或近圆形，切面淡
黄色至黄棕色，平滑或呈颗粒状
的凹凸不平。气微，味苦。

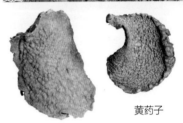

黄药子

【选购贮藏】以片大、外皮色棕
褐、切面色黄者为佳。置通风干燥处。

【药理】有抗肿瘤等作用。

【性味归经】苦，寒。有毒。归肺、肝经。

【功能主治】化痰散结消瘿，清热凉血解毒。用于瘿瘤痰核、癥
瘕痞块、疮痈肿毒、咽喉肿痛、蛇虫咬伤。

【用法用量】煎服，5～15g；研末服，1～2g。外用，适量鲜
品捣敷，或研末调敷，或磨汁涂。

【使用注意】本品有毒，不宜过量。如多服、久服可引起吐泻、
腹痛等消化道反应，并对肝肾有一定损害，故脾胃虚弱及肝肾
功能损害者慎用。

海蛤壳

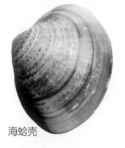

海蛤壳

【基源】本品为帘蛤科动物文蛤和青蛤等的贝壳。产各地沿海地区。

【药材采集】夏秋两季自海滩泥沙中淘取，去肉，洗净。

【炮制】①煅蛤壳：取净蛤壳，煅至酥脆。②蛤粉：取煅蛤壳，碾成细粉。

【性状】文蛤扇形或类圆形。背缘略呈三角形，腹缘呈圆弧形。壳外面光滑，黄褐色，同心生长纹清晰。壳内面白色，边缘无齿纹，前后壳缘有时略带紫色。气微，味淡。

【选购贮藏】以光滑、断面有层纹者为佳。置干燥处。

【药理】有抗衰老、抗炎等作用。

【性味归经】苦、咸，寒。归肺、肾、胃经。

【功能主治】清热化痰，软坚散结，制酸止痛；外用收湿敛疮。用于痰火咳嗽、胸胁疼痛、痰中带血、瘰疬瘿瘤、胃痛吞酸；外治湿疹、烫伤。

【用法用量】煎服，6～15g，先煎，蛤粉包煎；外用适量，研极细粉撒布或酒调后敷患处。

海浮石

【基源】药材分海浮石和海石花两类。海浮石为火山喷发出的岩浆所形成的石块；海石花为胞科动物脊突苔虫或瘤苔虫的干燥骨骼。

【药材采集】海浮石全年可采，自海中捞出，拣净晒干。海石花夏秋自海中捞出，清水洗去盐质及泥沙，晒干。

【炮制】①海浮石：洗净晒干，碾碎。②煅海浮石：取净海浮石置沙罐内，置炉火中煅透，取出，放凉，碾碎。

【性状】①海浮石：为不规则的块状，表面粗糙，有多数大小不等的细孔，灰白色或灰黄色。质硬而松脆，易砸碎，断面粗糙有小孔。体轻，投入水中，浮而不沉。气微弱，味淡。②海石花：脊突苔虫骨骼呈珊瑚样不规则块状，灰白色或灰黄色。质硬而脆，表面与断面均密具细孔。体轻，入水不沉。瘤苔虫的骨骼为不规则块状，表面灰黄色或灰黑色。

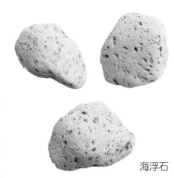

海浮石

【选购贮藏】海浮石以体轻、灰白色、浮水者为佳。置通风干燥处。

【性味归经】咸，寒。归肺、肾经。

【功能主治】清肺火，化老痰，软坚，通淋。主治痰热喘嗽、老痰积块、瘿瘤、瘰疬、淋病、疝气、疮肿、目翳。

【用法用量】煎服，10～15g。打碎先煎。

【使用注意】虚寒咳嗽者忌服。

瓦楞子

【基源】本品为蚶科动物毛蚶、泥蚶或魁蚶的贝壳。

【药材采集】秋、冬至次年春捕捞，洗净，置沸水中略煮，去肉，干燥。

瓦楞子

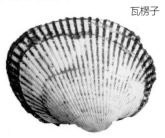

【炮制】①瓦楞子：洗净，干燥，碾碎。②煅瓦楞子：取净瓦楞子，照明煅法煅至酥脆。

【性状】毛蚶略呈三角形或扇形，

壳外面隆起，有棕褐色茸毛或已脱落；壳顶突出，向内卷曲；自壳顶至腹面有延伸的放射肋30～34条。壳内面平滑，白色，壳缘有与壳外面直楞相对应的凹陷，铰合部具小齿1列。质坚。气微，味淡。

【选购贮藏】以放射肋线明显者为佳。置干燥处。

【性味归经】咸，平。归肺、胃、肝经。

【功能主治】消痰化瘀，软坚散结，制酸止痛。用于顽痰胶结、黏稠难咳、瘿瘤、瘰疬、癥瘕痞块、胃痛泛酸。

【用法用量】煎服，10～15g，宜打碎先煎。研末服，每次1～3g。生用消痰散结；煅用制酸止痛。

青礞石

【基源】为变质岩类黑云母片岩或绿泥石化云母碳酸盐片岩。主产于江苏、湖南、湖北、四川。

【药材采集】采挖后除去杂石和泥沙。砸成小块。

【性状】①黑云母片岩：褐黑色或绿黑色，具玻璃样光泽。断面呈较明显的层片状。碎粉为绿黑色鳞片（黑云母），有似星点样的闪光。气微，味淡。②绿泥石化云母碳酸盐片岩：呈灰色或绿灰色，夹有银色或淡黄色鳞片，具光泽。粉末为灰绿色鳞片（绿泥石化云母片）和颗粒（主为碳酸盐），片状者具星点样闪光。气微，味淡。

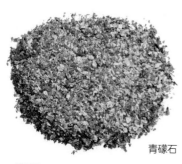

青礞石

【选购贮藏】以色黑绿、断面有星点者为佳。置干燥处。

【性味归经】甘、咸，平。归肺、心、肝经。

【功能主治】坠痰下气，平肝镇惊。用于顽痰胶结、咳逆喘急、癫痫发狂、烦躁胸闷、惊风抽搐。

【用法用量】煎服，10～15g，宜打碎布包先煎。入丸、散，3～6g。

【使用注意】本品重坠性猛，非痰热内结不化之实证不宜使用。脾虚胃弱、小儿慢惊及孕妇忌用。

（三）止咳平喘药

苦杏仁

【基源】本品为蔷薇科植物杏、山杏、西伯利亚杏、东北杏的干燥成熟种子。

【植物识别】①杏：落叶小乔木，高4～10cm；树皮暗红棕色，纵裂。单叶互生；叶片圆卵形或宽卵形，边缘有细锯齿或不明

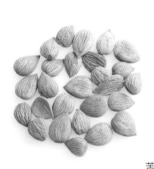

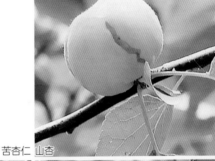

苦杏仁 山杏

杏 杏

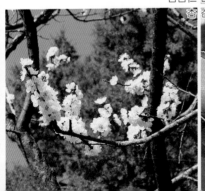

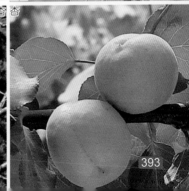

显的重锯齿。先叶开花，花单生枝端，花瓣5，白色或浅粉红色，圆形至宽倒卵形。核果黄红色，心脏卵圆形，侧面具一浅凹槽，微被绒毛；核光滑，坚硬，扁心形，具沟状边缘；内有种子1枚，心脏卵形，红色。花期3～4月，果期4～6月。产全国各地，多数为栽培。②山杏：植物形态似杏，果肉薄而干燥，成熟时沿腹缝线开裂。

【药材采集】夏季采收成熟果实，除去果肉和核壳，取出种子，晒干。

【炮制】炒苦杏仁：取焯苦杏仁，炒至黄色。用时捣碎。

【性状】本品呈扁心形，表面黄棕色至深棕色，一端尖，另端钝圆，肥厚，左右不对称。气微，味苦。

【选购贮藏】以颗粒均匀、饱满、完整、味苦者为佳。置阴凉干燥处，防蛀。

【药理】有镇咳、平喘、抗炎、镇痛、抗肿瘤等作用。

【性味归经】苦，微温；有小毒。归肺、大肠经。

【功能主治】降气止咳平喘，润肠通便。用于咳嗽气喘、胸满痰多、肠燥便秘。

【用法用量】煎服，3～10g，宜打碎入煎，或入丸、散。生品入煎剂后下。

【使用注意】阴虚咳喘及大便溏泻者忌用。本品有小毒，用量不宜过大；婴儿慎用。

附　甜杏仁

为蔷薇科植物杏或山杏的部分栽培种味甜的干燥种子。药材采集、功能主治与苦杏仁类似，药力较缓，偏于润喉止咳。主要用于虚劳咳嗽、津伤便秘。煎服，5～10g。

紫苏子

【基源】本品为唇形科植物紫苏的干燥成熟果实。

【植物识别】参见紫苏叶项下。

【药材采集】秋季果实成熟时采收，除去杂质，晒干。

【炮制】炒紫苏子：取净紫苏子，炒至有爆声、灰褐色。

【性状】本品呈卵圆形或类球形，表面灰棕色或灰褐色，有微隆起的暗紫色网纹。压碎有香气，味微辛。

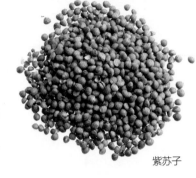

紫苏子

【选购贮藏】以粒饱满、色灰棕、油性足者为佳。置通风干燥处，防蛀。

【药理】有祛痰、镇咳、平喘、降血脂、抗炎及抗过敏等作用。

【性味归经】辛，温。归肺经。

【功能主治】降气化痰，止咳平喘，润肠通便。用于痰壅气逆、咳嗽气喘、肠燥便秘。

【用法用量】煎服，5～10g；煮粥食或入丸、散。

【使用注意】阴虚喘咳及脾虚便溏者慎用。

百部

【基源】本品为百部科植物直立百部、蔓生百部或对叶百部的干燥块根。

【植物识别】①蔓生百部：茎长达1m多，常有少数分枝，下部直立，上部攀援状。叶2～4枚轮生，卵形、卵状披针形或卵状长圆形，边缘微波状，主脉通常5条。花序柄贴生于叶片中脉上，花单生或数朵排成聚伞状花序，花被片淡绿色，披针形。蒴果卵形，赤褐色。花期5～7月，果期7～10月。分布于山东、安徽、江苏、浙江、福建、江西、湖南、湖北、四川、陕西等地。②茎直立，高30～60cm，不分枝，具细纵棱。叶

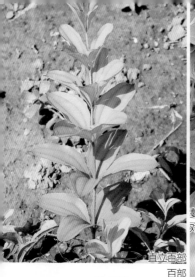

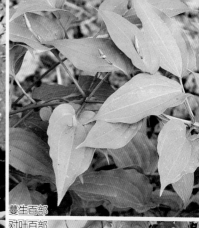

蔓生百部
对叶百部

直立百部
百部

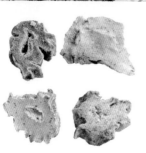

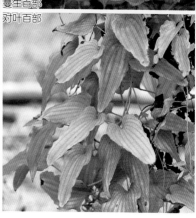

3～4枚轮生，卵状椭圆形或卵状披针形。花单朵腋生，通常出自茎下部鳞片腋内，花被片淡绿色；雄蕊紫红色。蒴果有种子数粒。花期3～5月，果期6～7月。分布于山东、河南、安徽、江苏、浙江、福建、江西等地。③对叶百部：茎常具少数分枝，攀援状。叶对生或轮生，卵状披针形、卵形或宽卵形，边缘稍波状。花单生或2～3朵排成总状花序，生于叶腋，花被片黄绿色带紫色脉纹。蒴果光滑，具多数种子。花期4～7月，果期7～8月。分布于台湾、福建、广东、广西、湖南、湖北、四川、贵州、云南等地。

【药材采集】春、秋二季采挖，除去须根，洗净，置沸水中略烫或蒸至无白心，取出，晒干。

【炮制】①百部：除去杂质，洗净，润透，切厚片，干燥。②蜜百部：取百部片，照蜜炙法炒至不粘手。每100kg百部，用炼蜜12.5kg。

【性状】饮片呈不规则厚片或不规则条形斜片；表面灰白色、棕黄色，有深纵皱纹；切面灰白色、淡黄棕色或黄白色，角质样；皮部较厚，中柱扁缩。质韧软。气微、味甘、苦。

【选购贮藏】以质坚实、断面角质样者为佳。置通风干燥处，防潮。

【药理】有抑菌、杀虫等作用。

【性味归经】甘、苦，微温。归肺经。

【功能主治】润肺下气止咳，杀虫灭虱。用于新久咳嗽、肺痨咳嗽、顿咳；外用于头虱、体虱、蛲虫病、阴痒。蜜百部润肺止咳，用于阴虚劳嗽。

【用法用量】煎服，3～9g。外用适量。久咳虚嗽宜蜜炙用。杀虫灭虱宜用生百部。

紫菀

【基源】本品为菊科植物紫菀的干燥根及根茎。

【植物识别】多年生草本，高1～1.5m。茎直立，上部分枝，表面有沟槽。基生叶花期枯萎、脱落，长圆状或椭圆状匙形；茎生叶互生，几无柄，叶片狭长椭圆形或披针形，先端锐尖，常带小尖头，中部以下渐狭缩成一狭长基部；中脉粗壮，有6～10对羽状侧脉。头状花序伞房状排列，总苞半球形，苞片3列，长圆形披针形，绿色微带紫；花序边缘为舌状花，约20多个，蓝紫色，舌片先端3齿裂；中央有多数筒状花，黄色，先端5齿裂。瘦果倒卵状长圆形，扁平，紫褐色，上部具短伏毛，冠

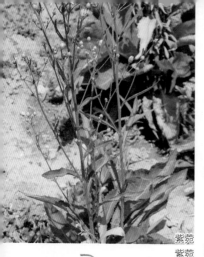

毛污白色或带红色。花期7～9月，果期9～10月。分布于黑龙江、吉林、辽宁、河北等地。

【药材采集】春、秋二季采挖，除去有节的根茎（习称"母根"）和泥沙，编成辫状晒干，或直接晒干。

【炮制】①紫菀：除去杂质，洗净，稍润，切厚片或段，干燥。②蜜紫菀：取紫菀片，照蜜炙法炒至不粘手。

【性状】本品根茎呈不规则块状，大小不一，顶端有茎、叶的残基；质稍硬。根茎簇生多数细根；表面紫红色或灰红色，有纵皱纹；质较柔韧。气微香，味甜、微苦。

【选购贮藏】以色紫、质柔韧者

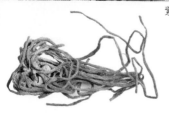

紫菀
紫菀

为佳。置阴凉干燥处，防潮。

【药理】有祛痰、镇咳、平喘等作用。

【性味归经】辛，苦，温。归肺经。

【功能主治】润肺下气，消痰止咳。用于痰多喘咳、新久咳嗽、劳嗽咳血。

【用法用量】煎服，5～10g。外感暴咳生用，肺虚久咳蜜炙用。

款冬花

【基源】本品为菊科植物款冬的干燥花蕾。

【植物识别】多年生草本，高10～25cm。基生叶广心脏形或卵

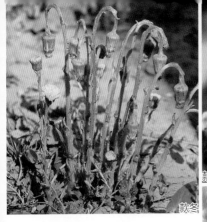

款冬

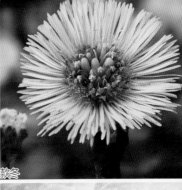

款冬

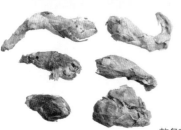

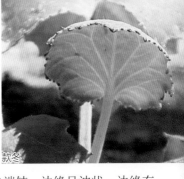

款冬花 款冬

形，长 7～15cm，宽 8～10cm，先端钝，边缘呈波状，边缘有顶端增厚的黑褐色疏齿。基部心形或圆形，上面平滑，暗绿色；掌状网脉，主脉 5～9 条；叶柄长 8～20cm，半圆形；近基部的叶脉和叶柄带红色。冬春之间抽出花葶数条，高 5～10cm，被白茸毛，小叶 10 余片，互生，叶片长椭圆形至三角形。头状花序顶生；总苞片 1～2 层，呈椭圆形，具毛茸；舌状花在周围一轮，鲜黄色。瘦果长椭圆形，具纵棱，冠毛淡黄色。花期 2～3 月，果期 4 月。分布于华北、西北及江西、湖北、湖南等地。

【药材采集】12 月或地冻前当花尚未出土时采挖，除去花梗和泥沙，阴干。

【炮制】蜜款冬花：取净款冬花，照蜜炙法用蜜水炒至不粘手。

【性状】本品呈长圆棒状。上端较粗，下端渐细或带有短梗，外面被有多数鱼鳞状苞片。苞片外表面紫红色或淡红色，内表面密被白色絮状茸毛。体轻，撕开后可见白色茸毛。气香，味微苦而辛。

【选购贮藏】以朵大、色紫红、无花梗者为佳。置干燥处，防潮，防蛀。

【药理】有镇咳、祛痰、平喘及抗炎等作用。

【性味归经】辛、微苦，温。归肺经。

【功能主治】润肺下气，止咳化痰。用于新久咳嗽，喘咳痰多，劳嗽咳血。

【用法用量】煎服，5～10g。外感暴咳宜生用，内伤久咳宜炙用。

马兜铃

【基源】本品为马兜铃科植物北马兜铃或马兜铃的干燥成熟果实。

【植物识别】参见青木香项下。

【药材采集】秋季果实由绿变黄时采收，干燥。

【炮制】蜜马兜铃：取净马兜铃，搓碎，照蜜炙法炒至不粘手。

马兜铃

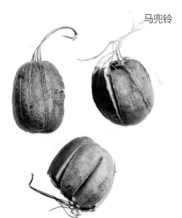

【性状】本品呈卵圆形，表面黄绿色、灰绿色或棕褐色，有纵棱线12条，由棱线分出多数横向平行的细脉纹。顶端平钝，基部有细长果梗。果皮轻而脆，易裂为6瓣，果梗也分裂为6条。气特异，味微苦。

【选购贮藏】以色黄绿、种子充实者为佳。置干燥处。

【药理】有镇咳、平喘等作用。

【性味归经】苦，微寒。归肺、

大肠经。

【功能主治】清肺降气，止咳平喘，清肠消痔。用于肺热咳喘、痰中带血、肠热痔血、痔疮肿痛。

【用法用量】煎服，3～10g。外用适量，煎汤熏洗。蜜马兜铃能缓和苦寒之性，增强润肺止咳的功效，并可矫味，减少呕吐的副作用；多用于肺虚有热的咳嗽。

【使用注意】用量不宜过大，以免引起呕吐。虚寒喘咳及脾虚便溏者禁服，胃弱者慎服。

枇杷叶

【基源】本品为蔷薇科植物枇杷的干燥叶。

【植物识别】常绿小乔木。小枝黄褐色，密生锈色或灰棕色绒毛。叶片革质，有灰棕色绒毛，叶片披针形、倒披针形、倒卵

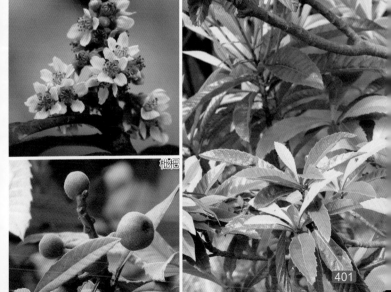

形或长椭圆形，上部边缘有疏锯齿，上面光亮、多皱，下面及叶脉密生灰棕色绒毛。圆锥花序顶生，总花梗和花梗密生锈色绒毛；花瓣白色，长圆形或卵形。果实球形或长圆形。花期10～12月，果期翌年5～6月。分布于中南及陕西、甘肃、江苏、安徽、浙江、江西、福建、台湾、四川、贵州、云南等地。

【药材采集】全年均可采收，晒至七、八成干时，扎成小把，再晒干。

【炮制】①枇杷叶：除去绒毛，用水喷润，切丝，干燥。②蜜枇杷叶：取枇杷叶丝，照蜜炙法炒至不粘手。每100kg枇杷叶丝，用炼蜜20kg。

【选购贮藏】以色灰绿者为佳。置干燥处。

【药理】有镇咳、祛痰、平喘、抗炎等作用。

【性味归经】苦，微寒。归肺、胃经。

【功能主治】清肺止咳，降逆止呕。用于肺热咳嗽、气逆喘急、胃热呕逆、烦热口渴。

【用法用量】煎服，5～10g，止咳宜炙用，止呕宜生用。

桑白皮

【基源】本品为桑科植物桑的干燥根皮。

【植物识别】参见桑叶项下。

桑白皮

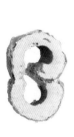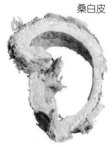

【药材采集】秋末叶落时至次春发芽前采挖根部，刮去黄棕色粗皮，纵向剖开，剥取根皮，晒干。

【炮制】①桑白皮：洗净，稍润，切丝，干燥。②蜜桑白皮：取桑白皮丝，照蜜炙法炒至不粘手。

【性状】本品呈扭曲的卷筒状、槽状或板片状。外表面白色或淡黄白色，较平坦，有的残留橙黄色或棕黄色鳞片状粗皮；内表面黄白色或灰黄色，有细纵纹。气微，味微甘。

【选购贮藏】以色白、皮厚、质柔韧、粉性足者为佳。置通风干燥处，防潮，防蛀。

【药理】有镇咳、祛痰、平喘、降血糖、抗炎、镇痛、利尿等作用。

【性味归经】甘，寒。归肺经。

【功能主治】泻肺平喘，利水消肿。用于肺热喘咳、水肿胀满尿少、面目肌肤浮肿。

【用法用量】煎服，6～12g。泻肺利水、平肝清火宜生用；肺虚咳嗽宜蜜炙用。

葶苈子

【基源】本品为十字花科植物播娘蒿或独行菜的干燥成熟种子。前者称北葶苈子，后者称南葶苈子。

【植物识别】①独行菜：一年生草本。叶互生；茎下部叶狭长椭圆形，边缘浅裂或深裂；茎上部叶线形。总状花序顶生；花小。短角果卵状椭圆形，扁平，顶端微凹。分布于东北、河北、内蒙古、山东、山西、甘肃、青海、云南、四川等地。②播娘蒿：一年生草本，全体灰白色而被柔毛。叶互生；2～3回羽状分裂，最终的裂片狭线形。总状花序顶生。花瓣4，黄色。长角果线形。分布于东北、华北、西北、华东、西南等地。

【药材采集】夏季果实成熟时采割植株，晒干，搓出种子，除去杂质。

【炮制】炒葶苈子：取净葶苈子，炒至有爆声、棕黄色。

【性状】南葶苈子呈长圆形略扁，北葶苈子呈扁卵形。表面棕色或红棕色，微有光泽，具纵沟2条。

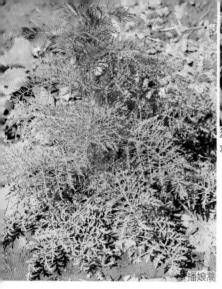

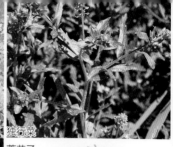
独行菜
葶苈子

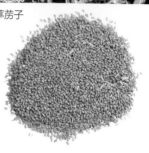
播娘蒿

【选购贮藏】以粒充实、棕色者为佳。置干燥处。

【药理】有镇咳、平喘、抗抑郁、抗血小板聚集、抑菌等作用。

【性味归经】辛、苦,大寒。归肺、膀胱经。

【功能主治】泻肺平喘,行水消肿。用于痰涎壅肺、喘咳痰多、胸胁胀满、不得平卧、胸腹水肿、小便不利。

【用法用量】3～10g,包煎。

白果

【基源】本品为银杏科植物银杏的干燥成熟种子。

【植物识别】落叶乔木。叶片扇形,淡绿色,有多数2叉状并列的细脉。种子核果状,椭圆形至近球形,外种皮肉质,有白粉,熟时淡黄色或橙黄色;中种皮骨质,白色,具2～3棱。种子成熟期9～10月。全国各地均有栽培。

【药材采集】秋季种子成熟时采收,除去肉质外种皮,洗净,稍蒸或略煮后，烘干。

【炮制】①白果仁：取白果，除去杂质及硬壳，用时捣碎。②炒白果仁：取净白果仁，炒至有香气、黄色。用时捣碎。

【性状】本品略呈椭圆形，表面黄白色或淡棕黄色，平滑。内种皮膜质。气微，味甘、微苦。

【选购贮藏】以粒大、种仁饱满、断面色淡黄者为佳。置通风干燥处。

【药理】有平喘、抗寄生虫、抗炎、延缓衰老等作用。

【性味归经】甘、苦、涩、平；有毒。归肺、肾经。

【功能主治】敛肺定喘，止带缩尿。用于痰多喘咳，带下白浊，遗尿尿频。

【用法用量】煎服，5～10g，捣碎。

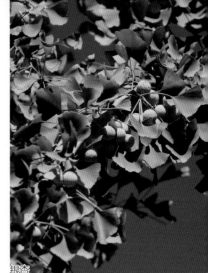

银杏

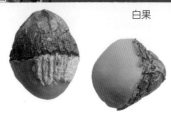

白果

【使用注意】本品有毒，不可多用，小儿尤当注意。过食白果可致中毒，出现腹痛、吐泻、发热、紫绀以及昏迷、抽搐，严重者可呼吸麻痹而死亡。

矮地茶

【基源】本品为紫金牛科植物紫金牛的干燥全草。

【植物识别】常绿小灌木，基部常匍匐状。茎常单一，圆柱形，表面紫褐色。叶互生，通常3～4叶集生于茎梢，呈轮生状；叶

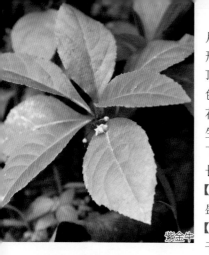
紫金牛

片椭圆形，边缘具细锯齿，椭圆形或卵形。花序近伞形，腋生或顶生；花冠5裂，白色，有红棕色腺点。核果球形，熟时红色。花期6～9月，果期8～12月。生于海拔约1200m以下的山间林下或竹林下荫湿的地方。分布于长江流域以南各省区。

【药材采集】夏、秋二季茎叶茂盛时采挖，除去泥沙，干燥。

【炮制】除去杂质，洗净，切段，干燥。

【选购贮藏】以茎色红棕、叶色绿者为佳。置阴凉干燥处。

【药理】有祛痰、镇咳、平喘等作用。

【性味归经】辛，微苦，平。归肺、肝经。

【功能主治】化痰止咳，清利湿热，活血化瘀。用于新久咳嗽、喘满痰多、湿热黄疸、经闭瘀阻、风湿痹痛、跌打损伤。

【用法用量】煎服，10～30g。

洋金花

【基源】本品为茄科植物白花曼陀罗的干燥花。

【植物识别】一年生草本，高30～100cm。茎直立，圆柱形，上部呈叉状分枝。叶互生，上部叶近对生，叶片宽卵形、长圆形或心脏形，边缘具不规则短齿或全缘而波状。花单生于枝杈间或叶腋；花冠管漏斗状，下部直径渐小，向上扩成喇叭状，白色，具5棱，裂片5，三角形。蒴果圆球形或扁球状，外被疏短刺，熟时淡褐色，不规则4瓣裂。花期3～11月，果期4～11月。生于向阳的山坡草地或住宅旁。分布于江苏、浙江、福建、湖北、广东、广西、四川、贵州、云南等地。

【药材采集】4～11月花初开时采收，晒干或低温干燥。

【选购贮藏】以朵大、黄棕色、不破碎者为佳。置干燥处，防霉，防蛀。

【药理】有抑制中枢神经、抗胆碱等作用。

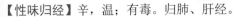
洋金花

【性味归经】辛，温；有毒。归肺、肝经。

【功能主治】平喘止咳，解痉定痛。用于哮喘咳嗽、脘腹冷痛、风湿痹痛、小儿慢惊、外科麻醉。

【用法用量】内服，0.2～0.6g，宜入丸、散剂；作卷烟吸，一日量不超过1.5g。外用适量，煎汤洗或研末外敷。

【使用注意】本品有毒，应控制剂量。外感及痰热咳喘、青光眼、高血压、心动过速者禁用；孕妇、体弱者慎用。

华山参

【基源】本品为茄科植物漏斗泡囊草的干燥根。

【植物识别】多年生草本，高20～60cm。茎直立，被毛，常数茎丛生。叶互生，卵形、宽卵形或三角状宽卵形，基部楔形下延，骤然狭缩成2～7cm的叶柄；全缘或微波状。伞房花序顶生或腋生；花萼钟形，裂片5，长椭圆形或长三角形；花冠黄绿色，或边缘呈黄绿色，边缘以下呈紫褐色，裂片5，广卵形至三角形，花冠外面及边缘具毛茸。蒴果盖裂，包于囊状宿萼内。花期3～5月，果期5～6月。生于山坡、沟谷或草地。分布于陕西、山西、河南等地。

【药材采集】春季采挖，除去须根，洗净，晒干。

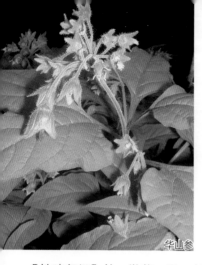

华山参

【炮制】用时捣碎。

【性状】根呈长圆锥形或圆柱形，表面棕褐色，有黄白色横长皮孔样突起、须根痕及纵皱纹，上部有环纹。质硬，断面类白色或黄白色，皮部狭窄，木部宽广，可见细密的放射状纹理。具烟草气，味微苦，稍麻舌。

【选购贮藏】以体实、断面色白者为佳。置通风干燥处。

【药理】有镇咳、祛痰、平喘、镇静等作用。

【性味归经】甘、微苦，温；有毒。归肺、心经。

【功能主治】温肺祛痰，平喘止咳，安神镇惊。用于寒痰喘咳、惊悸失眠。

【用法用量】煎服，0.1～0.2g。或制成喷雾剂吸入，也可制成片剂。

【使用注意】不宜多服、久服，以免中毒。青光眼患者禁用。孕妇慎用。前列腺极度肥大者慎用。

罗汉果

【基源】本品为葫芦科植物罗汉果的干燥果实。

【植物识别】多年生攀援藤本。嫩茎被白色柔毛和红色腺毛，茎暗紫色，具纵棱。叶互生，卵形或长卵形，全缘，上面绿色；嫩叶呈暗棕红色，密布红色腺毛；叶柄长4～5cm，卷须侧生，先端二叉。雄花腋生，5～7朵排列成总状；苞片1，矩圆形，萼5浅裂，裂片具线状尖尾；花瓣5，淡黄色，微带红色，卵形，长约2cm，先端具尖尾；雌花单生于叶腋，萼管顶端5裂；

花瓣5，倒卵形，先端短尖。瓠果圆形、长圆形或倒卵形。花期6～8月，果期8～10月。多为栽培品，广西有大量栽培。

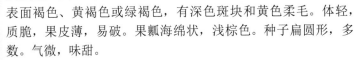

罗汉果

【药材采集】秋季果实由嫩绿色变深绿色时采收，晾数天后，低温干燥。

【性状】本品呈卵形、椭圆形或球形。表面褐色、黄褐色或绿褐色，有深色斑块和黄色柔毛。体轻，质脆，果皮薄，易破。果瓤海绵状，浅棕色。种子扁圆形，多数。气微，味甜。

【选购贮藏】以个大、色黄褐、味甜者为佳。置干燥处，防霉，防蛀。

【药理】有镇咳、祛痰及抗便秘等作用。

【性味归经】甘，凉。归肺、大肠经。

【功能主治】清热润肺，利咽开音，滑肠通便。用于肺热燥咳、咽痛失音、肠燥便秘。

【用法用量】煎服，9～15g；或开水泡服。

满山红

【基源】本品为杜鹃花科植物兴安杜鹃的干燥叶。

【植物识别】多年生半常绿灌木，高0.5～2m。幼枝细而弯曲，被柔毛和鳞片。叶片近革质，椭圆形或长圆形，全缘或有细钝齿，上面深绿，散生鳞片，下面淡绿，密被鳞片，鳞片不等大，褐色，覆瓦状或彼此邻接。花序腋

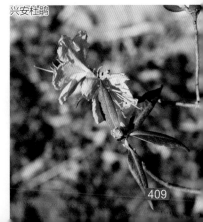

兴安杜鹃

生枝顶或假顶生，1～4花，先叶开放，伞形着生；花冠宽漏斗状，粉红色或紫红色；雄蕊10，短于花冠，花药紫红色；花柱紫红色，光滑，长于花冠。蒴果长圆形，先端5瓣开裂。花期5～6月，果期7～8月。生于山地落叶松林、桦木林下或林缘。分布于东北及内蒙古等地。

【药材采集】夏、秋二季采收，阴干。

【选购贮藏】以叶完整、色暗绿、香气浓者为佳。置阴凉干燥处，防潮，防热。

【性味归经】辛、苦，寒。归肺、脾经。

【功能主治】止咳祛痰。用于咳嗽气喘痰多。

【用法用量】25～50g，水煎服；6～12g，用40%乙醇浸服。

胡颓子叶

【基源】本品为胡颓子科植物胡颓子的叶。

【植物识别】常绿直立灌木，高3～4m。具刺，刺长20～40mm，深褐色；小枝密被锈色鳞片，老枝鳞片脱落后显黑色，具光泽。叶互生，叶片革质，椭圆形或阔椭圆形，边缘微反卷或微波状，上面绿色，有光泽，下面银白色，密被银白色和少数褐色鳞片。花白色或银白色，下垂，被鳞片，1～3朵生于叶腋，花被筒圆形或漏斗形，先端4裂。果实椭圆形，幼时被褐色鳞片，成熟时红色。花期9～12月，果期翌年4～6月。分布于江苏、安徽、浙江、江西、福建、湖北、湖南、广东、广西、四川、贵州等地。

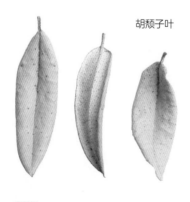

胡颓子叶

【药材采集】全年均可采收，鲜用或晒干。

【选购贮藏】以叶大、色黄绿、上表面具光泽者为佳。置通风干燥处。

【药理】有增强免疫等作用。

【性味归经】酸，微温。归肺经。

【功能主治】平喘止咳，止血，解毒。用于咳喘、咯血、吐血、外伤出血、痈疽发背、痔疮。

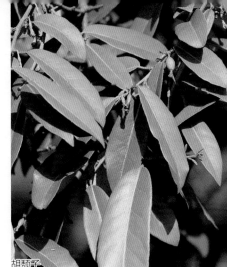
胡颓子

【用法用量】煎汤，9 ～ 15g；或研末。外用，适量捣敷，或煎水熏洗。

十四、安神药

（一）重镇安神药

朱砂

【基源】为硫化物类矿物辰砂族辰砂，主含硫化汞。主产于贵州、湖南、四川。

【药材采集】采挖后，选取纯净者，用磁铁吸净含铁的杂质，再用水淘去杂石和泥沙。

【炮制】朱砂粉：取朱砂，用磁铁吸去铁屑，或照水飞法水飞，晾干或40℃以下干燥。

【性状】本品为粒状或块状。鲜红色或暗红色，具光泽。体重，质脆，片状者易破碎，粉末状者有闪烁的光泽。气微，味淡。

【选购贮藏】以色鲜红、有光泽、无杂石者为佳。置干燥处。

【药理】有镇静、抗惊厥、抗心律失常等作用。

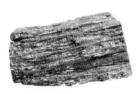

朱砂

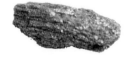

【性味归经】甘，微寒；有毒。归心经。

【功能主治】清心镇惊，安神，明目，解毒。用于心悸易惊、失眠多梦、癫痫发狂、小儿惊风、视物昏花、口疮、喉痹、疮疡肿毒。

【用法用量】0.1～0.5g，多入丸、散服，不宜入煎剂。外用适量。

【使用注意】本品有毒，内服不可过量或持续服用，孕妇及肝功能不全者禁服。入药只宜生用，忌火煅。

磁石

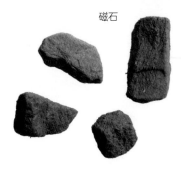

磁石

【基源】为氧化物类矿物尖晶石族磁铁矿，主含四氧化三铁。主产于辽宁、河北、山东、江苏。

【药材采集】采挖后，除去杂石。砸碎。

【炮制】煅磁石：取净磁石块，反复煅至红透，醋淬，碾成粗粉。

【性状】本品为块状集合体，呈不规则块状。饮片为不规则的碎块。灰黑色或棕褐色，具金属光泽。有土腥气，无味。

【选购贮藏】以色灰黑、有光泽、能吸铁者为佳。置干燥处。

【药理】有镇静、镇痛、抗惊厥、抗炎、止血等作用。

【性味归经】咸，寒。归肝、心、肾经。

【功能主治】镇惊安神，平肝潜阳，聪耳明目，纳气平喘。用于惊悸失眠、头晕目眩、视物昏花、耳鸣耳聋、肾虚气喘。

【用法用量】煎服，9～30g；宜打碎先煎。入丸、散，每次1～3g。

【使用注意】因吞服后不易消化，如入丸、散，不可多服，脾胃虚弱者慎用。

龙骨

【基源】为古代大型哺乳类动物象类、三趾马类、犀类、鹿类、牛类等骨骼的化石。主产于山西、内蒙古、河南、河北、陕西、甘肃等地。

【药材采集】全年可采，挖出后，除去泥土及杂质。

【炮制】①龙骨：刷净泥土，打碎。②煅龙骨：取刷净的龙骨，

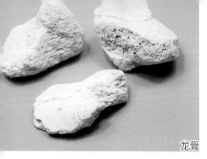

龙骨

在无烟的炉火上或坩埚内煅红透，取出，放凉，碾碎。

【性状】本品呈骨骼状或不规则块状。表面白色、灰白色或黄白色至淡棕色。质硬，砸碎后，断面不平坦，色白或黄白，有的中空或有蜂窝状小孔。吸湿力强。无臭，无味。

【选购贮藏】以质硬、色白、吸湿力强者为佳。置干燥处。

【药理】有中枢抑制、抗惊厥、镇静等作用。

【性味归经】甘、涩，平。归心、肝、肾经。

【功能主治】镇惊安神，平肝潜阳，收敛固涩。用于心神不宁、心悸失眠、惊痫癫狂、肝阳眩晕、滑脱诸证、湿疮痒疹、疮疡久溃不敛。

【用法用量】煎服，15～30g；宜先煎。外用适量。镇静安神、平肝潜阳多生用。收敛固涩宜煅用。

【使用注意】湿热积滞者不宜使用。

琥珀

【基源】为古代松科植物的树脂埋藏地下经年久转化而成的化石样物质。主产于广西、云南、河南、辽宁等地。

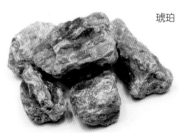

琥珀

【药材采集】随时可采，从地下或煤层中挖出后，除去砂石、泥土等杂质。

【炮制】用时捣碎，研成细粉用。

【性状】为不规则块状、钟乳状、粗颗粒状。表面光滑或凹凸不平，血红色、淡黄色至淡棕色或深棕色，常相间排列；条痕白色。透明至半透明。体较轻，质酥脆，捻之易碎。断面平滑，具玻璃样光泽。稍有松脂气，味淡，嚼之易碎，无砂石感。

【选购贮藏】以块整齐、色红、质脆、断面光亮者为佳。

【药理】有中枢抑制作用。

【性味归经】甘，平。归心、肝、膀胱经。

【功能主治】镇惊安神，活血散瘀，利尿通淋。用于心神不宁、心悸失眠、惊风、癫痫、痛经经闭、心腹刺痛、癥瘕积聚、淋证、癃闭。

【用法用量】研末冲服，或入丸、散，每次1.5～3g。外用适量。

【使用注意】不入煎剂。忌火煅。

（二）养心安神药

酸枣仁

【基源】本品为鼠李科植物酸枣的干燥成熟种子。

【植物识别】落叶灌木，高1～3m。枝上有两种刺，一为针形刺，长约2cm，一为反曲刺，长约5mm。叶互生，叶片椭圆形至卵状披针形，边缘有细锯齿，主脉3条。花2～3朵簇生叶腋，小形，黄绿色；花瓣小，5片。核果近球形，熟时暗红色。花期4～5月，果期9～10月。生长于海拔1700m以下的山区、丘陵或平原。分布于辽宁、内蒙古、河北、河南、山东、山西、陕西、甘肃、安徽、江苏等地。

【药材采集】秋末冬初采收成熟果实，除去果肉和核壳，收集种子，晒干。

【炮制】炒酸枣仁：取净酸枣仁，照清炒法炒至鼓起，色微变深。用时捣碎。

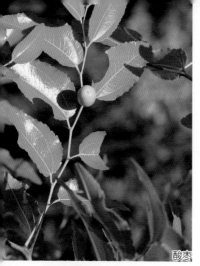

酸枣

酸枣仁

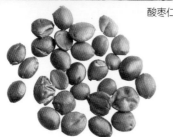

【性状】本品呈扁圆形或扁椭圆形，表面紫红色或紫褐色，平滑有光泽。气微，味淡。

【选购贮藏】以粒大饱满、外皮紫红色、无核壳者为佳。置阴凉干燥处，防蛀。

【药理】有镇静催眠、抗心律失常、抗惊厥、镇痛、解热、降压、降血脂、抗缺氧、抗肿瘤、抑制血小板聚集等作用。

【性味归经】甘、酸，平。归肝、胆、心经。

【功能主治】养心补肝，宁心安神，敛汗，生津。用于虚烦不眠、惊悸多梦、体虚多汗、津伤口渴。

【用法用量】煎服，9～15g。研末吞服，每次1.5～2g。本品炒后质脆易碎，便于煎出有效成分，可增强疗效。

柏子仁

【基源】本品为柏科植物侧柏的干燥成熟种仁。

【植物识别】参见侧柏叶项。

【药材采集】秋、冬二季采收成熟种子，晒干，除去种皮，收集种仁。

【炮制】柏子仁霜：取净柏子仁，照制霜法制霜。

【性状】本品呈长卵形或长椭圆形。表面黄白色或淡黄棕色，外包膜质内种皮。质软，富油性。气微香，味淡。

【选购贮藏】以粒饱满、色黄白、油性大者为佳。置阴凉干燥处，防热，防蛀。

【药理】有镇静作用。

【性味归经】甘，平。归心、肾、大肠经。

【功能主治】养心安神，润肠通便，止汗。用于阴血不足、虚烦失眠、心悸怔忡、肠燥便秘、阴虚盗汗。

【用法用量】煎服，10～20g。大便溏者宜用柏子仁霜代替柏子仁。

【使用注意】便溏及多痰者慎用。

柏子仁

灵芝

【基源】本品为多孔菌科真菌赤芝或紫芝的干燥子实体。主产于四川、浙江、江西、湖南等地。

【药材采集】全年采收，除去杂质，剪除附有朽木、泥沙或培养基质的下端菌柄，阴干或40～50℃烘干。

【性状】赤芝外形呈伞状，菌盖肾形、半圆形或近圆形，皮壳坚硬，黄褐色至红褐色，有光泽，具环状棱纹和辐射状皱纹。菌肉白色至淡棕色。气微香，味苦涩。

【选购贮藏】以子实体粗壮、肥厚、皮壳具光泽者为佳。置干燥处，防霉，防蛀。

【药理】有增强免疫、抗肿瘤、保肝、降血糖及治疗糖尿病、抗衰老、抗氧化、降血脂、抗动脉粥样硬化等作用。

【性味归经】甘，平。归心、肺、肝、肾经。

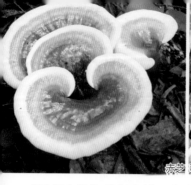
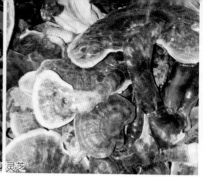

赤芝 灵芝

【功能主治】补气安神，止咳平喘。用于心神不宁、失眠心悸、肺虚咳喘、虚劳短气、不思饮食。

【用法用量】煎服，6 ～ 12g；研末吞服 1.5 ～ 3g。

缬草

【基源】本品为败酱科植物缬草的根及根茎。

【植物识别】多年生草本，高 100 ～ 150cm。茎直立，有纵条纹。

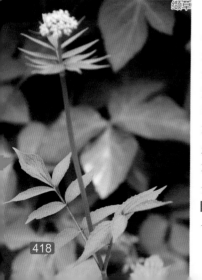

缬草

基生叶丛出，单数羽状复叶或不规则深裂，小叶片 9 ～ 15，顶端裂片较大，全缘或有疏锯齿；茎生叶对生，无柄抱茎，单数羽状全裂，裂片每边 4 ～ 10，披针形，全缘或具不规则粗齿；向上叶渐小。伞房花序顶生，花小，花冠管状，花冠淡紫红或白色，5 裂，裂片长圆形。瘦果长卵形。花期 6 ～ 7 月，果期 7 ～ 8 月。分布我国东北至西南。

【药材采集】9 ～ 10 月间采挖，去掉茎叶及泥土，晒干，生用。

【性状】根茎呈钝圆锥形，黄棕色或暗棕色，四周密生无数细长不定根。根长达20cm，外表黄棕色至灰棕色。易折断，断面黄白色，角质。有特异臭气，味先甜后稍苦辣。

【选购贮藏】以须根粗长、整齐、外面黄棕色、断面黄白色、气味浓烈者为佳。置通风干燥处。

【药理】有镇静、抗抑郁、抗癫痫、抗惊厥、抗动脉粥样硬化、抗肿瘤、肾保护、脑保护及降血脂等作用。

【性味归经】辛、甘，温。归心、肝经。

【功能主治】安神，理气，活血止痛。用于心神不宁、失眠少寐、惊风、癫痫、血瘀经闭、痛经、腰腿痛、跌打损伤、脘腹疼痛。

【用法用量】煎服，3～6g。外用适量。治外伤出血，可用本品研末外敷。

首乌藤

【基源】本品为蓼科植物何首乌的干燥藤茎。

【植物识别】多年生缠绕藤本。叶互生；具长柄；叶片狭卵形或心形，先端渐尖，基部心形或箭形，全缘或微带波状，上面深绿色，下面浅绿色，两面均光滑无

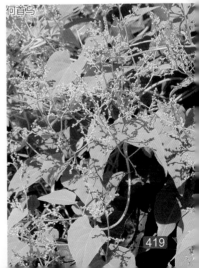
何首乌

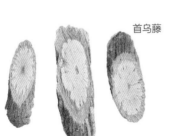
首乌藤

毛。圆锥花序；花小，花被绿白色，5裂，大小不等，外面3片的背部有翅。瘦果椭圆形，有3棱，黑色，光亮，外包宿存花被，花被具明显的3翅。花期8～10月，果期9～11月。分布于华东、中南及河北、山西、陕西、甘肃、台湾、四川、贵州、云南等地。

【药材采集】秋、冬二季采割，除去残叶，捆成把或趁鲜切段，干燥。

【炮制】除去杂质，洗净，切段，干燥。

【性状】本品呈长圆柱形，表面紫红色或紫褐色。切面皮部紫红色，木部黄白色或淡棕色，导管孔明显，髓部疏松，类白色。气微，味微苦涩。

【选购贮藏】以外皮紫褐色者为佳。置干燥处。

【药理】有镇静催眠作用，与戊巴比妥钠合用有明显的协同作用。

【性味归经】甘，平。归心、肝经。

【功能主治】养血安神，祛风通络。用于失眠多梦、血虚身痛、风湿痹痛、皮肤瘙痒。

【用法用量】煎服，9～15g。外用适量，煎水洗患处。

合欢皮

【基源】本品为豆科植物合欢的干燥树皮。

【植物识别】落叶乔木。二回羽状复叶，互生，总花柄近基部及最顶1对羽片着生处各有一枚腺体；羽片4～12对，小叶10～30对，线形至长圆形。头状花序生于枝端，花淡红色；花冠漏斗状，先端5裂，裂片三角状卵形；雄蕊多数，基部结合，花丝细长，上部淡红色，长约为花冠管的3倍以上。荚果扁平。花期6～8月，果期8～10月。分布于东北、华东、中南及西南各地。

【药材采集】夏、秋二季剥取树皮，晒干。

【炮制】除去杂质，洗净，润透，切丝或块，干燥。

【性状】树皮呈卷曲筒状或半筒状，饮片呈丝状或块状。外表面灰棕色至灰褐色，稍有纵皱纹，密生明显的椭圆形横向皮孔。内表面淡黄棕色或黄白色，平滑，具细密纵纹。

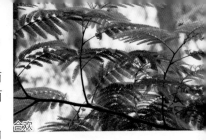

合欢

合欢皮

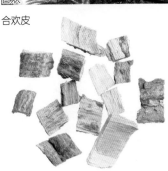

【选购贮藏】以皮细嫩、皮孔明显者为佳。置通风干燥处。

【药理】有镇静、增强免疫、抗肿瘤、抗炎等作用。

【性味归经】甘，平。归心、肝、肺经。

【功能主治】解郁安神，活血消肿。用于心神不安、忧郁失眠、肺痈、疮肿、跌扑伤痛。

【用法用量】煎服，6～12g。外用适量。

【使用注意】孕妇慎用。

附　合欢花

为豆科植物合欢的干燥花序或花蕾。夏季花开放时择晴天采收或花蕾形成时采收，及时晒干。味甘，性平。归心、肝经。有解郁安神的功效。用于心神不安、忧郁失眠。用量，5～10g。

远志

【基源】本品为远志科植物远志的干燥根。

【植物识别】多年生草本，高25～40cm。茎直立或斜生，多数，由基部丛生，细柱形，上部多分枝。单叶互生，叶柄短或近于无柄；叶片线形，全缘。总状花序顶生，花小，稀疏；萼片5，

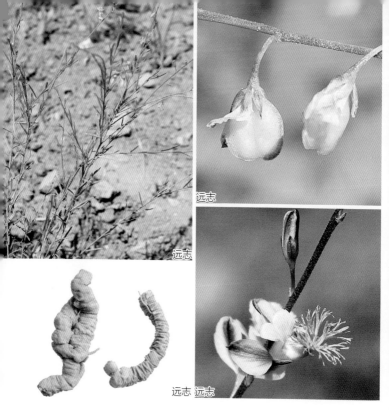

远志

远志

远志

远志 远志

其中2枚呈花瓣状，绿白色；花瓣3，淡紫色，其中1枚较大，呈龙骨瓣状，先端着生流苏状附属物。蒴果扁平，圆状倒心形，边缘狭翅状。花期5～7月，果期6～8月。分布于东北、华北、西北及山东、安徽、江西、江苏等地。

【药材采集】春、秋二季采挖，除去须根和泥沙，晒干。

【炮制】①远志：除去杂质，略洗，润透，切段，干燥。②制远志：取甘草，加适量水煎汤，去渣，加入净远志，用文火煮至汤吸尽，取出，干燥。③蜜远志：将制远志加入炼熟的蜂蜜与少许开水，拌匀，稍闷，放锅内炒至不粘手，取出晾凉。

【性状】本品呈圆柱形的段。外表皮灰黄色至灰棕色，有横皱纹。切面棕黄色，中空。气微，味苦，微辛，嚼之有刺喉感。

【药理】本品有祛痰、溶血、兴奋子宫的作用。

【性味归经】苦、辛，温。归心、肾、肺经。

【功能主治】安神益智，交通心肾，祛痰，消肿。用于心肾不交引起的失眠多梦、健忘惊悸、神志恍惚，咳痰不爽，疮疡肿毒，乳房肿痛。

【用法用量】煎服，3～9g。外用适量。化痰止咳宜炙用。制远志以安神益智为主。

【使用注意】凡实热或痰火内盛者，以及有胃溃疡或胃炎者慎用。

十五、平肝息风药

（一）平抑肝阳药

石决明

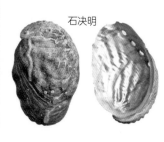
石决明

【基源】本品为鲍科动物杂色鲍、皱纹盘鲍、羊鲍、澳洲鲍、耳鲍的贝壳。

【药材采集】夏、秋二季捕捞，去肉，洗净，干燥。

【炮制】①石决明：除去杂质，洗净，干燥，碾碎。②煅石决明：取净石决明，煅至酥脆。

【性状】杂色鲍呈长卵圆形。表面暗红色，有多数不规则的螺肋和细密生长线。内面光滑，具珍珠样彩色光泽。气微，味微咸。

【选购贮藏】以内面具珍珠样光彩者为佳。置干燥处。

【药理】有抑菌、保肝、抗凝血等作用。

【性味归经】咸，寒。归肝经。

【功能主治】平肝潜阳，清肝明目。用于头痛眩晕、目赤翳障、视物昏花、青盲雀目。

【用法用量】煎服，3～15g；应打碎先煎。平肝、清肝宜生用，外用点眼宜煅用、水飞。

【使用注意】本品咸寒易伤脾胃，故脾胃虚寒、食少便溏者慎用。

珍珠母

【基源】为蚌科动物三角帆蚌、褶纹冠蚌或珍珠贝科动物马氏珍珠贝的贝壳。前两种在全国的江河湖沼中均产；后一种主产于海南岛、广东、广西沿海。

【药材采集】全年可采，去肉，洗净，干燥。生用或煅用。用时打碎。

【炮制】煅珍珠母：取净珍珠母，煅至酥脆。

【选购贮藏】以色白、内面具光泽者为佳。置干燥处，防尘。

【药理】有中枢抑制、抗胃溃疡、抗氧化、保肝等作用。

【性味归经】咸，寒。归肝、心经。

【功能主治】平肝潜阳，安神，定惊明目。用于肝阳上亢、头晕目眩、惊悸失眠、心神不宁、目赤翳障、视物昏花。

【用法用量】煎服，10～25g；宜打碎先煎。或入丸、散剂。外用适量。煅珍珠母偏于收涩制酸，适于湿疮、胃痛泛酸。

【使用注意】本品属镇降之品，故脾胃虚寒者、孕妇慎用。

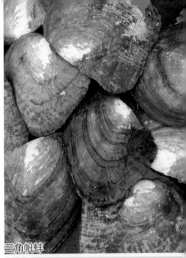
三角帆蚌

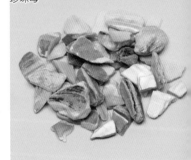
珍珠母

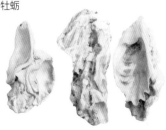
牡蛎

牡蛎

【基源】本品为牡蛎科动物长牡蛎、大连湾牡蛎或近江牡蛎的贝壳。

【药材采集】全年均可捕捞，去肉，洗净，晒干。以内面光洁、色白者为佳。

【炮制】①牡蛎：洗净，干燥，碾碎。②煅牡蛎：取净牡蛎，煅至酥脆。

【性状】长牡蛎呈长片状。右壳较小，鳞片坚厚，层状或层纹状排列。壳外面平坦或具数个凹陷，淡紫色、灰白色或黄褐色；内面瓷白色，壳顶两侧无小齿。左壳凹陷深，鳞片较右壳粗大，壳顶附着面小。质硬，断面层状，洁白。气微，味微咸。

【选购贮藏】以内面光沽、色白者为佳。置干燥处。

【药理】有镇静、抗惊厥、镇痛等作用。

【性味归经】咸，微寒。归肝、胆、肾经。

【功能主治】重镇安神，潜阳补阴，软坚散结。用于惊悸失眠、眩晕耳鸣、瘰疬痰核、癥瘕痞块。煅牡蛎收敛固涩、制酸止痛；用于自汗盗汗、遗精滑精、崩漏带下、胃痛吞酸。

【用法用量】煎服，9～30g；宜打碎先煎。外用适量。收敛固涩宜煅用，其他宜生用。

【使用注意】脾胃虚寒者慎用。

紫贝齿

【基源】本品为宝贝科动物蛇首眼球贝、山猫宝贝或绶贝等的贝壳。主产于海南省、广东、福建、台湾等地。

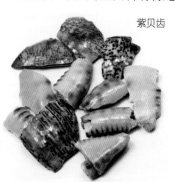
紫贝齿

【药材采集】5～7月间捕捉，除去贝肉，洗净，晒干。

【炮制】用时打碎或研成细粉。

【选购贮藏】以壳厚、有光泽者为佳。置干燥处。

【性味归经】咸，平。归肝经。

【功能主治】平肝潜阳，镇惊安

神，清肝明目。用于肝阳上亢、头晕目眩、惊悸失眠、目赤翳障、目昏眼花。

【用法用量】煎服，10·15g；宜打碎先煎，或研末入丸、散剂。

【使用注意】脾胃虚弱者慎用。

赭石

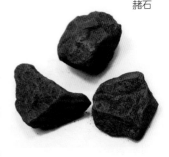

赭石

【基源】本品为氧化物类矿物刚玉族赤铁矿，主含三氧化二铁。主产于山西、河北、河南、山东等地。

【药材采集】开采后，除去杂石泥土，打碎生用或醋淬研粉用。

【炮制】煅赭石：取净赭石，砸成碎块，煅至红透，醋淬，碾成粗粉。

【性状】本品多呈不规则的扁平块状。暗棕红色或灰黑色，条痕樱红色或红棕色，有的有金属光泽。一面多有圆形的突起，习称"钉头"，另一面与突起相对应处有同样大小的凹窝。体重，质硬，砸碎后断面显层叠状。气微，味淡。

【选购贮藏】以色棕红、有"钉头"、断面层叠状者为佳。置干燥处。

【药理】有镇静、抗惊厥、抗炎、止血等作用。

【性味归经】苦，寒。归肝、心、肺、胃经。

【功能主治】平肝潜阳，重镇降逆，凉血止血。用于眩晕耳鸣、呕吐、噫气、呃逆、喘息、吐血、衄血、崩漏下血。

【用法用量】煎服，10～30g；宜打碎先煎。入丸、散，每次1～3g。外用适量。降逆、平肝宜生用，止血宜煅用。

【使用注意】孕妇慎用。因含微量砷，故不宜长期服用。

刺蒺藜

【基源】为蒺藜科植物蒺藜的果实。

【植物识别】一年生草本。茎由基部分枝，平卧地面。偶数羽状复叶对生，一长一短；长叶具6～8对小叶，短叶具3～5对小叶；小叶对生，长圆形。花小，单生于短叶的叶腋；花瓣5，淡黄色，倒卵形。果实为离果，五角形或球形，由5个呈星状排列的果瓣组成，每个果瓣具长短棘刺各1对，背面有短硬毛及瘤状突起。花期5～8月，果期6～9月。分布于全国各地。

【药材采集】秋季果实成熟时采收。割下全株，晒干，打下果实，碾去硬刺，除去杂质。

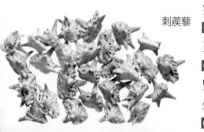

刺蒺藜

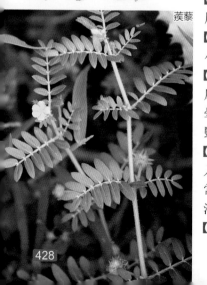

蒺藜

【炮制】炒蒺藜：取净蒺藜，炒至微黄色。

【选购贮藏】以颗粒均匀、饱满坚实、色灰白者为佳。置干燥处，防霉。

【药理】有抗过敏、降血糖等作用。

【性味归经】辛、苦，微温；有小毒。归肝经。

【功能主治】平肝解郁，活血祛风，明目，止痒。用于头痛眩晕、胸胁胀痛、乳闭乳痈、目赤翳障、风疹瘙痒。

【用法用量】煎服，6～9g；或入丸、散剂。外用适量。炒蒺藜常用于头痛眩晕、胸胁胀痛、乳汁不通。

【使用注意】孕妇慎用。

罗布麻叶

【基源】本品为夹竹桃科植物罗布麻的干燥叶。

【植物识别】多年生草本，高 1 ～ 2m，全株含有乳汁。茎直立，紫红色或淡红色。叶对生，椭圆形或长圆状披针形，叶缘具细牙齿。聚伞花序生于茎端或分枝上，花冠粉红色或浅紫色，钟形，下部筒状，上端5裂，花冠里面基部有副花冠5。蓇葖果长角状，熟时黄褐色，带紫晕，成熟后沿粗脉开裂。种子顶端簇生白色细长毛。花期6 ～ 7月，果期8 ～ 9月。分布于辽宁、吉林、内蒙古、甘肃、新疆、陕西、山西、山东、河南、河北、江苏及安徽北部等地。

【药材采集】夏季采收，除去杂质，干燥。

【选购贮藏】以完整、色绿者为佳。置阴凉干燥处。

【药理】有镇静、抗抑郁、降血脂、抗动脉粥样硬化等作用。

【性味归经】甘、苦，凉。归肝经。

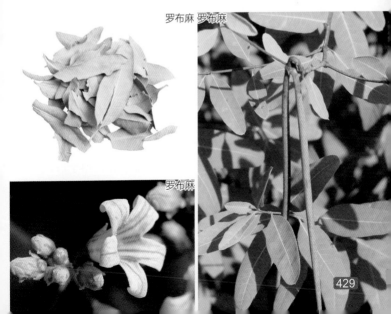

罗布麻　罗布麻

罗布麻

429

【功能主治】平肝安神，清热利水。用于肝阳眩晕、心悸失眠、浮肿尿少。

【用法用量】煎服或开水泡服，6～12g。

【使用注意】不宜过量或长期服用，以免中毒。

（二）息风止痉药

羚羊角

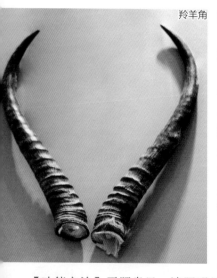

羚羊角

【基源】为牛科动物赛加羚羊的角。

【炮制】①羚羊角镑片：取羚羊角，置温水中浸泡，捞出，镑片，干燥。②羚羊角粉：取羚羊角，砸碎，粉碎成细粉。

【选购贮藏】以质嫩、色白、光润、有血丝、无裂纹者为佳。质老、色黄白、有裂纹者质次。置阴凉干燥处。

【药理】有镇静、抗惊厥、镇痛、解热等作用。

【性味归经】咸，寒。归肝、心经。

【功能主治】平肝息风，清肝明目，散血解毒。用于肝风内动、惊痫抽搐、妊娠子痫、高热惊厥、癫痫发狂、头痛眩晕、目赤翳障、温毒发斑、痈肿疮毒。

【用法用量】1～3g，宜另煎2小时以上；磨汁或研粉服，每次0.3～0.6g。

【使用注意】脾虚慢惊者忌用。

牛黄

【基源】本品为牛科动物牛的干燥胆结石。

【药材采集】宰牛时，如发现有牛黄，即滤去胆汁，将牛黄取出，除去外部薄膜，阴干。

【性状】本品多呈卵形、类球形、三角形或四方形。表面黄红色至棕黄色，有的表面挂有一层黑色光亮的薄膜，习称"乌金衣"，有的粗糙，具疣状突起，有的具龟裂纹。体轻，质酥脆，易分层剥落，断面金黄色，可见细密的同心层纹，有的夹有白心。气清香，味苦而后甘，有清凉感，嚼之易碎，不粘牙。

【选购贮藏】以表面光泽细腻、质轻松脆、断面层纹薄而齐整、无白膜、味先苦后甘、清香而凉者为佳。遮光，密闭，置阴凉干燥处，防潮，防压。

黄牛

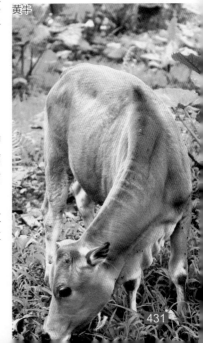

【药理】有镇静、抗惊厥、解热、抗炎、降血压、抗氧化等作用。

【性味归经】甘，凉。归心、肝经。

【功能主治】清心，豁痰，开窍，凉肝，息风，解毒。用于热病神昏、中风痰迷、惊痫抽搐、癫痫发狂、咽喉肿痛、口舌生疮、痈肿疔疮。

【用法用量】入丸、散剂，每次0.15～0.35g。外用适量，研末敷患处。

【使用注意】非实热证不宜用，孕妇慎用。

珍珠

【基源】本品为珍珠贝科动物马氏珍珠贝、蚌科动物三角帆蚌或褶纹冠蚌等双壳类动物受刺激形成的珍珠。

【药材采集】自动物体内取出，洗净，干燥。

【炮制】珍珠粉：取净珍珠，碾细，照水飞法制成最细粉。

【性状】本品呈类球形、长圆形、卵圆形或棒形，直径1.5～8mm。表面类白色、浅粉红色、浅黄绿色或浅蓝色，半透明，光滑或微有凹凸，具特有的彩色光泽。质坚硬，破碎面显层纹。气微，味淡。

【选购贮藏】以粒大、形圆、珠光闪耀、平滑细腻、断面有层纹者为佳。密闭保存。

【药理】有镇静、抗惊厥、增强免疫、延缓衰老及抗疲劳等作用。

【性味归经】甘、咸，寒。归心、肝经。

【功能主治】安神定惊，明目消翳，解毒生肌，润肤祛斑。用于惊悸失眠、惊风癫痫、目赤翳障、疮疡不敛、皮肤色斑。

【用法用量】内服入丸、散用，0.1～0.3g。外用适量。珍珠粉易被人体吸收。

【使用注意】脾胃虚寒者慎服。

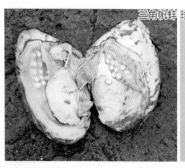 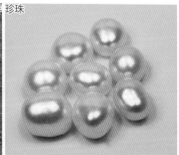

三角帆蚌 珍珠

钩藤

【基源】本品为茜草科植物钩藤、大叶钩藤的干燥带钩茎枝。

【植物识别】①钩藤：常绿木质藤本。叶腋有成对或单生的钩，向下弯曲，先端尖。叶对生；具短柄；叶片卵形、卵状长圆形或椭圆形，全缘。头状花序单个腋生或为顶生的总状花序式排列，花黄色，花冠合生，上部5裂。蒴果倒卵形或椭圆形，被疏柔毛，有宿存萼。种子两端有翅。花期6～7月，果期10～11月。分布于浙江、福建、广东、广西、江西、湖南、四川、贵州等地。②大叶钩藤：叶片大，革质；花萼裂片线状长圆形；花和小蒴果具柄，花间小苞片无。

【药材采集】秋、冬二季采收，去叶，切段，晒干。

【选购贮藏】以双钩形如锚状、茎细、钩结实、光滑、色红褐或

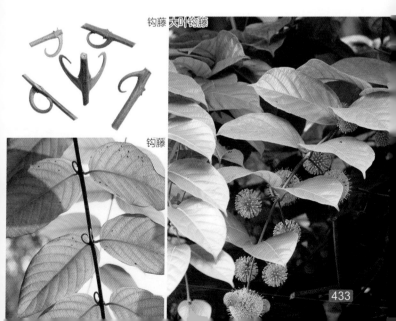

钩藤　大叶钩藤

钩藤

紫褐者为佳。置干燥处。

【药理】有镇静、抗癫痫、降血压、抗脑缺血等作用。

【性味归经】甘，凉。归肝、心包经。

【功能主治】息风定惊，清热平肝。用于肝风内动、惊痫抽搐、高热惊厥、感冒夹惊、小儿惊啼、妊娠子痫、头痛眩晕。

【用法用量】煎服，3～12g；入煎剂宜后下。

天麻

【基源】本品为兰科植物天麻的干燥块茎。

【植物识别】多年生寄生草本，高60～100cm。块茎肥厚，肉质长圆形，有不甚明显的环节。茎直立，圆柱形，黄赤色。叶呈鳞片状，膜质，长1～2cm，具细脉，下部短鞘状。花序为穗状的总状花序，花黄赤色；花被管歪壶状，口部斜形，基部下侧稍膨大，裂片小，三角形；唇瓣高于花被管的2/3，具3裂片，中央裂片较大。蒴果长圆形至长圆倒卵形。花期6～7月，果期7～8月。生于林下阴湿、腐殖质较厚的地方。分布于吉林、辽宁、河北、河南、安徽、湖北、四川、贵州、云南、陕西、西藏等地。

【药材采集】立冬后至次年清明前采挖，立即洗净，蒸透，敞开

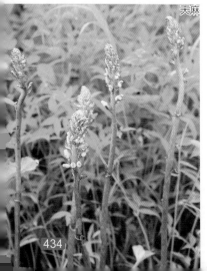
天麻

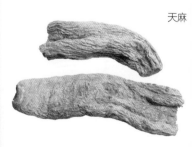
天麻

434

低温干燥。

【炮制】洗净，润透或蒸软，切薄片，干燥。

【性状】本品呈椭圆形或长条形，略扁，皱缩而稍弯曲。表面黄白色至淡黄棕色，有纵皱纹及由潜伏芽排列而成的横环纹多轮。断面较平坦，黄白色至淡棕色，角质样。气微，味甘。

【选购贮藏】以色黄、切面半透明者为佳。置通风干燥处，防蛀。

【药理】有抗惊厥、抗癫痫、抗抑郁、镇静、镇痛、降血压、抗炎、增强免疫等作用。

【性味归经】甘，平。归肝经。

【功能主治】息风止痉，平抑肝阳，祛风通络。用于小儿惊风、癫痫抽搐、破伤风、头痛眩晕、手足不遂、肢体麻木、风湿痹痛。

【用法用量】煎服，3～9g。研末冲服，每次1～1.5g。

地龙

【基源】本品为钜蚓科动物参环毛蚓、通俗环毛蚓、威廉环毛蚓或栉盲环毛蚓的干燥体。前一种习称"广地龙"，后三种习称"沪地龙"。

【药材采集】广地龙春季至秋季捕捉，沪地龙夏季捕捉，及时剖开腹部，除去内脏和泥沙，洗净，晒干或低温干燥。

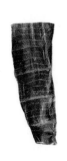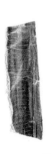

地龙　通俗环毛蚓

【炮制】除去杂质，洗净，切段，干燥。

【性状】①广地龙：呈长条状薄片，全体具环节，背部棕褐色至紫灰色，腹部浅黄棕色。②沪地龙：全体具环节，背部棕褐色至黄褐色，腹部浅黄棕色。

【选购贮藏】以条大、肥壮、不碎、无泥者为佳。置通风干燥处，防霉，防蛀。

【药理】有解热、镇静、抗惊厥、抗血栓、降血压、镇痛等作用。

【性味归经】咸，寒。归肝、脾、膀胱经。

【功能主治】清热定惊，通络，平喘，利尿。用于高热神昏、惊痫抽搐、关节痹痛、肢体麻木、半身不遂、肺热喘咳、水肿尿少。

【用法用量】煎服，4.5～9g，鲜品10～20g。研末吞服，每次1～2g。外用适量。

【使用注意】脾胃虚寒者慎用。

全蝎

【基源】本品为钳蝎科动物东亚钳蝎的干燥体。

【药材采集】春末至秋初捕捉，除去泥沙，置沸水或沸盐水中，煮至全身僵硬，捞出，置通风处，阴干。

【炮制】除去杂质，洗净，干燥。

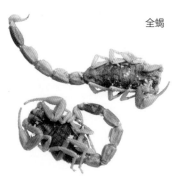

全蝎

【选购贮藏】以色黄、完整、腹中少杂物者为佳。置干燥处，防蛀。

【药理】有抗癫痫、抗惊厥、镇痛、抗肿瘤、抗血栓、增强免疫等作用。

【性味归经】辛，平；有毒。归肝经。

【功能主治】息风镇痉，通络止痛，攻毒散结。用于肝风内动、痉挛抽搐、小儿惊风、中风口㖞、半身不遂、破伤风、风湿顽痹、偏正头痛、疮疡、瘰疬。

【用法用量】煎服,3～6g。研末吞服,每次0.6～1g。外用适量。

【使用注意】本品有毒,用量不宜过大。孕妇慎用。血虚生风者慎用。

蜈蚣

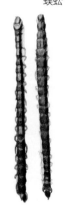

蜈蚣

【基源】本品为蜈蚣科动物少棘巨蜈蚣的干燥体。

【药材采集】春、夏二季捕捉,用竹片插入头尾,绷直,干燥。

【炮制】支竹片,洗净,微火焙黄,剪段。

【选购贮藏】以身干、条长、头红、足红棕色、身黑绿、头足完整者为佳。置干燥处,防霉,防蛀。

【药理】有抗惊厥、调节免疫、抗肿瘤、抗炎、抗心肌缺血等作用。

【性味归经】辛,温;有毒。归肝经。

【功能主治】息风镇痉,通络止痛,攻毒散结。用于肝风内动、痉挛抽搐、小儿惊风、中风口㖞、半身不遂、破伤风、风湿顽痹、偏正头痛、疮疡、瘰疬、蛇虫咬伤。

【用法用量】煎服,3～5g。研末冲服,每次0.6～1g。外用适量。

【使用注意】本品有毒,用量不宜过大。孕妇忌用。

僵蚕

【基源】本品为蚕蛾科昆虫家蚕4～5龄的幼虫感染白僵菌而致死的干燥体。

【药材采集】多于春、秋季生产,将感染白僵菌病死的蚕干燥。

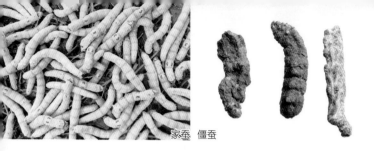

家蚕 僵蚕

【炮制】①僵蚕：淘洗后干燥，除去杂质。②炒僵蚕：用麸皮撒于热锅中，侯烟冒起，倒入僵蚕，炒至黄色，取出筛去麸皮。放凉。每僵蚕100公斤，用麸皮10公斤。

【选购贮藏】以条直肥壮，质坚，色白，断面光者为佳。置干燥处，防蛀。

【药理】有镇静、抗惊厥、抗肿瘤、抗血栓等作用。

【性味归经】咸、辛，平。归肝、肺、胃经。

【功能主治】息风止痉，祛风止痛，化痰散结。用于肝风夹痰、惊痫抽搐、小儿急惊、破伤风、中风口㖞、风热头痛、目赤咽痛、风疹瘙痒、发颐疔腮。

【用法用量】煎服，5～9g。研末吞服，每次1～1.5g；散风热宜生用，其他多制用。

十六、开窍药

麝香

【基源】为鹿科动物林麝、马麝或原麝成熟雄体香囊中的干燥分泌物。

【药材采集】直接从家麝香囊中取出麝香仁，阴干或用干燥器密闭干燥。

【选购贮藏】以颗粒色紫黑、粉末色棕褐、质柔、油润、香气浓烈者为佳。密闭，置阴凉干燥处，遮光，防潮，防蛀。

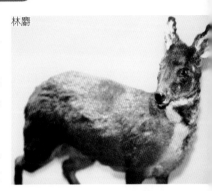
林麝

【药理】有兴奋中枢神经、抗脑损伤、改善学习记忆、抗生育等作用。

【性味归经】辛，温。归心、脾经。

【功能主治】开窍醒神，活血通经，消肿止痛。用于热病神昏、中风痰厥、气郁暴厥、中恶昏迷、经闭、癥瘕、难产死胎、胸痹心痛、心腹暴痛、跌扑伤痛、痹痛麻木、痈肿瘰疬、咽喉肿痛。

【用法用量】0.03 ～ 0.1g，多入丸、散用。外用适量。

【使用注意】孕妇禁用。虚证者慎用，脱证者忌用。

冰片

【基源】分为龙脑冰片、机制冰片、艾片。龙脑冰片为龙脑香科植物龙脑香树脂的加工品或龙脑香树的树枝、树干经切碎蒸馏

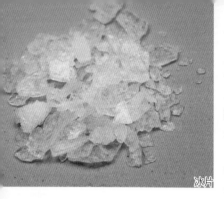

冰片

而得的结晶。以松节油、樟脑等为原料加工合成品称机制冰片。艾片为菊科植物艾纳香的叶提取物的结晶。

【性状】①龙脑冰片：呈半透明块状、片状或颗粒状结晶，类白色至淡灰棕色。气清香，味清凉，嚼之则慢慢溶化。②机制冰片：为无色透明或白色半透明的片状松脆结晶；气清香，味辛、凉；具挥发性，点燃发生浓烟，并有带光的火焰。③艾片：为白色半透明片状、块状或颗粒状结晶，质稍硬而脆，手捻不易碎。具清香气，味辛、凉，具挥发性，点燃时有黑烟，火焰呈黄色，无残迹遗留。

【选购贮藏】龙脑冰片以片大而薄、色洁白、质松、气清香纯正者为佳。艾片以片大、质薄、洁白、松脆、清香者为佳。密封，置阴凉处。

【药理】对中枢神经系统具有兴奋和抑制双重作用，同时有抗脑损伤、抗心肌缺血、抗炎、镇痛、抗菌等作用。

【性味归经】辛、苦，微寒。归心、脾、肺经。

【功能主治】开窍醒神，清热止痛。用于热病神昏、惊厥、中风痰厥、气郁暴厥、中恶昏迷、胸痹心痛、目赤、口疮、咽喉肿痛、耳道流脓。

【用法用量】0.15～0.3g，入丸、散用。外用研粉点敷患处。

【使用注意】孕妇慎用。

苏合香

【基源】本品由金缕梅科植物苏合香树的树干渗出的香树脂经

加工精制而成。主产于非洲、
印度及土耳其等地。

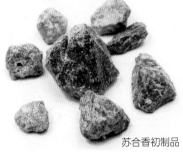

【性状】本品为半流动性的浓
稠液体。棕黄色或暗棕色，
半透明。质黏稠。气芳香。

【选购贮藏】以棕黄色或暗棕
色、半透明、香气浓者为佳。
密闭，置阴凉干燥处。

苏合香初制品

【药理】有抗心肌缺氧、改善心功能、抗血栓形成等作用。

【性味归经】辛，温。归心、脾经。

【功能主治】开窍，辟秽，止痛。用于中风痰厥、猝然昏倒、胸
痹心痛、胸腹冷痛、惊痫。

【用法用量】入丸、散，0.3～1g。外用适量，不入煎剂。

石菖蒲

【基源】本品为天南星科植物石菖蒲的干燥根茎。

【植物识别】多年生草本。叶根生，剑状线形，长30～50cm，
宽2～6mm，先端渐尖，暗绿色，有光泽，叶脉平行，无中脉。
花茎高10～30cm，扁三棱形；佛焰苞叶状，长7～20cm；肉
穗花序自佛焰苞中部旁侧裸露而出，呈狭圆柱形。浆果肉质，
倒卵形。花期6～7月，果期8月。生长于山涧泉流附近或泉流
的水石间。分布于长江流域及其以南各地。

【药材采集】秋、冬二季采挖，除去须根和泥沙，晒干。

【炮制】除去杂质，洗净，润透，切厚片，干燥。

【性状】根呈扁圆柱形，多弯曲，常有分枝。饮片呈扁圆形或长
条形的厚片。外表皮棕褐色或灰棕色。切面纤维性，类白色或
微红色，有明显环纹及油点。气芳香，味苦、微辛。

【选购贮藏】以切面色类白、香气浓者为佳。置干燥处，防霉。

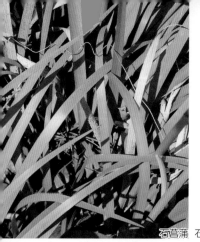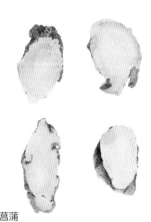

石菖蒲 石菖蒲

【药理】有抗惊厥、镇静、抗抑郁、改善学习记忆等作用。

【性味归经】辛、苦，温。归心、胃经。

【功能主治】开窍豁痰，醒神益智，化湿开胃。用于神昏癫痫、健忘失眠、耳鸣耳聋、脘痞不饥、噤口下痢。

【用法用量】煎服，3～9g。鲜品加倍。

十七、补虚药

（一）补气药

人参

【基源】本品为五加科植物人参的干燥根和根茎。

【植物识别】多年生草本，高达60cm。茎直立，细圆柱形。叶轮生于茎端，数目依生长年限而不同，初生时为1枚3出复叶，二年生者为1枚5出掌状复叶，三年生者为2枚5出掌状复叶，四年生者为3枚，以后逐年增多，最后增至6枚；叶具长柄；小叶卵形或倒卵形，边缘具细锯齿，上面沿叶脉有直立刚毛。总花梗由茎端叶柄中央抽出，顶生伞形花序，有十余朵或数十朵淡黄绿色的小花。浆果状核果，肾形，成熟时鲜红色。花期6～7月，果期7～9月。生于茂密的林中。分布于黑龙江、吉林、辽宁和河北北部的深山中。辽宁和吉林有大量栽培。

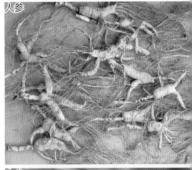

人参

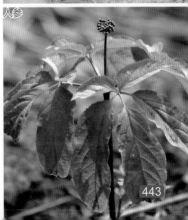

人参

【药材采集】多于秋季采挖，洗净晒干或烘干。栽培者为"园参"，野生者为"山参"。

【炮制】润透，切薄片，干燥，或用时粉碎、捣碎。

【性状】主根呈纺锤形或圆柱形。表面灰黄色，上部或全体有疏浅断续的粗横纹及明显的纵皱，下部有支根2～3。断面淡黄白色，显粉性，形成层环纹，棕黄色，皮部有黄棕色的点状树脂道及放射状裂隙。香气特异，味微苦、甘。

【选购贮藏】以切面色淡黄白、点状树脂道多者为佳。置阴凉干燥处，密闭保存，防蛀。

【药理】有增强免疫、增强非特异性抵抗力、促进食欲和蛋白合成、性激素样作用及促进造血、降血糖、提高记忆、延缓衰老、抗骨质疏松、抗肿瘤等作用。

【性味归经】甘、微苦，微温。归脾、肺、心、肾经。

【功能主治】大补元气，复脉固脱，补脾益肺，生津养血，安神益智。用于体虚欲脱、肢冷脉微、脾虚食少、肺虚喘咳、津伤口渴、内热消渴、气血亏虚、久病虚羸、惊悸失眠、阳痿宫冷。

【用法用量】煎服，3～19g；挽救虚脱可用15～30g。宜文火另煎分次兑服。野山参研末吞服，每次2g，日服2次。

【使用注意】实证、热证而正气不虚者忌服。不宜与藜芦、五灵脂同用。

西洋参

【基源】本品为五加科植物西洋参的干燥根。

【植物识别】多年生草本，高25～30cm。掌状复叶，通常3～4枚轮生茎顶；小叶通常5，下方2片较小；小叶柄长1～2cm；小叶片倒卵形、宽卵形或阔椭圆形，边缘具粗锯齿，上面叶脉有稀疏细刚毛。伞形花序单一顶生，有20～80多朵小花集成圆球形；花冠绿白色，5瓣，长圆形。核果状浆果，扁球形。花期5～6月，果期6～9月。我国北京、吉林、辽宁等地有栽培。

【药材采集】均系栽培品，秋季采挖，洗净，晒干或低温干燥。

【炮制】去芦，润透，切薄片，干燥或用时捣碎。

【性状】饮片呈长圆形或类圆形薄片。外表皮浅黄褐色。切面淡黄白至黄白色，形成层环棕黄色，皮部有黄棕色点状树脂道。气微而特异，味微苦、甘。

【选购贮藏】以表面横纹紧密、气清香、味浓者为佳。置阴凉干燥处，密闭，防蛀。

【药理】有增强免疫、降血糖、降血脂、增强机体非特异性抵抗力、养阴生津等作用。

【性味归经】甘、微苦，凉。归心、肺、肾经。

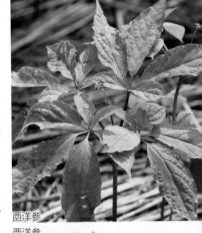

西洋参

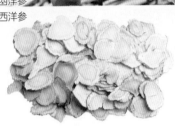

西洋参

【功能主治】补气养阴，清热生津。用于气虚阴亏、虚热烦倦、咳喘痰血、内热消渴、口燥咽干。

【用法用量】另煎兑服，3～6g。

【使用注意】不宜与藜芦同用。中阳虚衰、寒湿中阻及气郁化火者忌服。

党参

【基源】本品为桔梗科植物党参的干燥根。

【植物识别】多年生草本。茎缠绕，长而多分枝。叶对生、互生或假轮生；叶片卵形广卵形，全缘或微波状。花单生，花梗细；花萼绿色，裂片5，长圆状披针形；花冠阔钟形，淡黄绿，有淡

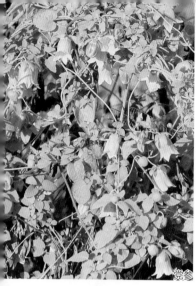

党参
党参

紫堇色斑点，先端5裂，裂片三角形至广三角形，直立。蒴果圆锥形，有宿存萼。花期8～9月，果期9～10月。生于山地灌木丛中及林缘，分布东北及河北、河南、山西、陕西、甘肃、内蒙古、青海等地。

【药材采集】秋季采挖，洗净，晒干。

【炮制】洗净，润透，切厚片，干燥。

【性状】根呈细长圆柱形、长纺锤形或不规则条块，外表皮灰黄色至黄棕色。切面皮部淡黄色至淡棕色，木部淡黄色，有裂隙或放射状纹理。有特殊香气，味微甜。

【选购贮藏】以质柔润、味甜者为佳。置通风干燥处，防蛀。

【药理】有提高免疫功能、改善肺功能、改善胃肠功能、提高学习记忆、抗缺氧、抗疲劳、延缓衰老、降血糖、调节血脂等

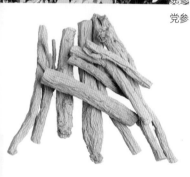

作用。

【性味归经】甘，平。归脾、肺经。

【功能主治】健脾益肺，养血生津。用于脾肺气虚、食少倦怠、咳嗽虚喘、气血不足、面色萎黄、心悸气短、津伤口渴、内热消渴。

【用法用量】煎服，9～30g。

【使用注意】不宜与藜芦同用。实证、热证而正气不虚者不宜使用。

太子参

【基源】本品为石竹科植物孩儿参的干燥块根。

【植物识别】多年生草本，高15～20cm。单叶对生；茎下部的叶最小，倒披针形，全缘，向上渐大，在茎顶的叶最大，通常两对密接成4叶轮生状，长卵形或卵状披针形。茎顶上的花较大而开放，花瓣5，白色，先端呈浅齿状2裂。蒴果近球形，熟时5瓣裂。花期4～5月，果期5～6月。生于林下富腐殖质的深厚土壤中。分布于华东、华中、华北、东北和西北等地。

【药材采集】夏季茎叶大部分枯萎时采挖，洗净，除去须根，置沸水中略烫后晒干或直接晒干。

【性状】本品呈细长纺锤形或细长条形。表面黄白色，较光滑，微有纵皱纹。断面平坦，淡黄白色，角质样或类白色，有粉性。气微，味微甘。

【选购贮藏】以肥厚、黄白色、无须根者为佳。置通风干燥处，防潮，防蛀。

【药理】有提高免疫、延缓衰老、保肺、降血糖等作用。

太子参　　孩儿参

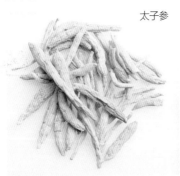
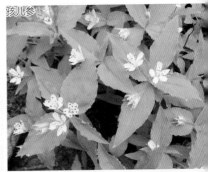

【性味归经】甘、微苦，平。归脾、肺经。

【功能主治】益气健脾，生津润肺。用于脾虚体倦、食欲不振、病后虚弱、气阴不足、自汗口渴、肺燥干咳。

【用法用量】煎服，9～30g。

【使用注意】邪实而正气不虚者慎用。

黄芪

【基源】本品为豆科植物蒙古黄芪或膜荚黄芪的干燥根。

【植物识别】①膜荚黄芪：多年生草本，高0.5～1.5m。茎直立，具分枝，被长柔毛。单数羽状复叶互生，叶柄基部有披针形托叶，叶轴被毛；小叶13～31片，卵状披针形或椭圆形，全缘，两面被有白色长柔毛，无小叶柄。夏季叶腋抽出总状花序，蝶形花冠淡黄色，旗瓣三角状倒卵形，翼瓣和龙骨瓣均有柄状长爪。荚果膜质，膨胀，卵状长圆形，被黑色短柔毛。花期6～7

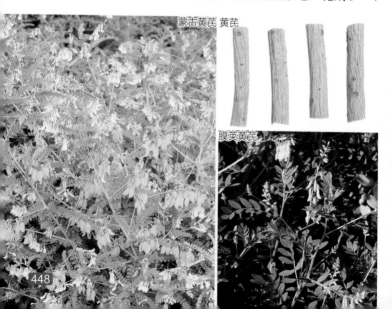

蒙古黄芪 黄芪

膜荚黄芪

月，果期7～9月。分布于黑龙江、吉林、辽宁、河北、山西、内蒙古、陕西、甘肃、宁夏、青海、山东、四川和西藏等省区。②内蒙古黄芪：形似上种，惟其托叶呈三角状卵形，小叶较多，25～37片。花冠黄色。荚果无毛，有显著网纹。分布于黑龙江、吉林、内蒙古、河北、山西和西藏等省区。

【药材采集】春、秋二季采挖，除去须根和根头，晒干。

【炮制】①黄芪：除去杂质，大小分开，洗净，润透，切厚片，干燥。②炙黄芪：取黄芪片，加炼蜜炒至不粘手。

【性状】根呈圆柱形。饮片呈类圆形或椭圆形的厚片。外表皮红棕色或黄棕色。切面皮部黄白色，形成层环浅棕色，木质部淡黄棕色，呈放射状纹理。气微，味微甜，嚼之有豆腥味。

【选购贮藏】以切面色淡黄、粉性足、味甜者为佳。置通风干燥处，防潮，防蛀。

【药理】有提高免疫和机体非特异性抵抗力、促进胃肠运动、利尿与抗肾损伤、促进造血、延缓衰老、抗肝损伤、降血糖、降血脂、降血压等作用。

【性味归经】甘，微温。归肺、脾经。

【功能主治】补气升阳，固表止汗，利水消肿，生津养血，行滞通痹，托毒排脓，敛疮生肌。用于气虚乏力、食少便溏、中气下陷、久泻脱肛、便血崩漏、表虚自汗、气虚水肿、内热消渴、血虚萎黄、半身不遂、痹痛麻木、痈疽难溃、久溃不敛。

【用法用量】煎服，9～30g。蜜炙可增强其补中益气作用。

【使用注意】凡表实邪盛、疮疡初起或溃后热毒尚盛者均不宜用。

白术

【基源】本品为菊科植物白术的干燥根茎。

【植物识别】多年生草本，高30～80cm。茎直立，上部分枝。

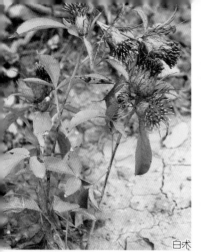

白术
白术

茎下部叶有长柄，叶片3裂或羽状5深裂，裂片卵状披针形至披针形，叶缘均有刺状齿，先端裂片较大；茎上部叶柄渐短，狭披针形，分裂或不分裂。总苞钟状，总苞片7～8列，膜质，覆瓦状排列；基部叶状苞1轮，羽状深裂，包围总苞；花多数，着生于平坦的花托上；花冠管状，淡黄色，上部稍膨大，紫色，先端5裂，裂片披针形，外展或反卷。瘦果长圆状椭圆形，密被黄白色绒毛。花期9～10月，果期10～12月。现广为栽培。安徽、江苏、浙江、福建、江西、湖南、湖北、四川、贵州等地均有分布。

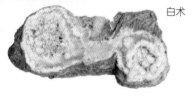

【药材采集】冬季下部叶枯黄、上部叶变脆时采挖，除去泥沙，烘干或晒干，再除去须根。

【炮制】①白术：除去杂质，洗净，润透，切厚片，干燥。②麸炒白术：将蜜炙麸皮撒入热锅内，待冒烟时加入白术片，炒至黄棕色、逸出焦香气，取出，筛去蜜炙麸皮。

【性状】根茎为不规则的肥厚团块，外表皮灰黄色或灰棕色。切面黄白色至淡棕色，散生棕黄色的点状油室，木部具放射状纹理。气清香，味甘、微辛，嚼之略带黏性。

【选购贮藏】以切面黄白色、香气浓者为佳。置阴凉干燥处，防蛀。

【药理】有促进胃肠运动、提高免疫功能、抑制子宫平滑肌收缩、利尿等作用。

【性味归经】苦、甘，温。归脾、胃经。

【功能主治】健脾益气，燥湿利水，止汗，安胎。用于脾虚食少、腹胀泄泻、痰饮眩悸、水肿、自汗、胎动不安。

【用法用量】煎服，6～12g。炒用可增强补气健脾止泻作用。

【使用注意】本品性偏温燥，热病伤津及阴虚燥渴者不宜。

山药

【基源】本品为薯蓣科植物薯蓣的干燥根茎。

【植物识别】缠绕草质藤本。单叶，在茎下部的互生，中部以上的对生；叶片边缘常3浅裂至3深裂。叶腋内常有珠芽。雄花序为穗状花序。蒴果三棱状扁圆形或三棱状圆形。花期6～9月，果期7～11月。分布于东北、华北、华东、华中、华南等地。

【药材采集】冬季茎叶枯萎后采挖，切去根头，洗净，除去外皮和须根，干燥，或趁鲜切厚片，干燥；也有选择肥大顺直的干燥山药，置清水中，浸至无干心，闷透，切齐两端，用木板搓成圆柱状，晒干，打光，习称"光山药"。

山药

山药

【炮制】①山药：除去杂质，分开大小个，泡润至透，切厚片，干燥。②麸炒山药：取净山药片，照麸炒法炒至黄色。

【性状】根茎略呈圆柱形。切片者呈类圆形的厚片。表面类白色或淡黄白色，质脆，易折断，断面类白色，富粉性。

【选购贮藏】以粉性足、色白者为佳。置通风干燥处，防蛀。

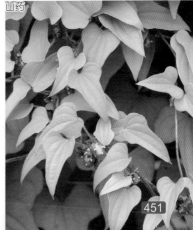

【药理】有调节胃肠功能和降血糖、增强免疫、延缓衰老、保肝等作用。

【性味归经】甘，平。归脾、肺、肾经。

【功能主治】补脾养胃，生津益肺，补肾涩精。用于脾虚食少、久泻不止、肺虚喘咳、肾虚遗精、带下、尿频、虚热消渴。麸炒山药补脾健胃，用于脾虚食少、泄泻便溏、白带过多。

【用法用量】煎服，15～30g。麸炒可增强补脾止泻作用。

白扁豆

【基源】本品为豆科植物扁豆的干燥成熟种子。

【植物识别】一年生缠绕草质藤本。茎常呈淡紫色或淡绿色。三出复叶，顶生小叶宽三角状卵形，侧生小叶斜卵形。总状花序腋生，花冠蝶形，白色或淡紫色。荚果镰形或倒卵状长椭圆形，扁平。种子扁椭圆形，白色、红褐色或近黑色。花期6～8月，果期9月。全国各地均有栽培。

【药材采集】秋、冬二季采收成熟果实，晒干，取出种子，再晒干。

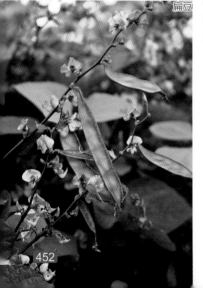

扁豆

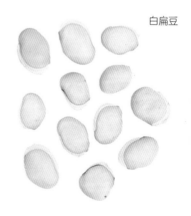

白扁豆

【炮制】炒白扁豆：取净白扁豆，照清炒法炒至微黄色具焦斑。用时捣碎。

【选购贮藏】以粒大、饱满、色白者为佳。置干燥处，防蛀。

【药理】有抑菌、抗病毒作用，对食物中毒引起的呕吐、急性胃炎等有解毒作用。

【性味归经】甘，微温。归脾、胃经。

【功能主治】健脾化湿，和中消暑。用于脾胃虚弱、食欲不振、大便溏泻、白带过多、暑湿吐泻、胸闷腹胀。炒白扁豆健脾化湿，用于脾虚泄泻、白带过多。

【用法用量】煎服，10～15g。

甘草

【基源】本品为豆科植物甘草、胀果甘草或光果甘草的干燥根和根茎。

【植物识别】甘草：多年生草本，高30～70cm。茎直立，被白色短毛及腺鳞或腺状毛。单数羽状复叶，小叶4～8对，小叶柄短，小叶片卵圆形、卵状椭圆形，两面被腺鳞及短毛。总状花

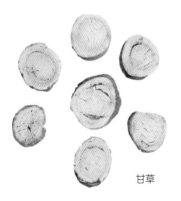

甘草

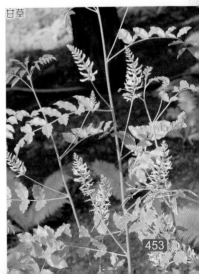

甘草

序腋生，花冠淡紫堇色，旗瓣大，长方椭圆形，先端圆或微缺，下部有短爪，龙骨瓣直，较翼瓣短，均有长爪。荚果线状长圆形，镰刀状或弯曲呈环状，密被褐色的刺状腺毛。花期6～7月，果期7～9月，分布于东北、西北、华北等地。

【药材采集】春，秋二季采挖，除去须根，晒干。

【炮制】①甘草：除去杂质，洗净，润透，切厚片，干燥。②炙甘草：取甘草片，加炼蜜炒至不粘手。

【性状】甘草根呈圆柱形，表面红棕色或灰棕色，具显著的纵皱纹、沟纹、皮孔。断面黄白色，粉性，形成层环明显。气微，味甜而特殊。

【选购贮藏】以皮细而紧、外皮色红棕、粉性足、味甜者为佳。置通风干燥处，防蛀。

【药理】有抗消化道溃疡、调整胃肠活动、抗肝损伤、增强免疫、延缓衰老、抗病毒、抗菌、解毒、抗肺损伤、抑制子宫平滑肌收缩等作用。

【性味归经】甘，平。归心、肺、脾、胃经。

【功能主治】补脾益气，清热解毒，祛痰止咳，缓急止痛，调和诸药。用于脾胃虚弱、倦怠乏力、心悸气短、咳嗽痰多、脘腹、四肢挛急疼痛、痈肿疮毒、缓解药物毒性、烈性。

【用法用量】煎服，2～10g。生用性微寒，可清热解毒；蜜炙药性微温，可增强补益心脾之气和润肺止咳作用。

【使用注意】不宜与大戟、芫花、甘遂同用。本品有助湿壅气之弊，湿盛胀满、水肿者不宜用。大剂量久服可导致水钠潴留，引起浮肿。

大枣

【基源】本品为鼠李科植物枣的干燥成熟果实。

【植物识别】落叶灌木或小乔木，高达10m。长枝平滑，无毛，幼枝纤细略呈"之"字形弯曲，紫红色或灰褐色，具2个粗直托叶刺；当年生小枝绿色，下垂，单生或2～7个簇生于短枝上。单叶互生，纸质，叶片卵形、卵状椭圆形，边缘具细锯齿，基生三出脉。花黄绿色，常2～8朵着生于叶腋成聚伞花序，花瓣5，倒卵圆形。核果长圆形或长卵圆形，成熟时红紫色，核两端锐尖。花期5～7月，果期8～9月。分布于全国各地。

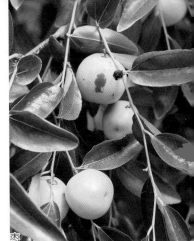

【药材采集】秋季果实成熟时采收，晒干。

大枣

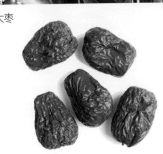

【选购贮藏】以个大、色红、肉厚、味甜者为佳。置干燥处，防蛀。

【药理】有提高免疫功能和延缓衰老等作用。

【性味归经】甘，温。归脾、胃、心经。

【功能主治】补中益气，养血安神。用于脾虚食少、乏力便溏、妇人脏躁。

【用法用量】劈破煎服，6～15g。

【使用注意】湿盛脘腹胀满、食积、虫积、龋齿作痛以及痰热咳嗽者慎用。

刺五加

【基源】本品为五加科植物刺五加的干燥根和根茎或茎。

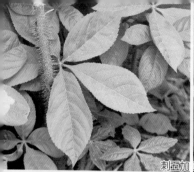
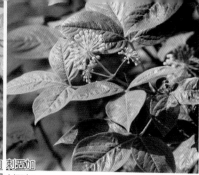

刺五加 刺五加
刺五加 刺五加

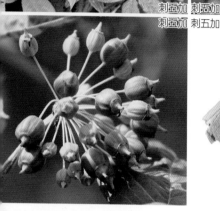
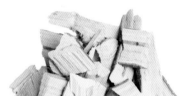

【植物识别】落叶灌木，高1～6m。分枝多，一二年生的通常密生刺，刺直而细长，针状，下向，基部不膨大，脱落后遗留圆形刺痕。掌状复叶，互生，小叶5，叶片椭圆状倒卵形至长圆形，边缘具重锯齿或锯齿。伞形花序顶生，花瓣5，卵形，黄色带紫。核果浆果状，紫黑色，近球形。花期6～7月，果期7～9月。分布于东北及河北、山西等地。

【药材采集】春、秋二季采收，洗净，干燥。

【炮制】除去杂质，洗净，稍泡，润透，切厚片，干燥。

【性状】根茎呈结节状不规则圆柱形，外表皮灰褐色或黑褐色。茎呈长圆柱形，外表皮浅灰色或灰褐色。切面黄白色，中心有髓。根和根茎有特异香气，味微辛、稍苦、涩；茎气微，味微辛。

【选购贮藏】以香气浓者为佳。置通风干燥处，防潮。

【药理】有抗疲劳、提高免疫功能、抗氧化、抗肿瘤等作用。

【性味归经】辛、微苦，温。归脾、肾、心经。

【功能主治】益气健脾，补肾安神。用于脾肺气虚、体虚乏力、食欲不振、肺肾两虚、久咳虚喘、肾虚腰膝酸痛、心脾不足、失眠多梦。

【用法用量】煎服，9～27g。目前多作片剂、颗粒剂、口服液及注射剂使用。

【使用注意】实证、热证者忌服。

绞股蓝

【基源】本品为葫芦科植物绞股蓝的根茎或全草。

【植物识别】多年生攀援草本。茎细弱，具纵棱和沟槽。叶互生；卷须纤细，2歧；叶片膜质或纸质，鸟足状，具5～7小叶，卵状长圆形或长圆状披针形，侧生小叶较小，边缘具波状齿或圆齿状牙齿。圆锥花序，花冠淡绿色，5深裂，裂片卵状披针形。果实球形，成熟后为黑色。花期3～11月，果期4～12月。分布于陕西、甘肃和长江以南各地。

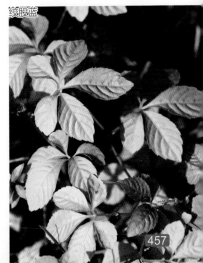
绞股蓝

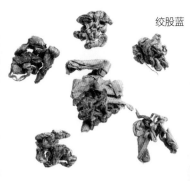
绞股蓝

【药材采集】野生或家种，秋季采收，洗净，晒干，切段，生用。

【选购贮藏】以叶多、气香者为佳。置干燥处。

【药理】有降血脂、延缓衰老、提高免疫、提高机体非特异性抵抗力、调节血糖、抗胃溃疡、抗肿瘤、抗肝损伤、抗肾损伤、抗缺血缺氧、抗血栓、提高学习记忆等作用。

【性味归经】甘、苦，微寒。归脾、肺经。

【功能主治】益气健脾，化痰止咳，清热解毒，化浊降脂。用于脾胃气虚、倦怠食少、肺虚爆咳、咽喉疼痛、高脂血症。

【用法用量】煎服，10～20g；亦可泡服。

红景天

【基源】为景天科植物大花红景天的干燥根和根茎。

【植物识别】多年生草本。不育枝直立，高5～17cm，先端密着叶，叶宽倒卵形。花茎多，直立或扇状排列，高5～20cm，

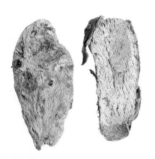

红景天

大花红景天

稻秆色至红色。叶有短的假柄，椭圆状长圆形至几为圆形，先端钝或有短尖，全缘或波状或有圆齿。花序伞房状，有多花，有苞片；花大形，有长梗；花瓣5，红色，倒披针形；种子倒卵形，两端有翅。花期6～7月，果期7～8月。生于海拔2800～5600m的山坡草地、灌丛中、石缝中。分布于西藏、云南西北部、四川西部。

【药材采集】秋季花凋茎枯后采挖，除去粗皮，洗净，晒干。

【炮制】除去须根、杂质，切片，干燥。

【性状】根茎呈圆柱形，粗短，略弯曲，表面棕色或褐色，粗糙有褶皱，剥开外表皮有一层膜质黄色表皮且具粉红色花纹。断面粉红色至紫红色，有一环纹，质轻，疏松。气芳香，味微苦涩、后甜。

【选购贮藏】以切面粉红色、气芳香者为佳。置通风干燥处，防潮，防蛀。

【药理】有提高免疫功能、增强机体非特异性抵抗力、抗脑缺血、降血脂等作用。

【性味归经】甘、苦、平。归肺、心经。

【功能主治】益气活血，通脉平喘。用于气虚血瘀、胸痹心痛、中风偏瘫、倦怠气喘。

【用法用量】煎服，3～6g。

沙棘

【基源】为胡颓子科植物沙棘的干燥成熟果实。

【植物识别】落叶灌木或乔木。棘刺较多，粗壮；嫩枝褐绿色，密被银白色而带褐色鳞片。单叶近对生；叶柄极短；叶片纸质，狭披针形或长圆状披针形，上面绿色，初被白色盾形毛或星状毛，下面银白色或淡白色，被鳞片。果实圆球形，橙黄色或橘

沙棘　沙棘

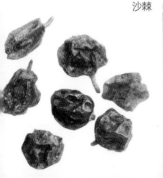

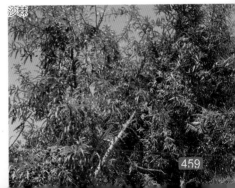

459

红色。花期4～5月，果期9～10月。分布于华北、西北及四川等地。

【药材采集】秋、冬二季果实成熟或冻硬时采收，除去杂质，干燥或蒸后干燥。

【性状】本品呈类球形或扁球形，表面橙黄色或棕红色，皱缩。果肉油润，质柔软。种子斜卵形。气微，味酸、涩。

【选购贮藏】以粒大、肉厚、油润者为佳。置通风干燥处，防霉，防蛀。

【药理】抗胃溃疡、调节血糖、降血脂、提高免疫、抗氧化、抗肝损伤、抗肿瘤、降低血黏度等作用。

【性味归经】酸、涩，温。归脾、胃、肺、心经。

【功能主治】健脾消食，止咳祛痰，活血散瘀。用于脾虚食少、食积腹痛、咳嗽痰多、胸痹心痛、瘀血经闭、跌扑瘀肿。

【用法用量】煎服，3～10g。

饴糖

【基源】本品为米、麦、粟或玉蜀黍等粮食，经发酵糖化制成。

【药材制作】将米或其他淀粉物质，经过浸渍蒸熟后，加入麦芽，使其发酵，再加水煎熬，溶出所有糖分，滤除渣质，浓缩，即成饴糖。

饴糖

【性状】饴糖有软、硬之分，软者为黄褐色浓稠液体，黏性很大；硬者系软饴糖经搅拌，混入空气后凝固而成，为多孔之黄白色糖饼。味甘，药用以软饴精为佳。

【选购贮藏】以浅黄、质黏稠、

味甘无杂味者为上品。置干燥处。

【性味归经】甘，温。归脾、胃、肺经。

【功能主治】补益中气，缓急止痛，润肺止咳。用于中虚脘腹疼痛、肺燥咳嗽。

【用法用量】入汤剂须烊化冲服，每次15～20g。

【使用注意】本品有助湿壅中之弊，湿阻中满者不宜服。

蜂蜜

【基源】本品为蜜蜂科昆虫中华蜜蜂或意大利蜂所酿的蜜。

【选购贮藏】以稠如凝脂、味甜纯正者为佳。置阴凉处。

【药理】有促进肠运动、抗菌、抗氧化等作用。

【性味归经】甘，平。归肺、脾、大肠经。

【功能主治】补中，润燥，止痛，

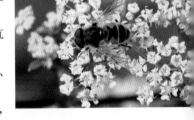

蜜蜂

解毒；外用生肌敛疮。用于脘腹虚痛、肺燥干咳、肠燥便秘、解乌头类药毒；外治疮疡不敛、水火烫伤。

【用法用量】煎服或冲服，15～30g，大剂量30～60g。外用适量，本品作栓剂肛内给药，通便效果较口服更捷。

【使用注意】湿阻中满及便溏或泄泻者慎用。

（二）补阳药

鹿茸

【基源】为鹿科动物梅花鹿或马鹿的雄鹿未骨化密生茸毛的幼

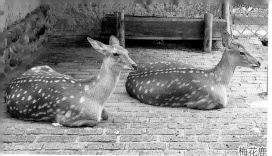
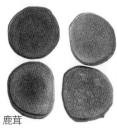

梅花鹿 鹿茸

角。主产于吉林、辽宁、黑龙江、新疆。前者习称"花鹿茸"，后者习称"马鹿茸"。

【药材采集】夏、秋二季锯取鹿茸，经加工后，阴干或烘干。横切薄片。

【炮制】鹿茸粉：取鹿茸，燎去茸毛，打碎，研成细粉。

【选购贮藏】以质嫩、油润者为佳。置阴凉干燥处，密闭，防蛀。

【药理】有抗骨质疏松、抗缺氧、抗疲劳、提高免疫和延缓衰老等作用。有性激素样作用。

【性味归经】甘、咸，温。归肾、肝经。

【功能主治】壮肾阳，益精血，强筋骨，调冲任，托疮毒。用于肾阳不足、精血亏虚、阳痿滑精、宫冷不孕、羸瘦、神疲、畏寒、眩晕、耳鸣、耳聋、腰脊冷痛、筋骨痿软、崩漏带下、阴疽不敛。

【用法用量】研末吞服，1～2g，或入丸、散。

【使用注意】服用本品宜从小量开始，缓缓增加，不可骤用大量，以免阳升风动、头晕目赤或伤阴动血。凡阴虚阳亢、血分有热、胃火炽盛、肺有痰热、外感热病者忌服。

附　1. 鹿角

为鹿科动物马鹿或梅花鹿已骨化的角或锯茸后翌年春季脱落的角基。多于春季拾取，除去泥沙，风干。有温肾阳、强筋骨、行血消肿的功效。用于肾阳不足、阳痿遗精、腰脊冷痛、阴疽疮疡、乳痈初起、瘀血肿痛。煎服，6～15g。

2.鹿角胶

为鹿角经水煎煮、浓缩制成的固体胶。将鹿角锯段，漂泡洗净，分次水煎，滤过，合并滤液，静置，滤取胶液，浓缩（可加适量黄酒、冰糖和豆油）至稠膏状，冷凝，切块，晾干，即得。有温补肝肾、益精养血的功效。用于肝肾不足所致的腰膝酸冷、阳痿遗精、虚劳羸瘦、崩漏下血、便血尿血、阴疽肿痛。烊化兑服，3～6g。

3.鹿角霜

为鹿角去胶质的角块。春、秋二季生产，将骨化角熬去胶质，取出角块，干燥。有温肾助阳、收敛止血的功效。用于脾肾阳虚、白带过多、遗尿尿频、崩漏下血、疮疡不敛。煎服，9～15g，先煎。

紫河车

【基源】为健康人的干燥胎盘。

【药材采集】将新鲜胎盘除去羊膜及脐带，反复冲洗至去净血液，蒸或置沸水中略煮后，干燥。

【选购贮藏】以色黄、血管内无残血者为佳。置干燥处，防蛀。

【性味归经】甘、咸，温。归心、肺、肾经。

【功能主治】温肾补精，益气养血。用于虚劳羸瘦、阳痿遗精、不孕少乳、久咳虚喘、骨蒸劳嗽、面色萎黄、食少气短。

【用法用量】2～3g，研末吞服。

【使用注意】阴虚火旺者不宜单独应用。

淫羊藿

【基源】本品为小檗科植物淫羊藿、箭叶淫羊藿的干燥叶。

【植物识别】①淫羊藿：多年生草本。茎生叶2，有长柄；二回三出复叶，小叶9。圆锥花序顶生，花白色，花瓣4，近圆形。

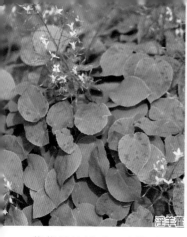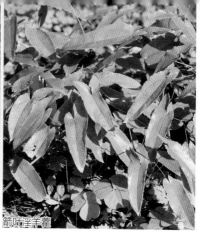

淫羊藿 箭叶淫羊藿

蓇葖果纺锤形，成熟时2裂。花期4～5月，果期5～6月。分布于东北、山东、江苏、江西、湖南、广西、四川、贵州、陕西、甘肃。②箭叶淫羊藿：基生叶为一回三出复叶；侧生小叶基部裂片不对称，内侧裂片较小，圆形，外侧裂片较大，三角形，急尖。花期2～3月，果期5～6月。分布于浙江、安徽、江西、湖北、四川、台湾、福建、广东、广西等地。

【药材采集】夏、秋季茎叶茂盛时采收，晒干或阴干。

【炮制】炙淫羊藿：取羊脂油加热熔化，加入淫羊藿丝，用文火炒至均匀有光泽，取出，放凉。

【选购贮藏】以叶色黄绿者为佳。置通风干燥处。

【药理】有性激素样作用，有增强免疫、保肝肾、改善心脑功能、延缓衰老等作用。

【性味归经】辛、甘，温。归肝、肾经。

【功能主治】补肾阳，强筋骨，祛风湿。用于肾阳虚衰、阳痿遗精、筋骨痿软、风湿痹痛、麻木拘挛。

【用法用量】煎服，6～10g。炙淫羊藿能增强温肾壮阳之功，常用治肾阳不足、阳痿。

【使用注意】阴虚火旺者不宜服。

巴戟天

【基源】本品为茜草科植物巴戟天的干燥根。

【植物识别】藤状灌木。根肉质肥厚，圆柱形，不规则地断续膨大，呈念珠状。茎有细纵条棱。叶对生，叶片长椭圆形，全缘，侧脉6～7对。花序头状，生于小枝的顶端，花冠白色，肉质，花冠管的喉部收缩，内面密生短粗毛，多数3深裂。核果近球形。花期4～7月，果期9～10月。分布于福建、广东、海南、广西等地。

【药材采集】全年均可采挖，洗净，除去须根，晒至六七成干，轻轻捶扁，晒干。

【炮制】①巴戟肉：取净巴戟天，蒸透，趁热除去木心，切段。②盐巴戟天：取净巴戟天，加盐水拌润，蒸透，趁热除去木心，切段。③制巴戟天：取甘草煎汤，加入净巴戟天共煮透，趁热除去木心，切段，干燥。

【性状】本品为扁圆柱形，略弯曲。表面灰黄色或暗灰色，具纵纹和横裂纹。断面皮部厚，紫色或淡紫色；木部黄棕色或黄白色。气微，味甘而微涩。

【选购贮藏】以肉厚、断面色紫者为佳。置通风干燥处，防霉，防蛀。

【药理】有性激素样作用，有提高免疫、抗疲劳、耐缺氧、延缓衰老、抗抑郁等作用。

【性味归经】甘、辛，微温。归肾、肝经。

【功能主治】补肾阳，强筋骨，

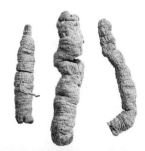

巴戟天

巴戟天

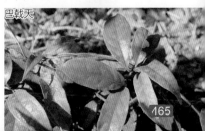

祛风湿。用于阳痿遗精、宫冷不孕、月经不调、少腹冷痛、风湿痹痛、筋骨痿软。

【用法用量】水煎服，3～10g。生巴戟天长于补肝肾、祛风湿。盐巴戟天补肾助阳作用缓和，久服无伤阴之弊。制巴戟天偏于补肾助阳、强筋骨。

【使用注意】阴虚火旺及有热者不宜服。

仙茅

【基源】本品为石蒜科植物仙茅的干燥根茎。

【植物识别】多年生草本。根茎近圆柱状直生，外皮褐色，须根丛生。地上茎不明显。叶基生，叶片线形、线状披针形或披针形，长10～45cm，宽5～25mm，先端长渐尖，基部下延成柄，叶脉明显。花茎短，大部分隐藏于鞘状叶柄基部之内；总状花序呈伞房状，通常具4～6朵花；花黄色，上部6裂，裂片披针形。浆果近纺锤状。花果期4～9月。生于海拔1600m以下的林下草地或荒坡上。分布于江苏、浙江、江西、福建、湖南、广东、广西、四川、贵州、云南等地。

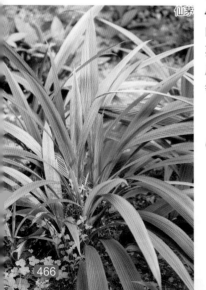

仙茅

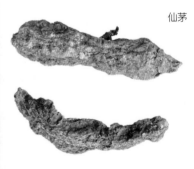

仙茅

【药材采集】秋、冬二季采挖，除去根头和须根，洗净，干燥。

【炮制】①仙茅：除去杂质，洗净，切段，干燥。②酒仙茅：取仙茅片，加黄酒拌润，炒干。

【性状】根茎呈圆柱形，外表皮棕色至褐色，粗糙。切面灰白色至棕褐色，有多数棕色小点，中间有深色环纹。气微香，味微苦、辛。

【选购贮藏】以条粗、质坚、表面色黑者为佳。置干燥处，防霉，防蛀。

【药理】有性激素样作用，能提高免疫功能。

【性味归经】辛，热；有毒。归肾、肝、脾经。

【功能主治】补肾阳，强筋骨，祛寒湿。用于阳痿精冷、筋骨痿软、腰膝冷痛、阳虚冷泻。

【用法用量】煎服，3～10g。或酒浸服，亦可入丸、散。生仙茅性燥热有毒，以散寒祛湿为主；酒仙茅毒性降低，更长于补肾壮阳。

【使用注意】阴虚火旺者忌服。本品燥烈有毒，不宜大量久服。

杜仲

【基源】本品为杜仲科植物杜仲的干燥树皮。

【植物识别】落叶乔木，高达20m。树皮灰褐色，粗糙，折断拉开有多数细丝。幼枝有黄褐色毛，老枝有皮孔。单叶互生，叶片椭圆形、卵形或长圆形，边缘有锯齿；侧脉6～9对。花与叶同时开放，生于一年生枝基部苞片的腋内，有花柄，无花被。翅果扁平，长椭圆形，先端2裂，基部楔形，周围具薄翅。花期4～5月，果期9月。分布于陕西、甘肃、浙江、河南、湖北、四川、贵州、云南等地。

【药材采集】4～6月剥取，刮去粗皮，堆置"发汗"至内皮呈紫褐色，晒干。

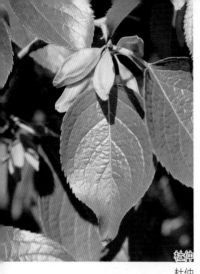

杜仲
杜仲

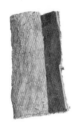
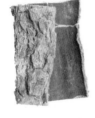

【炮制】①杜仲：刮去残留粗皮，洗净，切块或丝，干燥。②盐杜仲：取杜仲块或丝，加盐水拌润，炒至断丝，表面焦黑色。

【性状】树皮呈板片状或两边稍向内卷，外表面淡棕色或灰褐色，有明显的皱纹。内表面暗紫色，光滑。断面有细密、银白色、富弹性的橡胶丝相连。气微，味苦。

【选购贮藏】以皮厚、断面白丝多、内表面色暗紫者为佳。置通风干燥处。

【药理】有降血压、促进骨折愈合、抗疲劳、增强免疫、延缓衰老等作用。有性激素样作用。

【性味归经】甘，温。归肝、肾经。

【功能主治】补肝肾，强筋骨，安胎。用于肝肾不足、腰膝酸痛、筋骨无力、头晕目眩、妊娠漏血、胎动不安。

【用法用量】煎服，6～10g。生杜仲较少应用，一般仅用于浸酒，临床以制用为主。

【使用注意】炒用破坏其胶质有利于有效成分煎出，故比生用效果好。本品为温补之品，阴虚火旺者慎用。

　　附　杜仲叶

　　为杜仲科植物杜仲的干燥叶。味微辛，性温。归肝、肾经。有补肝肾、强筋骨的功效。用于肝肾不足、头晕目眩、腰膝酸痛、筋骨痿软。用量，10～15g。

续断

【基源】本品为川续断科植物川续断的干燥根。

【植物识别】多年生草本，高60～200cm。根圆柱状，黄褐色。茎直立，具6～8棱，棱上有刺毛。基生叶稀疏丛生，具长柄，叶片琴状羽裂，两侧裂片3～4对，靠近中央一对裂片较大，向下渐小，侧裂片倒卵形或匙形；茎中下部叶羽状深裂，中央裂片特长，披针形，有疏粗锯齿，两侧裂片2～4对，披针形或长圆形，较小，具长柄，向上叶柄渐短；上部叶披针形，不裂或基部3裂。花序头状球形，花冠淡黄白色，花冠管窄漏斗状，先

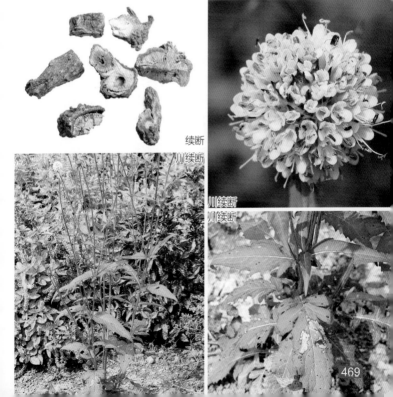

续断

川续断

川续断
川续断

469

端4裂，裂片倒卵形。花期8～9月，果期9～10月。分布于江西、湖北、湖南、广西、四川、贵州、云南、西藏等地。

【药材采集】秋季采挖，除去根和须根，用微火烘至半干，堆置"发汗"至内部变绿色时，再烘干。

【炮制】①续断片：洗净，润透，切厚片，干燥。②酒续断：取续断片，照酒炙法炒至微带黑色。③盐续断：取续断片，照盐炙法炒干。

【性状】根呈圆柱形，略扁，外表皮灰褐色至黄褐色，有纵皱。切面皮部墨绿色或棕褐色，木部灰黄色或黄褐色，可见放射状排列的导管束纹。气微，味苦、微甜而涩。

【选购贮藏】以质软、切面色绿褐者为佳。置干燥处，防蛀。

【药理】有促进骨折愈合、抗骨质疏松、松弛子宫平滑肌、抗炎、调节免疫等作用。

【性味归经】苦、辛，微温。归肝、肾经。

【功能主治】补肝肾，强筋骨，续折伤，止崩漏。用于肝肾不足、腰膝酸软、风湿痹痛、跌扑损伤、筋伤骨折、崩漏、胎漏。酒续断多用于风湿痹痛、跌扑损伤、筋伤骨折。盐续断多用于腰膝酸软。

【用法用量】煎服，9～15g，或入丸、散。外用适量，研末敷。生续断具有补肝肾、强筋骨的功能；崩漏下血宜炒用。酒续断能增强通血脉、续折伤、止崩漏作用；盐续断增强补肝肾、强腰膝的作用。

【使用注意】风湿热痹者忌服。

肉苁蓉

【基源】为列当科植物肉苁蓉或管花肉苁蓉的干燥带鳞叶的肉质茎。

【植物识别】多年生寄生草本，高15～40cm。茎肉质肥厚，圆柱形，黄色，不分枝。被多数肉质鳞片状叶，黄色至褐黄色，覆瓦状排列，卵形至长圆状披针形。穗状花序圆柱形，花多数而密集；每花的基部有1枚大苞片和2枚对称的小苞片，大苞片卵形或长圆状披针形，先端尖，小苞片长圆状披针形，与花萼几等长；花萼钟形，淡黄色或白色，5浅裂，裂片近圆形；花冠管状钟形，5浅裂，裂片近圆形，紫色，管部白色。蒴果椭圆形，2裂。种子多数。花期5～6月，果期6～7月。生于盐碱地、干河沟沙地、戈壁滩一带。主要寄生在梭梭及白梭梭等植物的根上。分布于内蒙古、陕西、甘肃、宁夏、新疆等地。

【药材采集】春季苗刚出土时或秋季冻土之前采挖，除去茎尖，切段，晒干。以切面色棕褐、质柔润者为佳。

【炮制】①肉苁蓉片：除去杂质，洗净，润透，切厚片，干燥。②酒苁蓉：取肉苁蓉片，加黄酒炖或蒸至酒吸尽，黑润。

【性状】①肉苁蓉片：呈不规则形的厚片，表面棕褐色或灰棕色。切面有淡棕色或棕黄色点状维管束，排列成波状环纹。②酒苁蓉：形如肉苁蓉片，表面黑棕色，质柔润。略有酒香气，味甜，微苦。

【选购贮藏】以切面色棕褐、质柔润者为佳。置通风干燥处，防蛀。

【药理】有性激素样作用，还有提高胃肠功能、增强免疫、延缓衰老、抗老年痴呆等作用。

【性味归经】甘、咸，温。归肾、

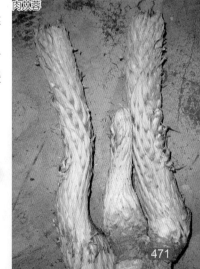

肉苁蓉

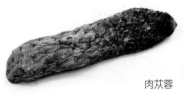

肉苁蓉

大肠经。

【功能主治】补肾阳，益精血，润肠通便。用于肾阳不足、精血亏虚、阳痿不孕、腰膝酸软、筋骨无力、肠燥便秘。

【用法用量】煎服，6～10 g。生苁蓉补肾止浊、滑肠通便力胜，多用于肾气不足、肠燥便秘、白浊。酒苁蓉补肾助阳之力明显增强，多用于肾阳不足之阳痿、腰痛、不孕。

【使用注意】本品能助阳、滑肠，故阴虚火旺及大便泄泻者不宜服。肠胃实热、大便秘结者亦不宜服。

锁阳

【基源】本品为锁阳科植物锁阳的干燥肉质茎。

【植物识别】多年生肉质寄生草本，高10～100cm。全体呈暗紫红色或红色。茎肉质，圆柱形，下部埋于土中，顶端露于地上。鳞片状叶互生，在茎基部密集，覆瓦状排列，上部呈稀疏螺旋状排列。穗状花序顶生，肉质，棒状小花密集，覆以鳞片状苞片；花暗紫色。坚果球形。花期5～6月，果期8～9月。生于多沙地区，寄生于蒺藜科植物白刺的根上。分布于西北及内蒙古等地。

【药材采集】春季采挖，除去花序，切段，晒干。

【炮制】洗净，润透，切薄片，

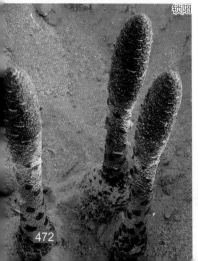

锁阳

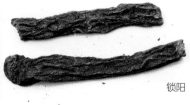

锁阳

472

干燥。

【性状】本品呈扁圆柱形，表面棕色或棕褐色，粗糙，具明显纵沟及不规则凹陷。断面浅棕色或棕褐色，有黄色三角状维管束。气微，味甘而涩。

【选购贮藏】以切面浅棕色、显油润者为佳。置通风干燥处。

【药理】有雄激素样作用，还有提高免疫、延缓衰老、耐缺氧、抗疲劳等作用。

【性味归经】甘，温。归脾、肾、大肠经。

【功能主治】补肾阳，益精血，润肠通便。用于肾阳不足、精血亏虚、腰膝痿软、阳痿滑精、肠燥便秘。

【用法用量】煎服，10 ～ 15 g。

【使用注意】阴虚阳亢、脾虚泄泻、实热便秘者均忌服。

补骨脂

【基源】本品为豆科植物补骨脂的干燥成熟果实。

【植物识别】一年生草本，高60 ～ 150cm。全株被白色柔毛和黑褐色腺点。单叶互生，叶柄长2 ～ 4cm，被白色绒毛；托叶成对，三角状披针形；叶片阔卵形，长5 ～ 9cm，宽3 ～ 6cm，先端钝或圆，基部心形或圆形，边缘具粗锯齿，两面均具显著黑色腺点。花多数，密集成穗状的总状花序，腋生；花冠蝶形，淡紫色或黄色，旗瓣倒阔卵形，翼瓣阔线形，龙骨瓣长圆形。荚果椭圆形。花期7 ～ 8月，果期9 ～ 10月。分布于山西、陕西、安徽、浙江、江西、河南、湖北、广东、四川、贵州、云南。

【药材采集】秋季果实成熟时采收果序，晒干，搓出果实，除去杂质。

【炮制】盐补骨脂：取净补骨脂，加盐水拌润，炒至微鼓起。

【性状】本品呈肾形，表面黑色、黑褐色或灰褐色，具细微网状

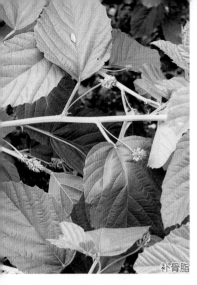

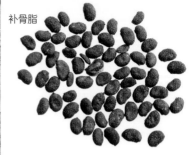

补骨脂

补骨脂

皱纹。气香，味辛、微苦。

【选购贮藏】以粒大、饱满、色黑者为佳。置干燥处。

【药理】有性激素样作用，还有调节肠运动、平喘、提高免疫、抗骨质疏松、抗前列腺增生等作用。

【性味归经】辛、苦，温。归肾、脾经。

【功能主治】温肾助阳，纳气平喘，温脾止泻；外用消风祛斑。用于肾阳不足、阳痿遗精、遗尿尿频、腰膝冷痛、肾虚作喘、五更泄泻；外用治白癜风、斑秃。

【用法用量】煎服，5～15g。生补骨脂温肾助阳作用强，长于温补脾肾而止泻，多用于脾肾阳虚、五更泄泻；盐补骨脂辛行温燥之性更和缓，避免伤阴之弊，并引药入肾，增强了温肾助阳、纳气、止泻之功，多用于阳痿遗精、遗尿尿频、腰膝冷痛。

【使用注意】阴虚火旺及大便秘结者忌服。

益智仁

【基源】本品为姜科植物益智的干燥成熟果实。

【植物识别】多年生草本，高1～3m。叶柄短；叶片披针形，长20～35cm，宽3～6cm，先端尾状渐尖，基部宽楔形，边缘

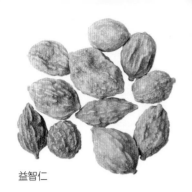

益智仁

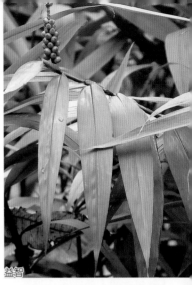

益智

具脱落性小刚毛，两面无毛；叶舌膜质，二裂，被淡棕色柔毛。总状花序顶生，花冠管与萼管几等长，裂片3，长圆形，上方1片稍大，先端略呈兜状，白色，外被短柔毛；唇瓣倒卵形，粉红色，并有红色条纹，先端边缘皱波状。蒴果球形或椭圆形。花期2～4月，果期5～8月。生于林下阴湿处。分布于广东和海南，福建、广西、云南亦有栽培。

【药材采集】夏、秋间果实由绿变红时采收，晒干或低温干燥。

【炮制】盐益智仁：取益智仁，加盐水拌润，炒干。用时捣碎。

【性状】本品呈椭圆形，两端略尖。表面棕色或灰棕色，有纵向凹凸不平的突起棱线。有特异香气，味辛、微苦。

【选购贮藏】以粒大、饱满、气味浓者为佳。置阴凉干燥处。

【药理】有抗胃溃疡、提高记忆等作用。

【性味归经】辛，温。归脾、肾经。

【功能主治】暖肾固精缩尿，温脾止泻摄唾。用于肾虚遗尿、小便频数、遗精白浊、脾寒泄泻、腹中冷痛、口多唾涎。

【用法用量】煎服，3～10g。生益智以温脾止泻、收摄唾涎为主；盐益智长于温肾固精缩尿。

【使用注意】阴虚火旺及大便秘结者忌服。

菟丝子

【基源】本品为旋花科植物南方菟丝子或菟丝子的干燥成熟种子。

【植物识别】①菟丝子：一年生寄生草本。茎缠绕，黄色，纤细。叶稀少，鳞片状，三角状卵形。花多数，簇生成小伞形或小团伞花序，花冠白色，壶形，5浅裂，裂片三角状卵形，先端锐尖或钝，向外反折，花冠筒基部具鳞片5，长圆形，先端及边缘流苏状。蒴果近球形。种子黄或黄褐色卵形，表面粗糙。花期7～9月，果期8～10月。我国大部分地区均有分布。②南方菟丝子：与菟丝子形态相似，花丝较长，花冠基部的鳞片先端2裂；蒴果仅下半部被宿存花冠包围，成熟时不整齐地开裂；种子通常4颗，卵圆形，淡褐色。花果期6～8月。我国大部分地区有分布。

【药材采集】秋季果实成熟时采收植株，晒干，打下种子，除去

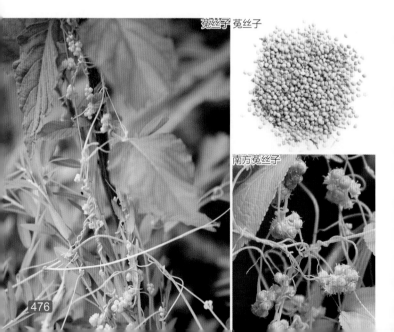

菟丝子 菟丝子

南方菟丝子

杂质。

【炮制】盐菟丝子：取净菟丝子，加盐水拌润，炒至微鼓起。

【性状】本品呈类球形。表面灰棕色至棕褐色，粗糙，种脐线形或扁圆形。气微，味淡。

【选购贮藏】以颗粒饱满者为佳。置通风干燥处。

【药理】有性激素样作用，有延缓衰老、抗骨质疏松、提高免疫、抗心脑缺血等作用。

【性味归经】辛、甘，平。归肝、肾、脾经。

【功能主治】补益肝肾，固精缩尿，安胎，明目，止泻；外用消风祛斑。用于肝肾不足、腰膝酸软、阳痿遗精、遗尿尿频、肾虚胎漏、胎动不安、目昏耳鸣、脾肾虚泻；外治白癜风。

【用法用量】煎服，6～12g。外用适量。生菟丝子长于养肝明目；盐菟丝子补肾固精安胎作用增强。

【使用注意】阴虚火旺、大便燥结、小便短赤者不宜服。

沙苑子

【基源】本品为豆科植物扁茎黄芪的干燥成熟种子。

【植物识别】多年生草本。茎匍匐。单数羽状复叶，具小叶9～21，小叶椭圆形或卵状椭圆形，全缘。总状花序腋生，总花梗细长，具花3～9朵，花萼钟形，被黑色和白色短硬毛；花冠蝶形，黄色，旗瓣近圆形，翼瓣稍短，龙骨瓣与旗瓣近等长。荚果纺锤形。花期8～9月，果期9～10月。分布于辽宁、吉林、河北、陕西、甘肃、山西、内蒙古等地。

【药材采集】秋末冬初果实成熟尚未开裂时采割植株，晒干，打下种子，除去杂质，晒干。

【炮制】盐沙苑子：取净沙苑子，加盐水拌润，炒干。

【性状】本品略呈肾形而稍扁。表面光滑，褐绿色或灰褐色。边缘一侧微凹处具圆形种脐。气微，味淡，嚼之有豆腥味。

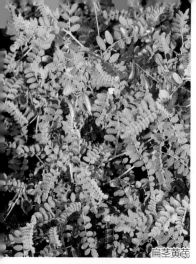

扁茎黄芪

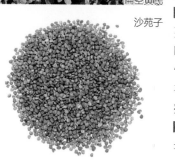

沙苑子

【选购贮藏】以粒大、饱满、绿褐色或灰褐色者为佳。置通风干燥处。

【药理】有抗肝损伤、降血压、降血脂、降血液黏稠度，提高免疫力、抗肿瘤等作用。

【性味归经】甘，温。归肝、肾经。

【功能主治】补肾助阳，固精缩尿，养肝明目。用于肾虚腰痛、遗精早泄、遗尿尿频、白浊带下、眩晕、目暗昏花。

【用法用量】煎服，9～15g。生沙苑子明目、缩尿力强，多用于目暗昏花、遗尿尿频。盐沙苑子药性更为平和，能平补阴阳，增强补肾固精的作用，多用于肾虚腰痛、梦遗滑精、白浊带下。

【使用注意】阴虚火旺及小便不利者忌服。

核桃仁

【基源】本品为胡桃科植物胡桃的干燥成熟种子。

【植物识别】落叶乔木，高20～25m。树皮灰白色，幼时平滑，老时浅纵裂。小枝具明显皮孔。奇数羽状复叶互生，小叶5～9枚，先端1片常较大，椭圆状卵形至长椭圆形，全缘。花与叶同时开放，雄葇黄花序腋生，下垂，花小而密集；雌花序穗状，直立，生于幼枝顶端；花被4裂，裂片线形。果实近球形，核果状，表面有斑点，内果皮骨质，表面凹凸不平，有2条纵棱。花期5～6月，果期9～10月。我国南北各地均有栽培。

【药材采集】秋季果实成熟时采收，除去肉质果皮，晒干，再除去核壳和木质隔膜。

【选购贮藏】以个大、饱满、断面色白者为佳。置阴凉干燥处，防蛀。

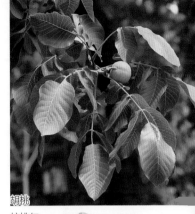
胡桃

【药理】有延缓衰老、改善记忆、提高免疫力等作用。

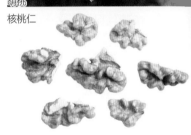
核桃仁

【性味归经】甘，温。归肾、肺、大肠经。

【功能主治】补肾，温肺，润肠。用于肾阳不足、腰膝酸软、阳痿遗精、虚寒喘嗽、肠燥便秘。

【用法用量】煎服，6～9g。

【使用注意】阴虚火旺、痰热咳嗽及便溏者不宜服用。

蛤蚧

【基源】为壁虎科动物蛤蚧的干燥体。

【药材采集】全年均可捕捉，除去内脏，拭净，用竹片撑开，使全体扁平顺直，低温干燥。

【炮制】①蛤蚧：除去鳞片及头足，切成小块。②酒蛤蚧：取蛤蚧块，加黄酒浸润，烘干。

【性状】背部呈灰黑色或银灰色，有黄白色或灰绿色斑点，散在或密集成不显著的斑纹。气腥，味微咸。

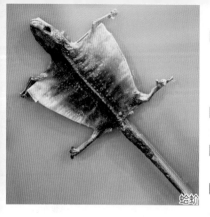
蛤蚧

【选购贮藏】以体大、尾全、不破碎者为佳。用木箱严密封装，常用花椒拌存，置阴凉干燥处，防蛀。

【药理】有性激素样作用及延缓衰老作用。

【性味归经】咸，平。归肺、肾经。

【功能主治】补肺益肾，纳气定喘，助阳益精。用于肺肾不足、虚喘气促、劳嗽咳血、阳痿、遗精。

【用法用量】煎服，5～10g；研末每次1～2g，日三次；浸酒服用1～2对。蛤蚧以补肺益精，纳气定喘见长，常用于肺虚咳嗽或肾虚作喘。酒蛤蚧补肾壮阳作用增强，多用于肾阳不足、精血亏损的阳痿。

【使用注意】风寒或实热咳喘者忌服。

冬虫夏草

【基源】本品为麦角菌科真菌冬虫夏草菌寄生在蝙蝠蛾科昆虫幼虫上的子座和幼虫尸体的干燥复合体。主产于四川、西藏、青海。

【药材采集】夏至前后，在积雪尚未溶化时入山采集，挖出后，在虫体潮湿未干时，除去外层泥土及膜皮，晒干；或黄酒喷使之软，整理平直，微火烘干。

【性状】本品由虫体与从虫头部长出的真菌子座相连而成。虫体似蚕，表面深黄色至黄棕色，有环纹20～30个。质脆，易折断，断面略平坦，淡黄白色。子座细长圆柱形，表面深棕色至棕褐色。气微腥，味微苦。

【选购贮藏】以虫体色黄发亮、丰满肥壮、断面淡黄白色、子座短者为佳。置阴凉干燥处，防蛀。

【药理】有调节免疫，抗肝肾损伤、降血糖、降血脂及性激素样作用。

【性味归经】甘，平。归肺、肾经，

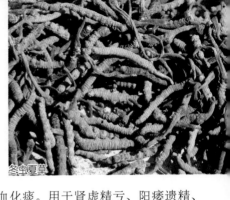

冬虫夏草

【功能主治】补肾益肺，止血化痰。用于肾虚精亏、阳痿遗精、腰膝酸痛、久咳虚喘、劳嗽咳血。

【用法用量】煎服，5～15g。也可入丸、散。

【使用注意】有表邪者不宜用。阴虚火旺者，不宜单独使用。

胡芦巴

【基源】本品为豆科植物胡芦巴的干燥成熟种子。

【植物识别】一年生草本，高40～50cm。茎丛生。3出复叶，小叶卵状长卵圆形或宽披针形，长1.2～3cm，宽1～1.5cm，近先端有锯齿。花无梗，1～2朵腋生，花冠蝶形，初为白色，后渐变淡黄色，基部微带紫晕，旗瓣长圆形，先端具缺刻。荚果细长圆筒状。花期4～6月，果期7～8月。均为栽培品种。主产于河南、四川等地。

【药材采集】夏季果实成熟时采割植株，晒干，打下种子，除去杂质。

【炮制】盐胡芦巴：取净胡芦巴，加盐水拌润，炒至鼓起，有香气溢出。用时捣碎。

【性状】本品略呈斜方形或矩形。表面黄绿色或黄棕色，平滑，两侧各具一深斜沟，相交处有点状种脐。质坚硬，不易破碎。

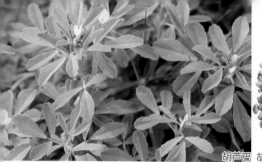
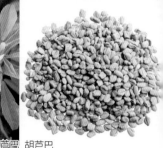

胡芦巴　胡芦巴

气香，味微苦。

【选购贮藏】以粒大、饱满、坚硬者为佳。置干燥处。

【药理】有降血糖、降血脂、抗肝损伤、抗生育、抗肿瘤等作用。

【性味归经】苦，温。归肾经。

【功能主治】温肾助阳，祛寒止痛。用于肾阳不足、下元虚冷、小腹冷痛、寒疝腹痛、寒湿脚气。

【用法用量】煎服，5～10g；或入丸、散。生胡芦巴长于散寒逐湿，多用于寒湿脚气；盐胡芦巴专于温补肾阳，常用于疝气疼痛、肾虚腰痛、阳痿遗精。

【使用注意】阴虚火旺者忌用。

韭菜子

【基源】本品为百合科植物韭菜的干燥成熟种子。

【植物识别】多年生草本，全草有异臭。叶基生，扁平，狭线形。花茎长30～50cm，伞形花序顶生，花被6裂，白色，长圆状披针形。蒴果倒卵形，有三棱。花期7～8月，果期8～9月。全国各地有栽培。

【药材采集】秋季果实成熟时采收果序，晒干，搓出种子，除去杂质。

【炮制】盐韭菜子：取净韭菜子，加盐水拌润，炒干。

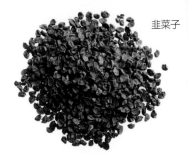

韭菜子

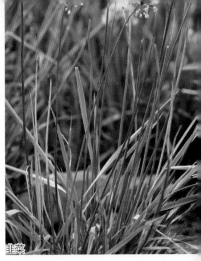

韭菜

【性状】本品呈半圆形或半卵圆形，略扁。表面黑色，一面突起，粗糙，有细密的网状皱纹，另一面微凹，皱纹不甚明显。气特异，味微辛。

【选购贮藏】以粒饱满、色黑者为佳。置干燥处。

【药理】有性激素样等作用。

【性味归经】辛、甘，温。归肝、肾经。

【功能主治】温补肝肾，壮阳固精。用于肝肾亏虚、腰膝酸痛、阳痿遗精、遗尿尿频、白浊带下。

【用法用量】煎服，3～9g；或入丸、散服。韭菜子炒后气香，增强其辛温散寒作用，其性偏燥，多用于肾虚而兼寒湿的腰膝酸软冷痛、小便频数、白带过多。盐韭菜子补肾固精作用增强，多用于阳痿遗精、遗尿尿频、白浊带下。

【使用注意】阴虚火旺者忌服。

阳起石

【基源】本品为硅酸盐类矿物阳起石（透闪石）。主产于湖北、河南、山西、河北、山东等地。

【药材采集】采挖后，除去杂石。砸成碎块。

【炮制】煅阳起石：取洁净的阳起石块，置坩埚内，在无烟的炉

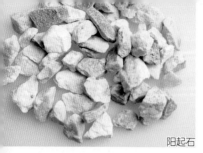

阳起石

火中煅红透，倒入黄酒内淬，取出，晾干，碾细。（每阳起石100斤，用黄酒20斤）。

【性状】本品呈不规则块状、扁长条状或短柱状。白色、浅灰白色或淡绿白色，具丝绢样光泽。体较重，质较硬脆。

【选购贮藏】以针束状、色白、有光泽、无杂质者为佳。置干燥处。

【性味归经】咸，微温。归肾经。

【功能主治】温肾壮阳。用于肾阳不足、阳痿不孕、腰膝酸软。

【用法用量】煎服，3～6g，或入丸、散服。

【使用注意】阴虚火旺者忌用。不宜久服。

紫石英

【基源】本品为氟化物类矿物萤石，主含氟化钙。主产于山西、甘肃。

【药材采集】采挖后，除去杂石。砸成碎块。

【炮制】煅紫石英：取净紫石英，煅淬至酥脆。

【性状】本品为不规则碎块。紫色或绿色，半透明至透明，有玻璃样光泽。气微，味淡。

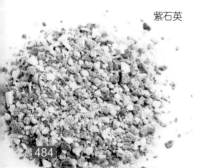

紫石英

【选购贮藏】以色紫、有光泽者为佳。置干燥处。

【药理】有兴奋中枢神经和促进卵巢分泌功能等作用。

【性味归经】甘，温。归肾、心、肺经。

【功能主治】温肾暖宫，镇心安

神，温肺平喘。用于肾阳亏虚、宫冷不孕、惊悸不安、失眠多梦、虚寒咳喘。

【用法用量】煎服，9～15g。打碎先煎。紫石英偏于镇心安神，多用于心悸易惊、失眠多梦。煅紫石英温肺降逆、散寒暖宫力强，多用于肺虚寒咳、宫冷不孕等。

【使用注意】阴虚火旺而不能摄精之不孕症及肺热气喘者忌用。

海马

【基源】本品为海龙科动物线纹海马、刺海马、大海马、三斑海马或小海马（海蛆）的干燥体。

【药材采集】夏、秋二季捕捞，洗净，晒干；或除去皮膜和内脏，晒干。

【炮制】用时捣碎或碾粉。

【性状】线纹海马呈扁长形而弯曲。表面黄白色。头略似马头，躯干部七棱形，尾部四棱形。气微腥，味微咸。

【选购贮藏】以个大、色黄白、头尾齐全者为佳。置阴凉干燥处，防蛀。

【药理】有雄激素样作用及调节免疫、抗血栓、抗脑损伤等作用。

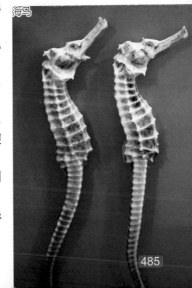
海马

【性味归经】甘、咸，温。归肝、肾经。

【功能主治】温肾壮阳，散结消肿。用于阳痿、遗尿、肾虚作喘、癥瘕积聚、跌扑损伤；外治痈肿疔疮。

【用法用量】煎服，3～9g。外用适量，研末敷患处。

【使用注意】孕妇及阴虚火旺者忌服。

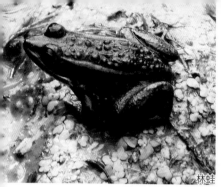

林蛙

哈蟆油

【基源】本品为蛙科动物中国林蛙雌蛙的输卵管，经采制干燥而得。主产于黑龙江、吉林、辽宁。

【性状】本品呈不规则块状，弯曲而重叠。表面黄白色，呈脂肪样光泽。摸之有滑腻感，在温水中浸泡体积可膨胀。气腥，味微甘，嚼之有黏滑感。

【选购贮藏】以色黄白、有光泽、片大肥厚、表面不带皮膜者为佳。置通风干燥处，防潮，防蛀。

【药理】有性激素样作用及提高免疫、延缓衰老、调节血脂、镇咳祛痰等作用。

【性味归经】甘、咸，平。归肺、肾经。

【功能主治】补肾益精，养阴润肺。用于病后体弱、神疲乏力、心悸失眠、盗汗、痨嗽咳血。

【用法用量】煎服，3～10g；或入丸、散服。

【使用注意】外感初起及食少便溏者慎用。

（三）补血药

当归

【基源】本品为伞形科植物当归的干燥根。

【植物识别】多年生草本，高0.4～1m。茎直立，带紫色，有显明的纵直槽纹。叶2～3回单数羽状分裂，叶柄长3～11cm，基部叶鞘膨大；小叶3对，叶片卵形，近叶柄的1对小叶柄长0.5～1.5cm，近顶端的一对无柄，呈1～2回分裂，裂片边缘有缺刻。复伞形花序顶生，小伞形花序有花12～36朵，花瓣5，白色，呈长卵形，先端狭尖，略向内折。双悬果椭圆形。花期6～7月，果期7～8月。分布于甘肃、四川、云南、陕西、贵州、湖北等地。

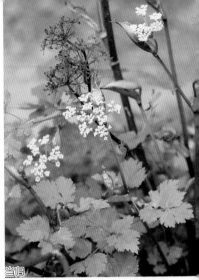
当归
当归

【药材采集】秋末采挖，除去须根和泥沙，待水分稍蒸发后，捆成小把，上棚，用烟火慢慢熏干。

【炮制】①当归：除去杂质，洗净，润透，切薄片，晒干或低温干燥。②酒当归：取当归片，加黄酒拌润，炒干。

【性状】根略呈圆柱形，下部有支根3～5条或更多。饮片呈类圆形、椭圆形或不规则薄片。外表皮黄棕色至棕褐色。切面黄白色或淡棕黄色，中间有浅棕色的层环，并有多数棕色的油点。香气浓郁，味甘、辛、微苦。

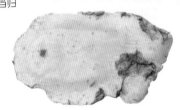

【选购贮藏】以主根大、身长、支根少、断面黄白色、气味浓厚者为佳。主根短小、支根多、气味较弱及断面变红棕色者质次。柴性大、干枯无油或断面呈绿褐色者不可供药用。置阴凉干燥处，防潮，防蛀。

【药理】有促进造血、调节血压、抑制子宫平滑肌收缩、抗肝损伤、抗炎镇痛、提高免疫力、抗凝血、改善微循环、降血脂等作用。

【性味归经】甘、辛，温。归肝、心、脾经。

【功能主治】补血活血，调经止痛，润肠通便。用于血虚萎黄、眩晕心悸、月经不调、经闭痛经、虚寒腹痛、风湿痹痛、跌扑损伤、痈疽疮疡、肠燥便秘。酒当归活血通经，用于经闭痛经、风湿痹痛、跌扑损伤。

【用法用量】煎服，6～12g。生当归长于补血、调经、润肠通便。酒当归功善活血调经。当归头、当归尾偏于活血破血，当归身偏于补血。

【使用注意】湿热中阻、肺热痰火、阴虚阳亢者不宜应用，大便溏泻者慎用。

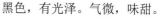

熟地黄

【基源】本品为生地黄的炮制加工品。

【植物识别】参见生地黄项下。

【药材制作】①取生地黄，照酒炖法炖至酒吸尽，取出，晾晒至外皮黏液稍干时，切厚片或块，干燥，即得。每100kg生地黄，用黄酒30～50kg。②取生地黄，照蒸法蒸至黑润，取出，晒至约八成干时，切厚片或块，干燥，即得

【性状】本品为不规则的块片、碎块，大小、厚薄不一。表面乌黑色，有光泽，黏性大。质柔软而带韧性，不易折断，断面乌黑色，有光泽。气微，味甜。

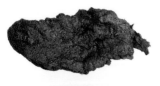

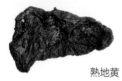

熟地黄

【选购贮藏】以块肥大、断面乌黑色、味甜者为佳。置通风干燥处。

【药理】有促进造血、降血糖、增强记忆、增强免疫等作用。

【性味归经】甘，微温。归肝、肾经。

【功能主治】补血滋阴，益精填髓。用于血虚萎黄、心悸怔忡、月经不调、崩漏下血、肝肾阴虚、腰膝酸

软、骨蒸潮热、盗汗遗精、内热消渴、眩晕、耳鸣、须发早白。

【用法用量】煎服，10～30g。

【使用注意】脾胃虚弱、腹满便溏、气滞痰多者忌用。

白芍

【基源】本品为毛茛科植物芍药的干燥根。

【植物识别】多年生草本，高40～70cm。茎直立，上部分枝。叶互生，茎下部叶为二回三出复叶，上部叶为三出复叶；小叶狭卵形、椭圆形或披针形，边缘具白色软骨质细齿。花数朵生茎顶和叶腋，花瓣9～13，倒卵形，白色，栽培品花瓣各色并具重瓣。蓇葖果卵形或卵圆形。花期5～6月，果期6～8月。

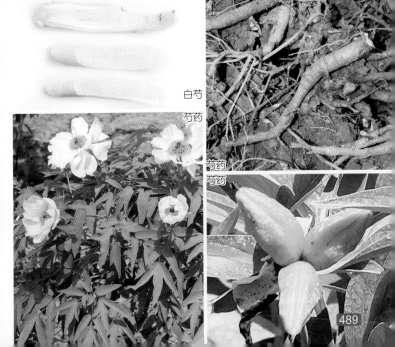

白芍
芍药

芍药
芍药

全国大部分地区有种植。

【药材采集】夏、秋二季采挖，洗净，除去头尾和细根，置沸水中煮后除去外皮或去皮后再煮，晒干。

【炮制】①白芍：洗净，润透，切薄片，干燥。②炒白芍：取白芍片，炒至微黄色。③酒白芍：取白芍片，加黄酒拌润，炒至微黄色。

【性状】根呈圆柱形，平直或稍弯曲，两端平截。饮片呈类圆形的薄片。表面淡棕红色或类白色，平滑。切面类白色或微带棕红色，形成层环明显，可见稍隆起的筋脉纹呈放射状排列。气微，味微苦、酸。

【选购贮藏】以质坚实、类白色、粉性足者为佳。置干燥处，防蛀。

【药理】有抗肾损伤、抗肝损伤、镇静、抗抑郁、调节胃肠功能、抗脑缺血、调节免疫、抗炎等作用。

【性味归经】苦、酸，微寒。归肝、脾经。

【功能主治】养血调经，敛阴止汗，柔肝止痛，平抑肝阳。用于血虚萎黄、月经不调、自汗、盗汗、胁痛、腹痛、四肢挛痛、头痛眩晕。

【用法用量】煎服，5～15g；大剂量15～30g。生白芍擅长养血敛阴、平抑肝阳；炒白芍以养血和营、敛阴止汗为主；酒白芍善于调经止血、柔肝止痛。

【使用注意】不宜与藜芦同用。

阿胶

【基源】本品为马科动物驴的干燥皮或鲜皮经煎煮、浓缩制成的固体胶。

【药材制作】将驴皮浸泡去毛，切块洗净，分次水煎，滤过，合并滤液，浓缩（可分别加入适量的黄酒、冰糖及豆油）至稠膏状，冷凝，切块，晾干，即得。

【性状】本品呈棕色至黑褐色，有光泽。质硬而脆，断面光亮，碎片对光照视呈棕色半透明状。气微，味微甘。

【采购贮藏】以色乌黑、断面光亮、质脆、味甘者为佳。密闭保存。

【药理】有促进造血、降低血黏度、抗肺损伤、增强免疫等作用。

【性味归经】甘，平。归肺、肝、肾经。

【功能主治】补血滋阴，润燥，止血。用于血虚萎黄、眩晕心悸、肌痿无力、心烦不眠、虚风内动、肺燥咳嗽、劳嗽咯血、吐血尿血、便血崩漏、妊娠胎漏。

【用法用量】用量，5～15g。入汤剂宜烊化冲服。

【使用注意】本品黏腻，有碍消化，故脾胃虚弱者慎用。

何首乌

【基源】本品为蓼科植物何首乌的干燥块根。

【植物识别】参见首乌藤项下。

【药材采集】秋、冬二季叶枯萎时采挖，削去两端，洗净，个大的切成块，干燥。

【炮制】①何首乌：除去杂质，洗净，稍浸，润透，切厚片或块，干燥。②制何首乌：取何首乌片或块，加黑豆汁拌匀，炖或蒸至内外均呈棕褐色，或晒至半干，切片，干燥。每100kg何首乌片（块），用黑豆10kg。

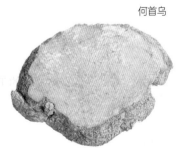

何首乌

驴

【性状】根呈团块状或不规则纺锤形。饮片呈不规则的厚片或块。外表皮红棕色或红褐色，皱缩不平。切面浅黄棕色或浅红棕色，显粉性。气微，味微苦而甘涩。

【选购贮藏】以切面有云锦状花纹、粉性足者为佳。置干燥处，防蛀。

【药理】有延缓衰老、增强免疫、降血脂、抗动脉粥样硬化、提高记忆等作用。

【性味归经】苦、甘、涩，微温。归肝、心、肾经。

【功能主治】解毒，消痈，截疟，润肠通便。用于疮痈、瘰疬、风疹瘙痒、久疟体虚、肠燥便秘。制何首乌功善补肝肾、益精血、强筋骨、乌须发，用于血虚萎黄、眩晕耳鸣、须发早白、腰膝酸软、肢体麻木、崩漏带下、高脂血症等。

【用法用量】煎服，10～20g。

【使用注意】大便溏泄及湿痰较重者不宜用。

龙眼肉

【基源】本品为无患子科植物龙眼的假种皮。

【植物识别】常绿乔木，高达10m以上。幼枝被锈色柔毛。偶数羽状复叶互生，长15～20cm，小叶2～5对，互生，革质，椭圆形至卵状披针形，全缘或波浪状，暗绿色。圆锥花序顶生或腋生；花小，黄白色，花瓣5，匙形。核果球形，外皮黄褐色，粗糙。花期3～4月，果期7～9月。分布于福建、台湾、广东、广西、云南、贵州、四川等地。

【药材采集】夏、秋二季采收成熟果实，干燥，除去壳、核，晒至干爽不黏。

【性状】本品为纵向破裂的不规则薄片，或呈囊状。棕黄色至棕褐色，半透明。外表面皱缩不平，内表面光亮而有细纵皱纹。气微香，味甜。

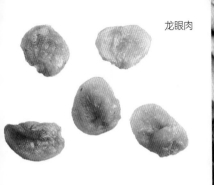

龙眼肉

龙眼

【选购贮藏】以肉厚、片大、色棕黄、味甜者为佳。置通风干燥处，防潮，防蛀。

【性味归经】甘，温。归心、脾经。

【功能主治】补益心脾，养血安神。用于气血不足、心悸怔忡、健忘失眠、血虚萎黄。

【用法用量】煎服，10 ～ 25g；大剂量，30 ～ 60 g。

【使用注意】湿盛中满或有停饮、痰、火者忌服。

楮实子

【基源】本品为桑科植物构树的干燥成熟果实。

【植物识别】落叶乔木，高达10m。单叶互生，叶片卵形，长8 ～ 18cm，宽6 ～ 12cm，不分裂或3 ～ 5深裂，边缘锯齿状，上面暗绿色，具粗糙伏毛，下面灰绿色，密生柔毛；叶柄长3 ～ 10cm，具长柔毛。雄花为腋生荑荑花序，下垂；雌花为球形头状花序，有多数棒状苞片，先端圆锥形。聚花果肉质，成球形，橙红色。花期5月，果期9月。全国大部分地区有分布。

【药材采集】秋季果实成熟时采收，洗净，晒干，除去灰白色膜状宿萼和杂质。

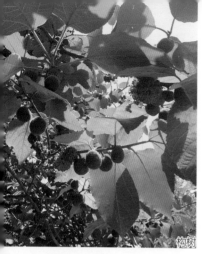
构树

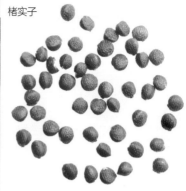
楮实子

【性状】本品略呈球形或卵圆形，稍扁。表面红棕色，有网状皱纹或颗粒状突起。质硬而脆，易压碎。气微，味淡。

【选购贮藏】以色红、子老、无杂质者为佳。置干燥处，防蛀。

【性味归经】甘，寒。归肝、肾经。

【功能主治】补肾清肝，明目，利尿。用于肝肾不足、腰膝酸软、虚劳骨蒸、头晕目昏、目生翳膜、水肿胀满。

【用法用量】煎服，6～9g，或入丸、散。外用捣敷。

【使用注意】虚寒证患者慎用。

（四）补阴药

北沙参

【基源】本品为伞形科植物珊瑚菜的干燥根。

【植物识别】多年生草本，高5～20cm。全株被白色柔毛。基生叶质厚，有长柄；叶片轮廓呈圆卵形至三角状卵形，三出式分裂或三出式二回羽状分裂，末回裂片倒卵形至卵圆形，边缘有缺刻状锯齿。复伞形花序顶生，密被灰褐色长柔毛，花瓣白色。

双悬果圆球形或椭圆形，密被棕色长柔毛及绒毛，有5个棱角，果棱有木栓质翅。花期5～7月，果期6～8月。分布于辽宁、河北、山东、江苏、浙江、福建、台湾、广东等地。

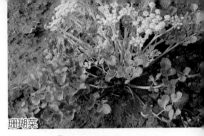

珊瑚菜

北沙参

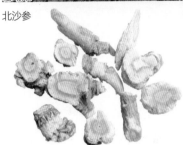

【药材采集】夏、秋二季采挖，除去须根，洗净，稍晾，置沸水中烫后，除去外皮，干燥。或洗净直接干燥。

【炮制】除去残茎和杂质，略润，切段，干燥。

【性状】根呈细长圆柱形。本品表面淡黄白色，略粗糙。断面皮部浅黄白色，木部黄色。气特异，味微甘。

【选购贮藏】以色黄白者为佳。置通风干燥处，防蛀。

【药理】有镇咳、祛痰、平喘、抗胃溃疡、调节免疫等作用。

【性味归经】甘、微苦，微寒。归肺、胃经。

【功能主治】养阴清肺，益胃生津。用于肺热燥咳、劳嗽痰血、胃阴不足、热病津伤、咽干口渴。

【用法用量】煎服，5～12g。

【使用注意】不宜与藜芦同用。风寒咳嗽、脾胃虚寒及寒饮喘咳者不宜服用。

南沙参

【基源】本品为桔梗科植物轮叶沙参或沙参的干燥根。

【植物识别】①轮叶沙参：茎生叶3～6枚轮生，无柄或有不明显叶柄，叶片卵圆形至条状披针形，边缘有锯齿。花序狭圆锥

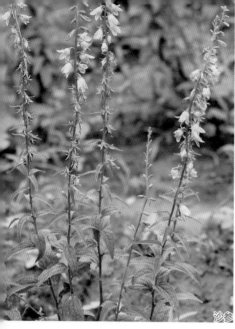

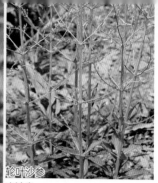

轮叶沙参

南沙参

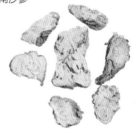

沙参

状，花冠筒状细钟形，口部稍缢缩，蓝色、蓝紫色。蒴果球状圆锥形或卵圆状圆锥形。花期7～9月。分布于东北、内蒙古、河北、山西、华东、广东、广西、云南、四川、贵州。②沙参：叶互生，叶片卵形，边缘有重锯齿。圆锥花序少分枝；花冠宽钟形，蓝紫色。花期9～10月。分布于安徽、江苏、浙江、湖南、湖北等地。

【药材采集】春、秋二季采挖，除去须根，洗后趁鲜刮去粗皮，洗净，干燥。

【炮制】除去根茎，洗净，润透，切厚片，干燥。

【性状】根呈圆锥形或圆柱形。表面黄白色或淡棕黄色，凹陷处常有残留粗皮。体轻，质松，易折断，断面不平坦，黄白色，多裂隙。气微，味微甘。

【选购贮藏】以色黄白者为佳。置通风干燥处，防蛀。

【药理】有抗辐射、保护呼吸系统、抗肝损伤、延缓衰老及提高记忆等作用。

【性味归经】甘，微寒。归肺、胃经。

【功能主治】养阴清肺，益胃生津，化痰，益气。用于肺热燥咳、阴虚劳嗽、干咳痰黏、胃阴不足、食少呕吐、气阴不足、烦热口干。

【用法用量】煎服，9～15g。

【使用注意】反藜芦。风寒咳嗽、脾胃虚寒及寒饮喘咳者不宜服用。

百合

【基源】本品为百合科植物百合、细叶百合或卷丹的干燥肉质鳞叶。

【植物识别】①百合：多年生草本，茎圆柱形。叶4～5列互生，叶片线状披针形至长椭圆状披针形。花单生于茎顶，花被6片，乳白色或带淡棕色。花期6～8月，果期9月。我国大部分地区有栽培。②细叶百合：茎细。叶片窄线形。花被红色，向外反卷。分布于东北、河北、河南、山东、山西、陕西、甘肃、青海、内蒙古等地。③卷丹：上部叶腋内常有紫黑色珠芽。花橘红色，花被片披针形向外反卷，内面密被紫黑色斑点。分布于河北、陕西、甘肃、山东、江苏、华中、广东、四川、贵州、云南、西藏等地。

【药材采集】秋季采挖，洗净，剥取鳞叶，置沸水中略烫，干燥。

【炮制】蜜百合：取净百合，加炼蜜拌润，炒至不粘手。每100kg百合，用炼蜜5kg。

【性状】根呈长椭圆形。表面类白色、淡棕黄色或微带紫色，有数条纵直平行的白色维管束。质硬而脆，断面较平坦，角质样。气微，味微苦。

【选购贮藏】以瓣均匀、肉厚、色黄白、质坚、筋少者为佳。置

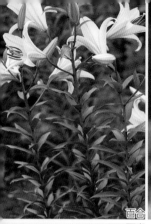
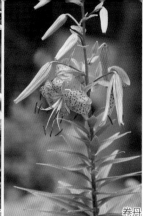
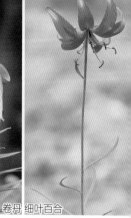

百合

卷丹 细叶百合

百合

通风干燥处。

【药理】有镇咳、祛痰、镇静、提高免疫力、抗缺氧、抗疲劳等作用。

【性味归经】甘，寒。归心、肺经。

【功能主治】养阴润肺，清心安神。用于阴虚燥咳、劳嗽咳血、虚烦惊悸、失眠多梦、精神恍惚。

【用法用量】煎服，6～12g。蜜炙可增加润肺作用。

【使用注意】脾虚便溏及风寒咳嗽者不宜服。

麦冬

【基源】本品为百合科植物麦冬的干燥块根。

【植物识别】多年生草本，高12～40cm，须根中部或先端常膨大形成肉质小块根。叶丛生，叶片窄长线形。花葶较叶短，总状花序穗状，顶生；花小，淡紫色，略下垂，花被片6，不展开，披针形。浆果球形，早期绿色，成熟后暗蓝色。花期5～8月，果期7～9月。全国大部分地区有分布，或为栽培。

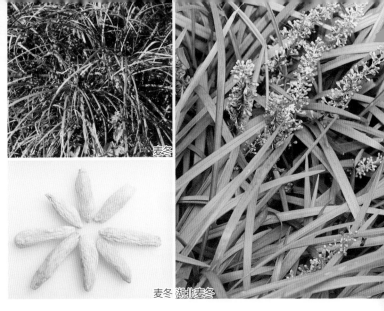

麦冬 湖北麦冬

【药材采集】夏季采挖，洗净，反复暴晒、堆置，至七八成干，除去须根，干燥。

【炮制】除去杂质，洗净，润透，轧扁，干燥。

【性状】本品呈纺锤形，两端略尖。表面黄白色或淡黄色，有细纵纹。质柔韧，断面黄白色，半透明。气微香，味甘、微苦。

【选购贮藏】以肥大、色黄白、半透明、质柔者为佳。置阴凉干燥处，防潮。

【药理】有降血糖、镇静催眠、平喘、增强免疫、延缓衰老等作用。

【性味归经】甘、微苦，微寒。归心、肺、胃经。

【功能主治】养阴生津，润肺清心。用于肺燥干咳、阴虚痨嗽、喉痹咽痛、津伤口渴、内热消渴、心烦失眠、肠燥便秘。

【用法用量】煎服，6～12g。

【使用注意】脾胃虚寒泄泻、风寒感冒及痰湿咳喘者不宜用。

附　山麦冬

为百合科植物湖北麦冬的干燥块根。夏初采挖，洗净，反复暴晒、堆置，至近干，除去须根，干燥。味甘、微苦，性微寒。归心、肺、胃经。有养阴生津、润肺清心的功效。用于肺燥干咳、虚劳咳嗽、津伤口渴、心烦失眠、肠燥便秘。用量9～15g。植物识别：多年生草本。叶基生，禾叶状。花葶通常长于或近等长于叶；总状花序，花被片矩圆状披针形，紫色。种子近球形。花期5～7月，果期8～10月。

天冬

【基源】本品为百合科植物天冬的干燥块根。

【植物识别】多年生攀援草本。块根肉质，簇生，长椭圆形或纺锤形，灰黄色。茎细，分枝具棱或狭翅；叶状枝通常每3枚成簇，扁平，先端锐尖。叶退化成鳞片，先端长尖，基部有木质倒生刺，刺在茎上长2.5～3mm，在分枝上较短或不明显。花1～3朵簇生叶腋，淡绿色，花被片6。浆果球形，成熟时红色。花期5～7月，果期8月。生于阴湿的山野林边、草丛或灌木丛中，也有栽培。分布于华东、中南、西南及河北、山西、陕西、甘肃等地。

【药材采集】秋、冬二季采挖，洗净，除去须根，置沸水中煮或

天冬　天冬

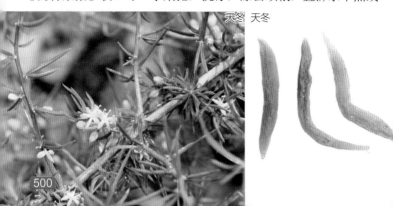

蒸至透心，趁热除去外皮，洗净，干燥。

【炮制】除去杂质，迅速洗净，切薄片，干燥。

【性状】本品呈长纺锤形，略弯曲。表面黄白色至淡黄棕色，半透明，光滑或具深浅不等的纵皱纹，偶有残存的灰棕色外皮。质硬或柔润，有黏性，断面角质样，中柱黄白色。气微，味甜、微苦。

【选购贮藏】以色黄白、半透明者为佳。置通风干燥处，防霉，防蛀。

【药理】有镇咳祛痰、平喘、降血糖、延缓衰老及抗肿瘤等作用。

【性味归经】甘、苦，寒。归肺、肾经。

【功能主治】养阴润燥，清肺生津。用于肺燥干咳、顿咳痰黏、腰膝酸痛、骨蒸潮热、内热消渴、热病津伤、咽干口渴、肠燥便秘。

【用法用量】煎服，6～12g。

【使用注意】脾虚泄泻、痰湿内盛者忌用。

石斛

【基源】本品为兰科植物金钗石斛、鼓槌石斛或流苏石斛的栽培品及其同属植物近似种的新鲜或干燥茎。

【植物识别】①金钗石斛：茎黄绿色，多节。叶常3～5片生于茎的上端。总状花序自茎节生出，花萼及花瓣白色，末端呈淡红色；花瓣卵状长圆形或椭圆形，唇瓣近圆卵形，下半部向上反卷包围蕊柱，近基部的中央有一块深紫色的斑点。花期5～6月。②鼓槌石斛：茎纺锤形，具多数圆钝的条棱。近顶端具2～5枚叶。总状花序近茎顶端发出；花瓣倒卵形，黄色。分布于四川、贵州、云南、湖北、广西、台湾等地。

【药材采集】全年均可采收，鲜用者除去根和泥沙；干用者采收后，除去杂质，用开水略烫或烘软，再边搓边烘晒，至叶鞘搓

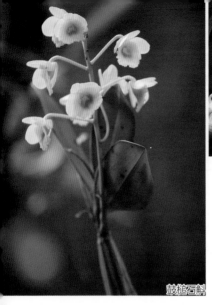

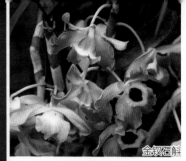

金钗石斛

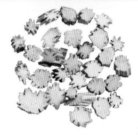

石斛

鼓槌石斛

净，干燥。

【炮制】除去残根，洗净，切段，干燥。鲜品洗净，切段。

【性状】本品呈扁圆柱形或圆柱形的段。表面金黄色、绿黄色或棕黄色，有光泽，有深纵沟或纵棱。切面黄白色至黄褐色，有多数散在的筋脉点。气微，味淡或微苦，嚼之有黏性。

【选购贮藏】鲜石斛以青绿色、肥满多汁、嚼之发黏者为佳；干石斛以色金黄、有光泽、质柔韧者为佳。干品置通风干燥处，防潮；鲜品置阴凉潮湿处，防冻。

【药理】有降血糖、增强免疫、抗肿瘤、抗白内障及调节胃肠功能等作用。

【性味归经】甘，微寒。归胃、肾经。

【功能主治】益胃生津，滋阴清热。用于热病津伤、口干烦渴、胃阴不足、食少干呕、病后虚热不退、阴虚火旺、骨蒸劳热、目暗不明、筋骨痿软。

【用法用量】煎服，6～12g。鲜用，15～30g。

【使用注意】温热病不宜早用；若温热病尚未化燥伤津者或脾胃虚寒、大便溏薄、舌苔厚腻者忌服。

玉竹

【基源】本品为百合科植物玉竹的干燥根茎。

【植物识别】多年生草本。茎单一，高20～60cm。叶互生，无柄；叶片椭圆形至卵状长圆形。花腋生，通常1～3朵簇生，花被筒状，黄绿色至白色，先端6裂，裂片卵圆形。浆果球形，熟时蓝黑色。花期4～6月，果期7～9月。生于林下及山坡阴湿

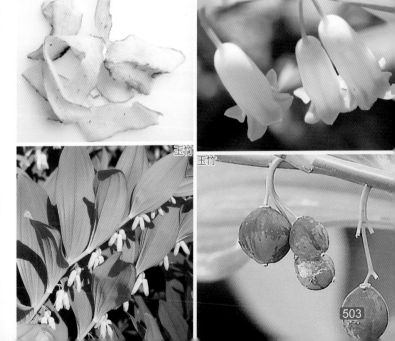

玉竹 玉竹

玉竹

玉竹

处。分布于东北、华北、华东及陕西、甘肃、青海、台湾、河南、湖北、湖南、广东等地。

【药材采集】秋季采挖，除去须根，洗净，晒至柔软后，反复揉搓、晾晒至无硬心，晒干；或蒸透后，揉至半透明，晒干。

【炮制】除去杂质，洗净，润透，切厚片或段，干燥。

【性状】根呈长圆柱形，略扁。饮片呈不规则厚片或段。外表皮黄白色至淡黄棕色，半透明。切面角质样或显颗粒性。气微，味甘，嚼之发黏。

【选购贮藏】以肉厚、半透明、色黄白者为佳。置通风干燥处，防霉，防蛀。

【药理】有降血糖、延缓衰老、增强免疫、抗缺氧等作用。

【性味归经】甘，微寒。归肺、胃经。

【功能主治】养阴润燥，生津止渴。用于肺胃阴伤、燥热咳嗽、咽干口渴、内热消渴。

【用法用量】煎服，6～12g。

【使用注意】脾胃虚弱、痰湿内蕴、中寒便溏者不宜服用。

黄精

【基源】本品为百合科植物黄精、滇黄精或多花黄精的干燥根茎。按形状不同，习称"鸡头黄精""大黄精""姜形黄精"。

【植物识别】①黄精：多年生草本。茎直立，圆柱形，单一，光滑无毛。叶4～5枚轮生；叶片线状披针形至线形，先端渐尖并卷曲。花腋生，花梗先端2歧，着生花2朵；花被筒状，白色，先端6齿裂，带绿白色。浆果球形，成熟时黑色。花期5～6月，果期6～7月。分布于东北、河北、山东、江苏、河南、山西、陕西、内蒙古等地。②多花黄精：多年生草本，高30～70cm。叶互生，叶片广椭圆形或长卵形，全缘。花腋生，总花梗长3～6cm，着生4～10花，成聚伞花序。花被筒状，乳白色，先端6裂，裂片钝三角形。浆果球形，熟时黑色。花期5月，果期6～7月。生于林下、山坡草地。分布于东北及河北、山东等地。

【药材采集】春、秋二季采挖，除去须根，洗净，置沸水中略烫或蒸至透心，干燥。

【炮制】①黄精：除去杂质，洗净，略润，切厚片，干燥。②酒黄精：取净黄精，照酒炖法或酒蒸法炖透或蒸透，稍晾，切厚片，干燥。

【性状】①黄精：外表皮淡黄色至黄棕色。切面略呈角质样，淡黄色至黄棕色，可见多数淡黄色筋脉小点。质稍硬而韧。气微，味甜，嚼之有黏性。②酒黄精：表面棕褐色至黑色，有光泽，中心棕色至浅褐色，可见筋脉小点。质较柔软。味甜，微有酒香气。

【选购贮藏】以色黄、切面角质样、味甜者为佳。置通风干燥处，防霉，防蛀。

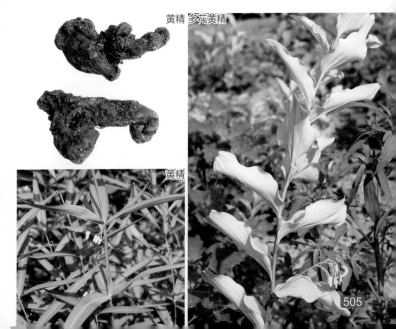

黄精　多花黄精

黄精

【药理】有提高免疫、抗疲劳、提高记忆、抗氧化等作用。

【性味归经】甘，平。归脾、肺、肾经。

【功能主治】补气养阴，健脾，润肺，益肾。用于脾胃气虚、体倦乏力、胃阴不足、口干食少、肺虚燥咳、劳嗽咳血、精血不足、腰膝酸软、须发早白、内热消渴。

【用法用量】煎服，9～15g。

【使用注意】痰湿壅滞、中寒便溏、气滞腹胀者不宜服用。

明党参

【基源】本品为伞形科植物明党参的干燥根。

【植物识别】多年生草本，高50～100cm。根粗壮，圆柱形或粗短纺锤形。叶片三出或二至三回羽状全裂，一回羽片广卵形，二回羽片卵形或长圆状卵形，三回羽片卵形或卵圆形，边缘3裂或羽状缺刻，末回裂片长圆状披针形；茎上部叶呈鳞片状或

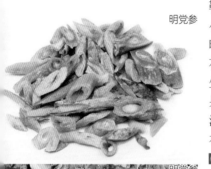

明党参

明党参

鞘状。复伞形花序顶生或侧生，小伞花序有花8～20，花蕾时略呈淡紫红色，开放后呈白色，花瓣长圆形或卵状披针形。分生果呈椭圆形。花期4～5月，果期5～6月。生于山野稀疏灌木林下土壤肥厚的地方。分布于江苏、浙江、安徽等地。

【药材采集】4～5月采挖，除去须根，洗净，置沸水中煮至无白心，取出，刮去外皮，漂洗，干燥。

【炮制】洗净，润透，切厚片，干燥。

【性状】本品呈细长圆柱形、长纺锤形或不规则条块。饮片呈圆形或类圆形厚片。外表皮黄白色，光滑或有纵沟纹。切面黄白色或淡棕色，半透明，角质样，木部类白色，有的与皮部分离。气微，味淡。

【选购贮藏】以色黄白、切面角质样者为佳。置通风干燥处，防潮，防蛀。

【药理】有镇咳、祛痰、平喘、增强免疫等作用。

【性味归经】甘，微苦，微寒。归肺、脾、肝经。

【功能主治】润肺化痰，养阴和胃，平肝，解毒。用于肺热咳嗽、呕吐反胃、食少口干、目赤眩晕、疔毒疮疡。

【用法用量】煎服，6 ～ 12g。

【使用注意】脾虚泄泻者慎服。

枸杞子

【基源】本品为茄科植物宁夏枸杞的干燥成熟果实。

【植物识别】参见地骨皮项下。

【药材采集】夏、秋二季果实呈红色时采收，热风烘干，除去果梗，或晾至皮皱后，晒干，除去果梗。

【性状】本品呈类纺锤形或椭圆形，表面红色或暗红色。气微，味甘。

【选购贮藏】以粒大、肉厚、色红、质柔润、味甘者为佳。置阴凉干燥处，防闷热，防潮，防蛀。

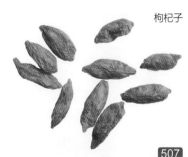

枸杞子

【药理】有增强免疫、延缓衰老、抗肝损伤、降血糖、降血脂及抗疲劳等作用。

【性味归经】甘，平。归肝、肾经。

【功能主治】滋补肝肾，益精明目。用于虚劳精亏、腰膝酸痛、眩晕耳鸣、阳痿遗精、内热消渴、血虚萎黄、目昏不明。

【用法用量】煎服，6～12g。

【使用注意】脾虚便溏者慎用。

墨旱莲

【基源】本品为菊科植物鳢肠的干燥地上部分。

【植物识别】一年生草本，高10～60cm。全株被白色粗毛，折断后流出的汁液数分钟后即呈蓝黑色。茎直立或基部倾伏，着地生根，绿色或红褐色。叶对生；叶片线状椭圆形至披针形，全缘或稍有细齿，两面均被白色粗毛。头状花序腋生或顶生，总苞钟状，花托扁平，托上着生少数舌状花及多数管状花；舌状花白色，管状花墨绿色。瘦果黄黑色。花期7～9月，果期9～10月。生于路边、湿地、沟边或田间。分布于全国各地。

【药材采集】花开时采割，晒干。

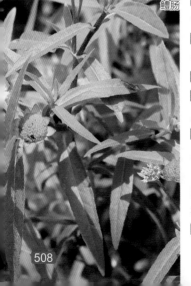

鳢肠

【炮制】除去杂质，略洗，切段，干燥。

【选购贮藏】以色绿、无杂质者为佳。置通风干燥处。

【药理】有止血、调节免疫等作用。

【性味归经】甘、酸，寒。归肾、肝经。

【功能主治】滋补肝肾，凉血止血。用于肝肾阴虚、牙齿松动、须发早白、眩晕耳鸣、腰膝酸软、阴虚血热、吐血、衄血、尿血、血痢、崩漏下血、外伤出血。

【用法用量】煎服，6～12g。

【使用注意】脾胃虚寒者慎用。

女贞子

【基源】本品为木犀科植物女贞的干燥成熟果实。

【植物识别】常绿灌木或乔木。树皮灰褐色，枝黄褐色、灰色或紫红色，疏生圆形或长圆形皮孔。单叶对生，叶片革质，卵形、长卵形或椭圆形至宽椭圆形，全缘。圆锥花序顶生，花冠裂片4，长方卵形，白色。果肾形或近肾形，被白粉。花期5～7月，果期7月至翌年5月。分布于陕西、甘肃及长江以南各地。

【药材采集】冬季果实成熟时采收，除去枝叶，稍蒸或置沸水中略烫后，干燥；或直接干燥。

【炮制】酒女贞子：取净女贞子，加黄酒炖至酒吸尽或蒸透，色黑润。

【性状】本品呈卵形、椭圆形或肾形。表面黑紫色或灰黑色，皱缩不平。气微，味甘、微苦涩。

【选购贮藏】以粒大、饱满、色黑紫者为佳。置干燥处。

【药理】有降血糖、增强免疫、延缓衰老、降血脂及抗肿瘤等作用。

【性味归经】甘、苦，凉。归肝、肾经。

【功能主治】滋补肝肾，明目乌发。用于肝肾阴虚、眩晕耳鸣、

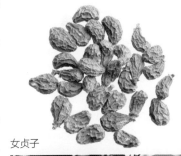

女贞子

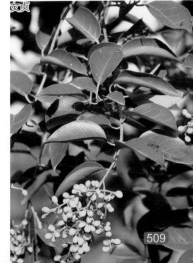

女贞

509

腰膝酸软、须发早白、目暗不明、内热消渴、骨蒸潮热。

【用法用量】煎服，6～12g。以入丸剂为佳。本品酒制后能增强滋补肝肾作用，并使苦寒之性减弱，避免滑肠。

【使用注意】脾胃虚寒泄泻者忌服。

桑椹

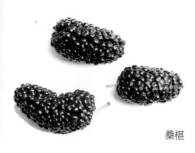

桑椹

【基源】为桑科植物桑的果穗。

【植物识别】参见桑叶项下。

【药材采集】4～6月果实变红时采收，晒干，或略蒸后晒干用。

【性状】本品为聚花果，由多数小瘦果集合而成，呈长圆形。黄棕色、棕红色至暗紫色，有短果序梗。小瘦果卵圆形，稍扁，外具肉质花被片4枚。气微，味微酸而甜。

【选购贮藏】以个大、色暗紫、肉厚者为佳。置通风干燥处，防蛀。

【药理】有延缓衰老、增强免疫、降血脂等作用。

【性味归经】甘、酸，寒。归肝、肾经。

【功能主治】滋阴补血，生津润燥。用于肝肾阴虚、眩晕耳鸣、心悸失眠、须发早白、津伤口渴、内热消渴、血虚便秘。

【用法用量】煎服，9～15g。

【使用注意】脾虚便溏者慎服。

黑芝麻

【基源】本品为脂麻科植物脂麻的干燥成熟种子。

【植物识别】一年生草本，高80～180cm。茎直立，四棱形，不分枝。叶对生，或上部者互生；叶片卵形、长圆形或披针形，全缘、有锯齿或下部叶3浅裂。花单生，或2～3朵生于叶腋，花冠筒状，唇形，白色，有紫色或黄色彩晕，裂片圆形。蒴果椭圆形，多4棱或6、8棱。花期5～9月，果期7～9月。我国各地有栽培。

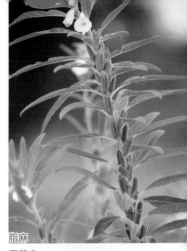

脂麻
黑芝麻

【药材采集】秋季果实成熟时采割植株，晒干，打下种子，除去杂质，再晒干。

【炮制】炒黑芝麻：取净黑芝麻，炒至有爆声。用时捣碎。

【药理】有抗动脉粥样硬化、抗肝损伤等作用。

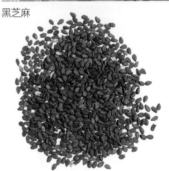

【性味归经】甘，平。归肝、肾、大肠经。

【功能主治】补肝肾，益精血，润肠燥。用于精血亏虚、头晕眼花、耳鸣耳聋、须发早白、病后脱发、肠燥便秘。

【用法用量】煎服，9～15g。或入丸、散剂。

【使用注意】脾虚大便溏泻者忌服。

龟甲

【来源】为龟科动物乌龟的背甲及腹甲。

【药材采集】全年均可捕捉，以秋、冬二季为多，捕捉后杀死，剥取背甲及腹甲，除去残肉，称为"血板"。用沸水烫死，剥取背甲及腹甲，除去残肉，晒干者，称为"烫板"。

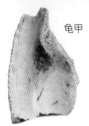
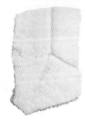

龟甲

【炮制】①龟甲：置蒸锅内，沸水蒸45分钟，取出，放入热水中，立即用硬刷除净皮肉，洗净，晒干。②醋龟甲：取净龟甲，用河砂炒至表面淡黄色，取出，醋淬，干燥。用时捣碎。

【性味归经】咸、甘，微寒。归肝、肾、心经。

【功能主治】滋阴潜阳，益肾强骨，养血补心。用于阴虚潮热、骨蒸盗汗、头晕目眩、虚风内动、筋骨痿软、心虚健忘、崩漏经多。

【用法用量】煎服，9～24g。宜先煎。本品经砂炒醋淬后，有效成分更容易煎出，并除去腥气，便于制剂。

【使用注意】脾胃虚寒或内有寒湿者慎服。

鳖甲

【基源】为鳖科动物鳖的背甲。

【药材采集】全年均可捕捉，以秋、冬二季为多，捕捉后杀死，置沸水中烫至背甲上的硬皮能剥落时，取出，剥取背甲，除去残肉，晒干。

【炮制】①鳖甲：置蒸锅内，沸水蒸45分钟，取出，放入热水中，立即用硬刷除去皮肉，洗净，晒干。②醋鳖甲：取净鳖甲，用河砂烫至表面淡黄色，取出，醋淬，干燥。用时捣碎。

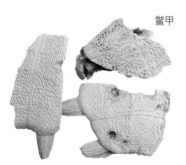

【药理】有抗肿瘤、增强免疫、抗疲劳、抗肝损伤等作用。

【性味归经】咸，微寒。归肝、

肾经。

【功能主治】滋阴潜阳，软坚散结，退热除蒸。用于阴虚发热、劳热骨蒸、虚风内动、经闭、癥瘕、久疟疟母。

【用法用量】煎服，9～24g。宜先煎。本品经砂炒醋淬后，有效成分更容易煎出，并可去其腥气，易于粉碎，方便制剂。

【使用注意】脾胃虚寒、食少便溏者慎服。

十八、收涩药

（一）固表止汗药

麻黄根

麻黄根

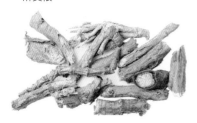

【基源】本品为麻黄科植物草麻黄或中麻黄的干燥根和根茎。

【植物识别】参见麻黄项下。

【药材采集】秋末采挖，除去残茎、须根和泥沙，干燥。

【炮制】除去杂质，洗净，润透，切厚片，干燥。

【性状】根呈圆柱形。饮片呈类圆形的厚片。外表面红棕色或灰棕色，有纵皱纹及支根痕。切面皮部黄白色，木部淡黄色或黄色，纤维性，具放射状纹，有的中心有髓。气微，味微苦。

【选购贮藏】以质硬、外皮色红棕、切面色黄白者为佳。置干燥处。

【性味归经】甘、涩，平。归心、肺经。

【功能主治】固表止汗。用于自汗，盗汗。

【用法用量】煎服，3～9g。外用适量。

【使用注意】有表邪者，忌用。

浮小麦

【基源】本品为禾本科植物小麦未成熟的颖果。各地均产。

【药材采集】收获时，扬起其轻浮干瘪者，或以水淘之，浮起者

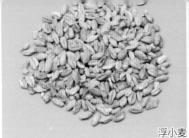

浮小麦

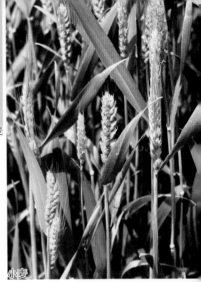

小麦

为佳，晒干。

【选购贮藏】以粒匀、轻浮，表面有光泽者为佳。置通风干燥处，防虫，防蛀。

【性味归经】甘，凉。归心经。

【功能主治】固表止汗，益气，除热。用于自汗、盗汗、骨蒸劳热。

【用法用量】煎服，15～30g；研末服，3～5g。

【使用注意】表邪汗出者忌用。

糯稻根须

【基源】本品为禾本科植物糯稻的根茎及根。全国各地均有栽培。

【药材采集】夏、秋两季，糯稻收割后，掊取根茎及须根，除去残茎，洗净，晒干。

【炮制】取原药材，除去杂质及残茎，洗净，捞出沥干水，切段，干燥。

【选购贮藏】以干燥、根长、黄棕色、无茎叶者为佳。置干燥处。

【性味归经】甘，平。归心、肝经。

【功能主治】固表止汗，益胃生津，退虚热。用于自汗、盗汗、虚热不退、骨蒸潮热。

【用法用量】煎服，15～30g。

（二）敛肺涩肠药

五味子

【基源】本品为木兰科植物五味子的干燥成熟果实。习称"北五味子"。

【植物识别】落叶木质藤本。茎皮灰褐色，皮孔明显，小枝褐色。叶互生，柄细长；叶片卵形、阔倒卵形以至阔椭圆形，边缘有小齿牙。花单生或丛生叶腋，乳白色或粉红色，花被6～7片。浆果球形，成熟时呈深红色。花期5～7月，果期8～9月。生于阳坡杂木林中，缠绕在其他植物上。分布于东北、华北、湖北、湖南、江西、四川等地。

【药材采集】秋季果实成熟时采摘，晒干或蒸后晒干，除去果梗和杂质。

【炮制】醋五味子：取净五味子，照醋蒸法蒸至黑色。用时捣碎。

【性状】五味子呈不规则的球形或扁球形，表面红色、紫红色或

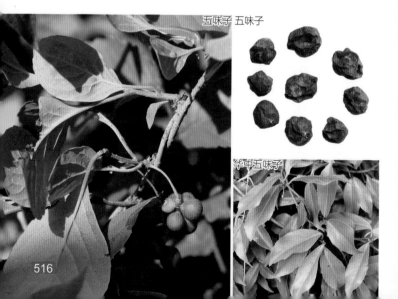

五味子 五味子

华中五味子

暗红色，皱缩，显油润，果肉气微，味酸。醋五味子表面乌黑色，油润，稍有光泽，有醋香气。

【选购贮藏】以粒大、色红、肉厚、有光泽、显油润者为佳。置通风干燥处，防霉。

【药理】有保肝、镇静催眠、抗惊厥、抗抑郁、抗肿瘤、增强免疫等作用。

【性味归经】酸、甘，温。归肺、心、肾经。

【功能主治】收敛固涩，益气生津，补肾宁心。用于久咳虚喘、梦遗滑精、遗尿尿频、久泻不止、自汗盗汗、津伤口渴、内热消渴、心悸失眠。

【用法用量】煎服，3～6g；研末服，1～3g。醋五味子涩精止血作用增强。

【使用注意】凡表邪未解、内有实热、咳嗽初起、麻疹初期均不宜用。

附　南五味子

为木兰科植物华中五味子的果实。性味、功效、用法均同五味子。植物识别：老枝灰褐色，皮孔明显，小枝紫红色。叶互生，纸质；叶片倒卵形、宽卵形或倒卵状长椭圆形，通常最宽处在叶的中部以上，先端短尖或渐尖，基部楔形或圆形，边缘有疏生波状细齿。花橙黄色，单生或1～3朵簇生于叶腋。果序长3.5～10cm，小浆果球形，成熟后鲜红色。花期4～6月，果期8～9月。

乌梅

【基源】本品为蔷薇科植物梅的干燥近成熟果实。

【植物识别】参见绿萼梅项下。

【药材采集】夏季果实近成熟时采收，低温烘干后闷至色变黑。

【炮制】①乌梅肉：取净乌梅，水润软或蒸软，去核。②乌梅炭：取净乌梅，炒至皮肉鼓起，焦黑色。

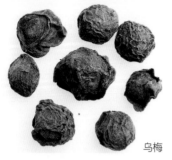
乌梅

【性状】本品呈类球形或扁球形，表面乌黑色或棕黑色，皱缩不平。气微，味极酸。

【选购贮藏】以个大、肉厚、色黑、味极酸者为佳。置阴凉干燥处，防潮。

【药理】有收缩平滑肌、镇咳、止泻、止血等作用。

【性味归经】酸、涩，平。归肝、脾、肺、大肠经。

【功能主治】敛肺，涩肠，生津，安蛔。用于肺虚久咳、久泻久痢、虚热消渴、蛔厥呕吐腹痛。

【用法用量】煎服，3～10g，大剂量可用至30g。外用适量，捣烂或炒炭研末外敷。止泻止血宜炒炭用。

【使用注意】外有表邪或内有实热积滞者均不宜服。

五倍子

【基源】本品为漆树科植物盐肤木、青麸杨或红麸杨叶上的虫瘿，主要由五倍子蚜寄生而形成。

【植物识别】盐肤木：落叶小乔木或灌木。小枝棕褐色，被锈色柔毛，具圆形小皮孔。奇数羽状复叶互生，叶轴及叶柄有翅；小叶5～13，小叶无柄，卵形或椭圆状卵形或长圆形，边缘具粗锯齿或圆锯。圆锥花序顶生，花小，黄白色，花瓣倒卵状长圆形。核果球形，略压扁。花期8～9月，果期10月。分布于全国各地。

【药材采集】秋季采摘，置沸水中略煮或蒸至表面呈灰色，杀死蚜虫，取出，干燥。按外形不同，分为"肚倍"和"角倍"。

【炮制】敲开，除去杂质。

【性状】①肚倍：呈长圆形或纺锤形囊状，表面灰褐色或灰棕色。质硬而脆，易破碎，断面角质样，有光泽，内壁平滑。气特异，味涩。②角倍：呈菱形，具不规则的角状分枝，柔毛较明显，壁较薄。

【选购贮藏】以个大、完整、壁厚、色灰褐色者为佳。置通风干燥处，防霉。

【药理】有收敛、抗菌、抗突变作用。

【性味归经】酸、涩，寒。归肺、大肠、肾经。

【功能主治】敛肺降火，涩肠止泻，敛汗，止血，收湿敛疮。用于肺虚久咳、肺热痰嗽、久泻久痢、自汗盗汗、消渴、便血痔血、外伤出血、痈肿疮毒、皮肤湿烂。

【用法用量】煎服，3～6g；入丸、散服，每次1～1.5g。外用适量，研末外敷或煎汤熏洗。

【使用注意】外感风寒或肺有实热之咳嗽及积滞未清、湿热内蕴之泻痢者不宜使用。

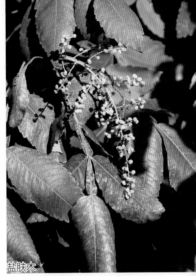

盐肤木

五倍子

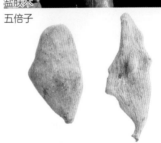

罂粟壳

【基源】本品为罂粟科植物罂粟的干燥成熟果壳。

【植物识别】一年生或两年生草本，茎直立。叶互生，茎下部的叶具短柄，上部叶无柄；叶片长卵形或狭长椭圆形，先端急

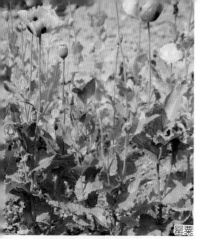

罂粟

尖，基部圆形或近心形而抱茎，边缘具不规则粗齿，或为羽状浅裂，两面均被白粉成灰绿色。花顶生，具长梗，花瓣4，有时为重瓣，圆形或广卵形，白色、粉红色或紫红色；雄蕊多数，花药长圆形，黄色。蒴果卵状球形或椭圆形，熟时黄褐色，孔裂。种子多数，略呈肾形，表面网纹明显，棕褐色。花期4～6月，果期6～8月。

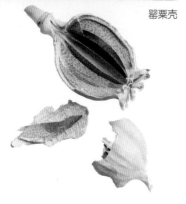

罂粟壳

【药材采集】秋季将成熟果实或已剖取浆汁后的成熟果实摘下，破开，除去种子及枝梗，干燥。

【炮制】①罂粟壳：除去杂质，捣碎或洗净，润透，切丝，干燥。②蜜罂粟壳：取罂粟壳丝，加炼蜜拌润，炒至不粘手。

【选购贮藏】以色黄白、皮厚者为佳。置干燥处，防蛀。

【药理】有止泻、镇咳、镇痛、镇静等作用。

【性味归经】酸、涩，平；有毒。归肺、大肠、肾经。

【功能主治】敛肺，涩肠，止痛。用于久咳、久泻、脱肛、脘腹疼痛。

【用法用量】煎服，3～6。止咳蜜炙用，止血止痛醋炒用。

【使用注意】本品过量或持续服用易成瘾。咳嗽或泻痢初起邪实者忌用。孕妇禁用。儿童禁用。运动员慎用。

诃子

【基源】本品为使君子科植物诃子或绒毛诃子的干燥成熟果实。

【植物识别】①诃子：乔木。枝皮孔细长，白色或淡黄色，幼枝黄褐色，被绒毛。叶互生或近对生，卵形或椭圆形，全缘或微波状，两面密被细瘤点。穗状花序腋生或顶生。花萼管杯状，淡绿带黄色，三角形；花瓣缺。核果，卵形或椭圆形，青色，粗糙，无毛，有5条钝棱。花期5月，果期7～9月。②毛诃子：幼枝、幼叶全被铜色平伏长柔毛；果卵形。分布于云南及广东、广西等地。

【药材采集】秋、冬二季果实成熟时采收，除去杂质，晒干。

【炮制】①诃子：除去杂质，洗净，干燥，用时打碎。②诃子肉：取净诃子，稍浸，闷润，去核，干燥。

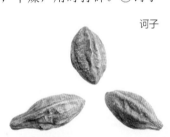

诃子

【性状】本品为长圆形或卵圆形，表面黄棕色或暗棕色，略具光泽，有5～6条纵棱线和不规则的皱纹，基部有圆果果梗痕。质坚实。果肉黄棕色或黄褐色。果核浅黄色，粗糙，坚硬。气微，味酸涩后甜。

【选购贮藏】以表面黄棕色、微皱、有光泽、肉厚者为佳。置干燥处。

【药理】有抗菌、抑制气管平滑肌收缩等作用。

【性味归经】苦、酸、涩，平。归肺、大肠经。

【功能主治】涩肠止泻，敛肺止

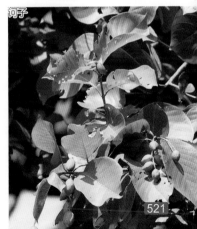

诃子

咳，降火利咽。用于久泻久痢、便血脱肛、肺虚喘咳、久嗽不止、咽痛音哑。

【用法用量】 煎服，3～10g。涩肠止泻宜煨用，敛肺清热利咽开音宜生用。

【使用注意】 凡外有表邪、内有湿热积滞者忌用。

附　西青果

为使君子科植物诃子的干燥幼果。味苦、酸、涩，性平。归肺、大肠经。有清热生津、解毒的功效。用于阴虚白喉。煎服，1.5～3g。

石榴皮

【基源】 本品为石榴科植物石榴的干燥果皮。

【植物识别】 落叶灌木或乔木。枝顶常成尖锐长刺。叶对生或簇生，叶片长圆状披针形，纸质，全缘，上面光亮。花1～5朵生枝顶，萼筒钟状，红色或淡黄色，6裂，裂片略外展，卵状三角形；花瓣6，红色、黄色或白色，倒卵形。浆果近球形，果皮肥厚，先端有宿存花萼裂片。花期5～6月，果期7～8月。我国大部分地区有分布。

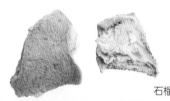

石榴皮

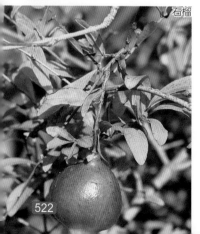

石榴

【药材采集】 秋季果实成熟后收集果皮，晒干。

【炮制】 石榴皮炭：取净石榴皮块，照炒炭法炒至表面黑黄色、内部棕褐色。

【选购贮藏】 以皮厚、色红棕者为佳。置阴凉干燥处。

【药理】 有抗菌、抗病毒、抗氧

化等作用。

【性味归经】酸、涩，温。归大肠经。

【功能主治】涩肠止泻，止血，驱虫。用于久泻、久痢、便血、脱肛、崩漏、带下、虫积腹痛。

【用法用量】煎服，3～10g。入汤剂生用，入丸、散多炒用，止血多炒炭用。

【使用注意】泻痢初起、邪气壅盛者不宜使用。

肉豆蔻

【基源】本品为肉豆蔻科植物肉豆蔻的干燥种仁。

【炮制】①肉豆蔻：除去杂质，洗净，干燥。②麸煨肉豆蔻：取净肉豆蔻，用麸皮共炒至棕黄色，表面有裂隙。用时捣碎。

【性状】本品呈卵圆形或椭圆形，表面灰棕色或灰黄色，有时外被白粉（石灰粉末）。全体有浅色纵行沟纹和不规则网状沟纹。质坚，断面显棕黄色相杂的大理石花纹。气香浓烈，味辛。

【选购贮藏】以个大、体重、坚实、香气浓者为佳。置阴凉干燥处，防蛀。

【药理】有止泻、镇静、抗惊厥等作用。

【性味归经】辛，温。归脾、胃、大肠经。

【功能主治】温中行气，涩肠止泻。用于脾胃虚寒、久泻不止、脘腹胀痛、食少呕吐。

肉豆蔻

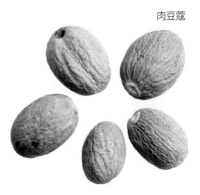

【用法用量】煎服，3～9g；入丸、散服，每次0.5～1g。内服须煨熟去油用。

【使用注意】湿热泻痢及胃热疼痛者不宜使用。

赤石脂

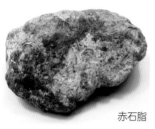

赤石脂

【基源】本品为硅酸盐类矿物多水高岭石，主含四水硅酸铝。主产于山西、河南、江苏、陕西。

【药材采集】采挖后，除去杂石，打碎或研细粉。

【炮制】煅赤石脂：取赤石脂细粉，用醋调匀，搓条，切段，煅至红透。用时捣碎。

【性状】本品为块状集合体，呈不规则的块状。粉红色、红色至紫红色，或有红白相间的花纹。质软，易碎，断面有的具蜡样光泽。吸水性强。具黏土气，味淡，嚼之无砂粒感。

【选购贮藏】以色红、光滑、细腻、吸水性强者为佳。置干燥处，防潮。

【药理】有止血、止泻作用。

【性味归经】甘、酸、涩，温。归大肠、胃经。

【功能主治】涩肠，止血，生肌敛疮。用于久泻久痢、大便出血、崩漏带下；外治疮疡久溃不敛、湿疮脓水浸淫。

【用法用量】9～12g，先煎。外用适量，研末敷患处。

【使用注意】湿热积滞泻痢者忌服。孕妇慎用。畏肉桂。

禹余粮

【基源】本品为氢氧化物类矿物褐铁矿，主含碱式氧化铁。主产于河南、江苏。

【药材采集】采挖后，除去杂石。

【炮制】①禹余粮：除去杂石，洗净泥土，干燥。②煅禹余粮：取净禹余粮，煅至红透，醋淬。每100kg禹余粮，用醋30kg。

【性状】本品为块状集合体，呈不规则的斜方块状。表面红棕色、灰棕色或浅棕色，多凹凸不平或附有黄色粉末。断面多显深棕色与淡棕色或浅黄色相间的层纹，各层硬度不同，质松部分指甲可划动。体重，质硬。气微，味淡，嚼之无砂粒感。

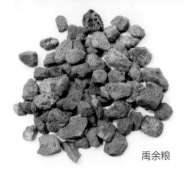

禹余粮

【选购贮藏】以红棕色、断面显层纹者为佳。置干燥处。

【性味归经】甘、涩，微寒。归胃、大肠经。

【功能主治】涩肠止泻，收敛止血。用于久泻久痢、大便出血、崩漏带下。

【用法用量】9～15g，先煎；或入丸、散服。

【使用注意】孕妇慎用。

（三）固精缩尿止带药

山茱萸

【基源】本品为山茱萸科植物山茱萸的干燥成熟果肉。

【植物识别】落叶小乔木。枝皮灰棕色。单叶对生，叶片椭圆形或长椭圆形，先端窄，长锐尖形，基部圆形或阔楔形，全缘，脉腋有黄褐色毛丛，侧脉5～7对，弧形平行排列。花先叶开放，成伞形花序，簇生于小枝顶端；花小，花瓣4，黄色。核果长椭圆形，无毛，成熟后红色。花期5～6月，果期8～10月。分布于陕西、河南、山西、山东、安徽、浙江、四川等地。

【药材采集】秋末冬初果皮变红时采收果实，用文火烘或置沸水中略烫后，及时除去果核，干燥。

【炮制】①山萸肉：除去杂质和残留果核。②酒萸肉：取净山萸

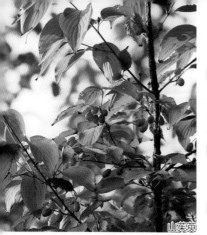

山茱萸
山茱萸

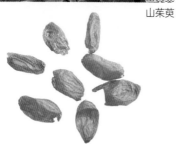

肉，照酒炖法或酒蒸法炖或蒸至酒吸尽。

【性状】本品呈不规则的片状或囊状，表面紫红色至紫黑色，皱缩，有光泽。质柔软。气微，味酸、涩、微苦。

【选购贮藏】以肉肥厚、色紫红、油润柔软者为佳。置干燥处，防蛀。

【药理】有调节免疫、抗氧化、降血糖、抗骨质疏松等作用。

【性味归经】酸、涩，微温。归肝、肾经。

【功能主治】补益肝肾，收涩固脱。用于眩晕耳鸣、腰膝酸痛、阳痿遗精、遗尿尿频、崩漏带下、大汗虚脱、内热消渴。

【用法用量】煎服，5～10g，急救固脱20～30g。

【使用注意】素有湿热而致小便淋涩者，不宜应用。

覆盆子

【基源】本品为蔷薇科植物华东覆盆子的干燥果实。

【植物识别】落叶灌木，高2～3m。枝细圆，红棕色；幼枝绿色，有白粉，具稀疏、微弯曲的皮刺。单叶互生，掌状5裂，中央裂片大，长卵形或长椭圆形，两侧裂片较小，常不相等，裂片边缘具重锯齿；主脉5出。花单生于小枝顶端，花瓣5，卵圆形。聚合果近球形。花期4月，果期6～8月。生于溪旁或山坡林中。分布于安徽、江苏、浙江、江西、福建等地。

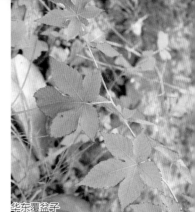

华东覆盆子

【药材采集】夏初果实由绿变绿黄时采收，除去梗、叶，置沸水中略烫或略蒸，取出，干燥。

【性状】本品为聚合果，由多数小核果聚合而成，呈圆锥形或扁圆锥形，表面黄绿色或淡棕色，小果易剥落，每个小果呈半月形，背面密被灰白色茸毛，两侧有明显的网纹，腹部有突起的棱线。体轻，质硬。气微，味微酸涩。

覆盆子

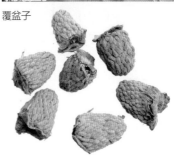

【选购贮藏】以个大、饱满、色黄绿者为佳。置干燥处。

【药理】有改善学习记忆力、延缓衰老等作用。

【性味归经】甘、酸，温。归肝、肾、膀胱经。

【功能主治】益肾固精缩尿，养肝明目。用于遗精滑精、遗尿尿频、阳痿早泄、目暗昏花。

【用法用量】煎服，5～10g。

【使用注意】肾虚有火、小便短涩者慎用。

桑螵蛸

【基源】本品为螳螂科昆虫大刀螂、小刀螂或巨斧螳螂的干燥卵鞘。全国大部分地区均产。

【药材采集】深秋至次春收集，除去杂质，蒸至虫卵死后，干燥。用时剪碎。

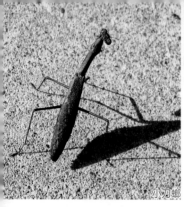
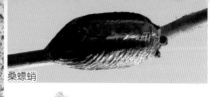
桑螵蛸

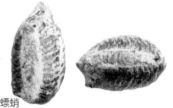
小刀螳　桑螵蛸

【性状】①团螵蛸：略呈圆柱形或半圆形，表面浅黄褐色，上面带状隆起不明显。②长螵蛸：略呈长条形，一端较细，表面灰黄色，上面带状隆起明显，带的两侧各有一条暗棕色浅沟和斜向纹理。③黑螵蛸：略呈平行四边形，表面灰褐色，上面带状隆起明显，两侧有斜向纹理，近尾端微向上翘。

【选购贮藏】以完整、色黄褐、卵未孵化者为佳。置通风干燥处，防蛀。

【药理】有抗利尿、抗缺氧、抗氧化等作用。

【性味归经】甘、咸，平。归肝、肾经。

【功能主治】固精缩尿，补肾助阳。用于遗精滑精、遗尿尿频、小便白浊。

【用法用量】煎服，6～10g。

【使用注意】本品助阳固涩，故阴虚多火、膀胱有热而小便频数者忌用。

金樱子

【基源】本品为蔷薇科植物金樱子的干燥成熟果实。

【植物识别】常绿攀援灌木。茎有钩状皮刺和刺毛。羽状复叶，叶柄和叶轴具小皮刺和刺毛。小叶革质，通常3，椭圆状卵形或披针状卵形，边缘具细齿状锯齿。花单生于侧枝顶端，花梗和萼筒外面均密被刺毛；花瓣5，白色。果实倒卵形，紫褐色，外面密被刺毛。花期4～6月，果期7～11月。分布于华中、华南、华东及四川、贵州等地。

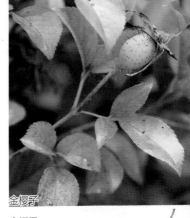

金樱子

【药材采集】10～11月果实成熟变红时采收，干燥，除去毛刺。

【炮制】金樱子肉：取净金樱子，略浸，润透，纵切两瓣，除去毛、核，干燥。

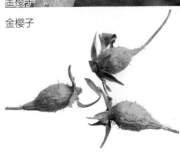

金樱子

【性状】本品呈倒卵形，表面红黄色或红棕色，有突起的棕色小点，顶端有盘状花萼残基，中央有黄色柱基，下部渐尖。气微，味甘、微涩。

【选购贮藏】以个大、色红黄、去净毛刺者为佳。置通风干燥处，防蛀。

【药理】有增强免疫、降脂、抗氯化等作用。

【性味归经】酸、甘、涩，平。归肾、膀胱、大肠经。

【功能主治】固精缩尿，固崩止带，涩肠止泻。用于遗精滑精、遗尿尿频、崩漏带下、久泻久痢。

【用法用量】煎服。6～12g。

【使用注意】有实火、邪实者不宜使用。

海螵蛸

【基源】为乌贼科动物无针乌贼或金乌贼的干燥内壳。主产于浙

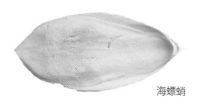

海螵蛸

江、江苏、广东、福建。

【药材采集】收集乌贼鱼的骨状内壳，洗净，干燥。砸成小块。

【性状】①无针乌贼：呈扁长椭圆形，中间厚，边缘薄，背面有磁白色脊状隆起，两侧略显微红色，有不甚明显的细小疣点；腹面白色，自尾端到中部有细密波状横层纹。②金乌贼：背面疣点明显，略呈层状排列；腹面的细密波状横层纹占全体大部分，中间有纵向浅槽。

【选购贮藏】以身干、体大、色白、完整者为佳。置干燥处。

【药理】有抗胃溃疡作用。

【性味归经】咸、涩，温。归脾、肾经。

【功能主治】收敛止血，涩精止带，制酸止痛，收湿敛疮。用于吐血衄血、崩漏便血、遗精滑精、赤白带下、胃痛吞酸；外治损伤出血、湿疹湿疮、溃疡不敛。

【用法用量】煎服，6～12g。散剂酌减。外用适量。

莲子

【基源】本品为睡莲科植物莲的干燥成熟种子。

【植物识别】参见藕节项下。

【药材采集】秋季果实成熟时采割莲房，取出果实，除去果皮，干燥。

【炮制】略浸，润透，切开，去心，干燥。

【性状】本品略呈椭圆形或类球形，表面浅黄棕色至红棕色，有细纵纹和较宽的脉纹。气微，味甘、微涩；莲子心味苦。

【选购贮藏】以个大、饱满者为佳。置干燥处，防蛀。

【药理】有抗氧化、延缓衰老、增强免疫作用。

【性味归经】甘、涩，平。归脾、肾、心经。

【功能主治】补脾止泻，止带，益肾涩精，养心安神。用于脾虚泄泻、带下、遗精、心悸失眠。

莲子

【用法用量】煎服，6～15g。去心打碎用。

【使用注意】大便燥结者不宜使用。

附　1.莲须

为莲花中的雄蕊。味甘、涩，性平。有固肾涩精的功效。用于遗精、滑精、带下、尿频。煎服，1.5～5g。

2.莲房

为莲的成熟花托。味苦、涩，性温。有止血化瘀的功效。用于崩漏、尿血、痔疮出血、产后瘀阻、恶露不尽。炒炭用。煎服，5～10g。

3.莲子心

莲子中的青嫩胚芽。味苦，性寒。有清心安神、交通心肾、涩精止血的功效。主治热入心包、神昏谵语、心肾不交、失眠遗精、血热吐血。煎服，1.5～3g。

4.荷叶

为莲的叶片。味苦、涩，性平。有清暑利湿、升阳止血的功效。用于暑热病证、脾虚泄泻和多种出血证。煎服，3～10g。

芡实

【基源】本品为睡莲科植物芡的干燥成熟种仁。

【植物识别】一年生大型水生草本。初生叶沉水，箭形或椭圆肾形，两面无刺；后生叶浮于水面，革质，椭圆肾形至圆形，上面深绿色，多皱褶，下面深紫色，叶脉凸起，边缘向上折。花单生，昼开夜合，花瓣多数，长圆状披针形，紫红色，成数轮排列。浆果球形。花期7～8月，果期8～9月。生于池塘、湖

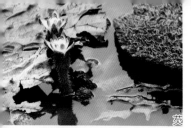

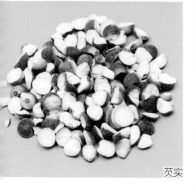

芡实

沼及水田中。分布于东北、华北、华东、华中及西南等地。

【药材采集】秋末冬初采收成熟果实，除去果皮，取出种子，洗净，再除去硬壳（外种皮），晒干。

【炮制】麸炒芡实：取净芡实，用麸皮炒至微黄色。

【性状】本品呈类球形，多为破粒，表面有棕红色内种皮，一端黄白色，有凹点状的种脐痕，除去内种皮显白色。质较硬，断面白色，粉性。气微，味淡。

【选购贮藏】以颗粒饱满、断面色白、粉性足者为佳。置通风干燥处，防蛀。

【性味归经】甘、涩，平。归脾、肾经。

【功能主治】益肾固精，补脾止泻，除湿止带。用于遗精滑精、遗尿尿频、脾虚久泻、白浊、带下。

【用法用量】煎服，10～15g。

椿皮

【基源】本品为苦木科植物臭椿的干燥根皮或干皮。

【植物识别】落叶乔木。树皮平滑有直的浅裂纹，嫩枝赤褐色。奇数羽状复叶互生，小叶13～25，揉搓后有臭味，卵状披针形，全缘，仅在基部有1～2对粗锯齿。圆锥花序顶生，花小，绿色，花瓣5。翅果长圆状椭圆形。花期4～5月，果熟期8～9月。分布于全国各地。

【药材采集】全年均可剥取，晒干，或刮去粗皮晒干。

【炮制】麸炒椿皮：取椿皮丝或段，用麸皮炒至微黄色。

【性状】本品呈段状。外表面灰黄色或黄褐色，粗糙，有多数纵向皮孔样突起和不规则纵、横裂纹。内表面淡黄色，密布梭形小孔或小点。气微，味苦。

【选购贮藏】以皮厚、无粗皮、色黄白者为佳。置通风干燥处，防蛀。

【药理】有抗菌、抗肿瘤作用。

【性味归经】苦、涩，寒。归大肠、胃、肝经。

【功能主治】清热燥湿，收敛止带，止泻，止血。用于赤白带下、湿热泻痢、久泻久痢、便血、崩漏。

【用法用量】煎服，6～9g。外用适量。

【使用注意】脾胃虚寒者慎用。

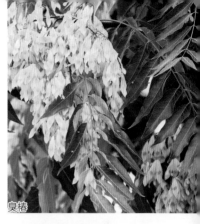

臭椿

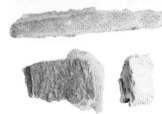

椿皮

鸡冠花

【基源】本品为苋科植物鸡冠花的干燥花序。

【植物识别】一年生直立草本，高30～80cm。分枝少，近上部扁平。单叶互生，具柄，叶片长椭圆形至卵状披针形，全缘。穗状花序顶生，成扁平肉质鸡冠状、卷冠状或羽毛状，中部以下多花；花被片淡红色至紫红色、黄白或黄色。胞果卵形。种子肾形，黑色，光泽。花期5～8月，果期8～11月。全国大部分地区均有栽培。

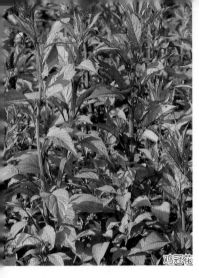
鸡冠花

【药材采集】秋季花盛开时采收，晒干。

【炮制】拣净杂质，除去茎及种子，剪成小块。

【性状】本品扁平，有的呈鸡冠状。表面红色、紫红色或黄白色。可见黑色扁圆肾形的种子。气微，味淡。

【选购贮藏】以朵大而扁，色泽鲜艳的白鸡冠花较佳，色红者次之。置通风干燥处。

【性味归经】甘、涩，凉。归肝、大肠经。

【功能主治】收敛止血，止带，止痢。用于吐血、崩漏、便血、痔血、赤白带下、久痢不止。

【用法用量】煎服，6～15g。

【使用注意】瘀血阻滞崩漏及湿热下痢初起兼有寒热表证者不宜使用。

十九、涌吐药

常山

【基源】本品为虎耳草科植物常山的干燥根。

【植物识别】灌木，高1～2m。小枝绿色，常带紫色。叶对生，叶柄长1.5～2cm，叶椭圆形、长圆形、倒卵状椭圆形，边缘有密的锯齿或细锯齿。伞房花序圆锥形顶生，花蓝色或青紫色，花瓣4～7，近肉质，花时反卷。浆果蓝色。花期6～7月，果期8～10月。分布于江西、湖北、湖南、陕西、四川、贵州、云南、广东、福建、广西、甘肃、西藏、台湾等地。

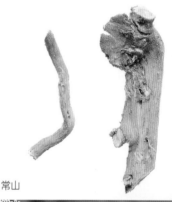

常山

【药材采集】秋季采挖，除去须根，洗净，晒干。

【炮制】①常山：除去杂质，分开大小，浸泡，润透，切薄片，晒干。②炒常山：取常山片，炒至变深色。

【性状】根呈圆柱形，常弯曲扭转。饮片呈不规则的薄片。外表皮淡黄色，无外皮。切面黄白色，有放射状纹理。质硬。气微，味苦。

【选购贮藏】以切面黄白色、味苦者为佳。置通风干燥处。

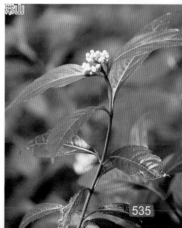

常山

【药理】有抗疟、催吐作用。

【性味归经】苦、辛，寒；有毒。归肺、肝、心经。

【功能主治】涌吐痰涎，截疟。用于痰饮停聚、胸膈痞塞、疟疾。

【用法用量】煎服，5～9g；入丸、散酌减。涌吐可生用，截疟宜酒制用。治疟宜在病发作前半天或2小时服用，并配伍陈皮、半夏等减轻其致吐的副作用。

【使用注意】本品有毒，且能催吐，故用量不宜过大，体虚及孕妇不宜用。

藜芦

【来源】本品为百合科植物藜芦的根及根茎。

【植物识别】多年生草本，高60～100cm。茎直立。叶互生，广卵形、椭圆形至卵状披针形，长达30cm，宽约10cm，先端渐尖，全缘式带微波状，基部渐狭而下沿呈鞘状，抱茎，平行脉隆起。顶生大圆锥花序，总轴及枝轴均密被灰白色绵毛，花被6，紫黑色，卵形。蒴果卵状三角形。花期7～8月，果期8～9月。生于山野、林内或灌木丛间。分布于山西、河北、河南、山东、辽宁、陕西、四川、江苏等地。

【药材采集】5～6月未抽花茎时采挖，除去苗叶，晒干或用开水浸烫后晒干。

【性状】根茎圆柱形或圆锥形，表面棕黄色或土黄色。根细长略弯曲，表面黄白色或黄褐色，具细密的横皱纹；体轻，质坚脆，断面类白色，中心有淡黄色细木心，与皮部分离。气微，味苦、辛，有刺喉感；粉末有强烈的催嚏性。

【选购贮藏】以根粗坚实，断面粉性者为佳。置干燥处。

【性味归经】苦、辛，寒；有毒。归肺、胃、肝经。

【功能主治】涌吐风痰，杀虫。用于中风痰壅、癫痫、疟疾、疥癣、恶疮。

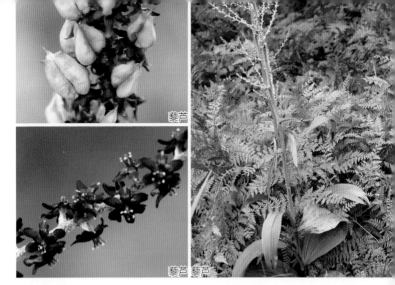

藜芦

藜芦 藜芦

【用法用量】入丸、散，0.3 ~ 0.6g。外用适量，研末，油或水调涂。

【使用注意】体虚气弱及孕妇忌服。

瓜蒂

【基源】本品为葫芦科植物甜瓜的果蒂。全国各地均产。

【药材采集】夏季采收成熟果实，在食用时将切下的果柄收集，阴干或晒干。

瓜蒂 甜瓜

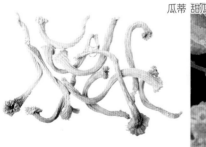

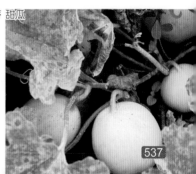

【选购贮藏】以色黄褐、味苦者为佳。置干燥处。

【药理】有催吐作用。

【性味归经】苦，寒，有毒。归心、胃、胆经。

【功能主治】涌吐痰食，除湿退黄。用于风痰塞盛、宿食停滞、食物中毒、痰热癫痫、湿热黄疸。

【用法用量】煎服，2.5～5g；入丸、散服，每次0.6～1g。外用适量；研末吹鼻，待鼻中流出黄水即可停药。

【使用注意】体虚、吐血、咯血、胃弱、孕妇及上部无实邪者忌用。

胆矾

【基源】本品为三斜晶系胆矾的矿石，主含含水硫酸铜。主产于云南、山西。

【药材采集】可于铜矿中挖得，选择蓝色透明的结晶，即得。人工制造者，可用硫酸作用于铜片或氧化铜而制得。

【炮制】拣去杂质，研成小块。

【性状】本品为不规则的块状结晶体，深蓝色或淡蓝色，半透明。质脆，易碎，能溶于水。无臭，味涩。

【选购贮藏】以块大、色深蓝、半透明者为佳。密闭贮藏。

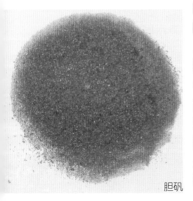
胆矾

【药理】有催吐作用。

【性味归经】酸、辛，寒；有毒。归肝、胆经。

【功能主治】涌吐风痰，解毒收湿，祛腐蚀疮。用于风痰壅塞、喉痹咽痛、癫狂烦躁；外治风眼赤烂、口疮牙疳、胬肉、疮疡不溃。

【用法用量】0.3～0.6g，研末服；外用适量，煅后研末敷患处。

【使用注意】孕妇禁用。

二十、攻毒杀虫止痒药

雄黄

【基源】本品为硫化物类矿物雄黄，主含二硫化二砷。主产于湖南、湖北、贵州。

【药材采集】采挖后，除去杂石。

【炮制】雄黄粉：取雄黄照水飞法水飞，晾干。

【性状】本品为块状或粒状，深红色或橙红色，条痕淡橘红色，晶面有金刚石样光泽。精矿粉为粉末状或粉末集合体，质松脆，手捏即成粉，橙黄色，无光泽。

【选购贮藏】以色红、有光泽者为佳。置干燥处，密闭。

【药理】有抗肿瘤、抗菌、抗炎等作用。

【性味归经】辛，温；有毒。归肝、大肠经。

【功能主治】解毒杀虫，燥湿祛痰，截疟。用于痈肿疔疮、蛇虫咬伤、虫积腹痛、惊痫、疟疾。

【用法用量】0.05～0.1g，入丸、散用。外用适量，熏涂患处。

【使用注意】内服宜慎，不可久用。孕妇禁用。切忌火煅。

雄黄

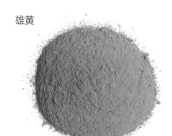

雄黄

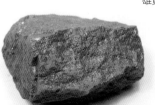

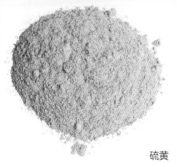

硫黄

【基源】本品为自然元素类矿物自然硫。主产于山西、河南、山东、湖南。

【药材采集】采挖后，加热熔化，除去杂质；或用含硫矿物经加工制得。敲成碎块。

硫黄

【炮制】制硫黄：取净硫黄块，与豆腐同煮，至豆腐显黑绿色时，取出，漂净，阴干。每100kg硫黄，用豆腐200kg。

【性状】本品呈不规则块状。黄色或略呈绿黄色。表面不平坦，呈脂肪光泽，常有多数小孔。用手握紧置于耳旁，可闻轻微的爆裂声。体轻，质松。有特异的臭气，味淡。

【选购贮藏】以色黄、光亮、质松脆者为佳。置干燥处，防火。

【药理】有抗真菌、杀疥虫的作用，内服可产生缓泻作用。

【性味归经】酸，温；有毒。归肾、大肠经。

【功能主治】生硫黄解毒疗疮，外治用于疥癣、秃疮、阴疽恶疮。制硫黄可内服，经用豆腐制后，毒性降低，能补火助阳通便，用于阳痿足冷、虚喘冷哮、虚寒便秘。

【用法用量】外用适量，研末油调涂敷患处。内服，1.5～3g。炮制后入丸、散服。

【使用注意】阴虚阳亢者忌用。孕妇慎用。不宜与芒硝、玄明粉同用。

白矾

【基源】为硫酸盐类矿物明矾石经加工提炼制成。主含含水硫酸铝钾。主产于甘肃、山西、湖北、安徽、浙江。

【炮制】枯矾：取净白矾，照明煅法煅至松脆。

【性状】本品呈不规则的块状或粒状。无色或淡黄白色，透明或半透明。表面略平滑或凹凸不平，具细密纵棱，有玻璃样光泽。质硬而脆。气微，味酸、微甘而极涩。

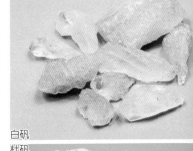

白矾
枯矾

【选购贮藏】以块大、无色透明者为佳。置干燥处。

【药理】有抗细菌、真菌作用。

【性味归经】酸，涩，寒。归肺、脾、肝、大肠经。

【功能主治】外用解毒杀虫、燥湿止痒；内服止血止泻、祛风痰。外治用于湿疹、疥癣、脱肛、痔疮、聤耳流脓；内服用于久泻不止、便血、崩漏、癫痫发狂。枯矾收湿敛疮、止血化腐、用于湿疹湿疮、脱肛、痔疮、聤耳流脓、阴痒带下、鼻衄齿衄、鼻息肉。

【用法用量】用量，0.6～1.5g。外用适量，研末敷或化水洗患处。

【使用注意】脾胃虚弱者，内服宜慎。

蟾酥

【基源】为蟾蜍科动物中华大蟾蜍或黑眶蟾蜍的干燥分泌物。主产于山东、河北、江苏、浙江。

【药材采集】多于夏、秋二季捕捉蟾蜍，洗净，挤取耳后腺及皮肤腺的白色浆液，加工，干燥。

【炮制】蟾酥粉：取蟾酥，捣碎，加白酒浸渍，时常搅动至呈稠

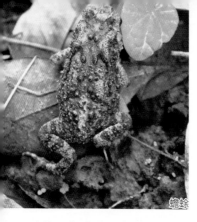
蟾蜍

膏状，干燥，粉碎。每10kg蟾酥，用白酒20kg。

【性状】本品呈扁圆形团块状或片状。棕褐色或红棕色。团块状者质坚，不易折断，断面棕褐色，角质状，微有光泽；片状者质脆，易碎，断面红棕色，半透明。气微腥，味初甜而后有持久的麻辣感，粉末嗅之作嚏。

【选购贮藏】以色红棕、断面角质状、半透明者为佳。置干燥处，防潮。

【药理】有抗肿瘤、抗炎、镇痛、强心、升压等作用。

【性味归经】辛，温；有毒。归心经。

【功能主治】解毒，止痛，开窍醒神。用于痈疽疔疮、咽喉肿痛、中暑神昏、痧胀腹痛吐泻。

【用法用量】内服，0.015～0.03g，研细，多入丸、散用。外用适量。

【使用注意】本品有毒，内服宜慎，勿过量。外用不可入目。孕妇忌用。

蛇床子

【基源】本品为伞形科植物蛇床的干燥成熟果实。

【植物识别】一年生草本，高20～80cm。茎直立，圆柱形，多分枝，中空，表面具深纵条纹。根生叶有柄，基部有短而阔的叶鞘，叶片二至三回三出式羽状全裂；末回裂片线形至线状披针形，茎上部的叶和根生叶相似，但叶柄较短。复伞形花序顶生或侧生，花瓣5，白色，倒卵形，先端凹，而具狭窄内折的小舌。双悬果椭圆形，果棱成翅状。花期4～6月，果期5～7月。

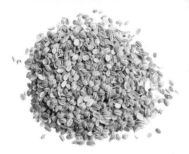
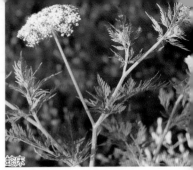

蛇床子　蛇床

生于低山坡、田野、路旁、沟边、河边湿地。分布几遍全国各地。

【药材采集】夏、秋二季果实成熟时采收，除去杂质，晒干。

【性状】本品呈椭圆形，表面灰黄色或灰褐色。分果的背面有薄而突起的纵棱5条。气香，味辛凉，有麻舌感。

【选购贮藏】以颗粒饱满、灰黄色、香气浓者为佳。置干燥处。

【药理】有抗细菌、抗真菌、止痒、抗变态反应、抗炎、镇痛等作用。

【性味归经】辛、苦，温；有小毒。归肾经。

【功能主治】燥湿祛风，杀虫止痒，温肾壮阳。用于阴痒带下、湿疹瘙痒、湿痹腰痛、肾虚阳痿、宫冷不孕。

【用法用量】外用适量，多煎汤熏洗或研末调敷。内服，3～9g。

【使用注意】阴虚火旺或下焦有湿热者不宜内服。

樟脑

【基源】本品为樟科植物樟的枝、干、叶及根部，经提炼制得的颗粒状结晶。

【植物识别】常绿乔木，高20～30m。树皮灰褐色或黄褐色，纵裂；小枝淡褐色，光滑；枝和叶均有樟脑味。叶互生，革质，卵状椭圆形以至卵形，全缘或呈波状，上面深绿色有光泽，幼叶淡红色，脉在基部以上3出。圆锥花序腋生；花小，绿白色

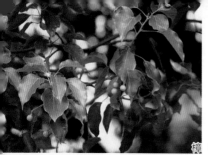

樟脑

或淡黄色，花被6裂，椭圆形。核果球形，熟时紫黑色。花期4～6月，果期8～11月。分布于广东、广西、云南、贵州、江苏、浙江、安徽、福建、台湾、江西、湖北、湖南、四川等地。

【药材采集】每年多在9～12月砍伐老树，锯劈成碎片，置蒸馏器中进行蒸馏，冷却后即得粗制樟脑，再经升华精制而得精制樟脑。

【性状】纯品为雪白的结晶性粉末，或无色透明的硬块。粗制品略带黄色，有光亮。在常温中容易挥发，点火能发出多烟而有光的火焰，气芳香浓烈刺鼻，味初辛辣，后清凉。

【选购贮藏】以洁白、纯净、透明、干爽无杂质者为佳。因易挥发，应密封保存。

【性味归经】辛，热。有毒。归心、脾经。

【功能主治】除湿杀虫，温散止痛，开窍辟秽。用于疥癣瘙痒、湿疮溃烂、跌打伤痛、牙痛、痧胀腹痛、吐泻神昏。

【用法用量】外用适量，研末撒布或调敷。内服，0.1～0.2g，入散剂或用酒溶化服。

【使用注意】气虚阴亏，有热及孕妇忌服。

木鳖子

【基源】本品为葫芦科植物木鳖的干燥成熟种子。

【植物识别】多年生粗壮大藤本。卷须较粗壮，不分歧。叶柄粗壮，长5～10cm；叶卵状心形或宽卵状圆形，质较硬，长宽均

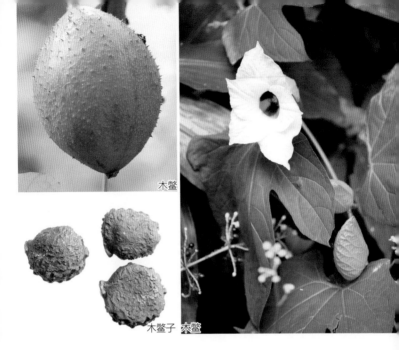

木鳖

木鳖子　木鳖

为10～20cm，3～5中裂至深裂或不分裂，叶脉掌状。雄花单生于叶腋，花萼筒漏斗状，裂片宽披针形或长圆形，花冠黄色，裂片卵状长圆形，密被长柔毛，基部有齿状黄色腺体，外面2枚稍大，内面3枚较小，基部有墨斑；雌花单生于叶腋，苞片兜状，花冠花萼同雄花。果实卵球形，密生3～4mm的刺状突起。花期6～8月，果期8～10月。分布于安徽、浙江、江西、福建、台湾、广东、广西、湖南、四川、贵州、云南和西藏。

【药材采集】冬季采收成熟果实，剖开，晒至半干，除去果肉，取出种子，干燥。

【炮制】①木鳖子：去壳取仁，用时捣碎。②木鳖子霜：取木鳖子仁，捣碎，蒸透，去油制霜。

【性状】本品呈扁平圆板状，中间稍隆起或微凹陷。表面灰棕色至黑褐色，有网状花纹，在边缘较大的一个齿状突起上有浅黄色种脐。外种皮质硬而脆，内种皮灰绿色，绒毛样。有特殊的油腻气，味苦。

【选购贮藏】以籽粒饱满、外皮质硬、种仁黄白色、不泛油者为佳。置干燥处。

【药理】有抗炎、抑菌及抗肿瘤等作用

【性味归经】苦、微甘，凉；有毒。归肝、脾、胃经。

【功能主治】散结消肿，攻毒疗疮。用于疮疡肿毒、乳痈、瘰疬、痔瘘、干癣、秃疮。

【用法用量】外用适量，研末，用油或醋调涂患处。内服，0.6～1.2g，多入丸、散用。木鳖子霜毒性降低，可供内服。

【使用注意】孕妇及体虚者忌服。

土荆皮

【基源】本品为松科植物金钱松的干燥根皮或近根树皮。

【植物识别】乔木。树干直，树皮灰褐色，粗糙，不规则鳞片状开裂。一年生枝淡红褐色或淡红黄色，有光泽。叶线形，扁平，先端锐尖或尖，辐射状簇生于枝上。雄球花黄色，圆柱状，

金钱松

土荆皮

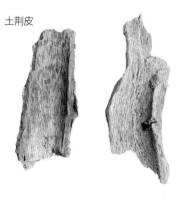

下垂；雌球花紫红色，直立，椭圆形。球果卵圆形或倒卵圆形，熟时淡红褐色。花期4～5月，果熟期10～11月上旬。分布于江苏、安徽、浙江、江西、福建、湖北、湖南、四川等地。

【药材采集】夏季剥取，晒干。

【炮制】洗净，略润，切丝，干燥。

【性状】①根皮：呈不规则的长条状，扭曲而稍卷；外表面灰黄色，粗糙，有皱纹和灰白色横向皮孔样突起，粗皮常呈鳞片状剥落，剥落处红棕色；内表面黄棕色至红棕色，平坦，有细致的纵向纹理。质韧，折断面呈裂片状，可层层剥离。气微，味苦而涩。②树皮：呈板片状，外表面龟裂状，内表面较粗糙。

【选购贮藏】以色红棕者为佳。置干燥处。

【药理】有抗菌、抗肿瘤、抗生育等作用。

【性味归经】辛，温；有毒。归肺、脾经。

【功能主治】杀虫，疗癣，止痒。用于疥癣瘙痒。

【用法用量】外用适量，酒或醋浸涂擦，或研末调涂患处。

【使用注意】只供外用，不可内服。

蜂房

【基源】本品为胡蜂科昆虫果马蜂、日本长脚胡蜂或异腹胡蜂的巢。

【药材采集】秋、冬二季采收，晒干，或略蒸，除去死蜂死蛹，晒干。

【炮制】除去杂质，剪块。

【性状】本品呈圆盘状或不规则的扁块状，有的似莲房状，大小不一。表面灰白色或灰褐色。腹面有多数整齐的六角形房孔。

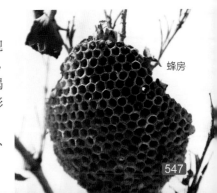

蜂房

【选购贮藏】以色灰白、体轻、

稍有弹性者为佳。质酥脆或坚硬者不可供药用。置通风干燥处，防压，防蛀。

【药理】有抗肿瘤、免疫抑制等作用。

【性味归经】甘，平。归胃经。

【功能主治】攻毒杀虫，祛风止痛。用于疮疡肿毒、乳痈、瘰疬、皮肤顽癣、鹅掌风、牙痛、风湿痹痛。

【用法用量】外用适量，研末用油调敷或煎水漱口，或熏洗患处。内服，3～5g。

大蒜

【基源】本品为百合科植物大蒜的鳞茎。

【植物识别】多年生草本，具强烈蒜臭气。鳞茎大形，球状至扁球状，通常由多数肉质、瓣状的小鳞茎紧密地排列而成，外面被数层白色至带紫色的膜质外皮。叶基生，叶片宽条形至条状披针形，扁平。花葶实心，圆柱状；伞形花序，花常为淡红色。全国各地均有栽培。

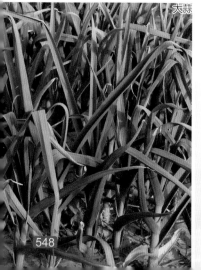

大蒜

【药材采集】夏季叶枯时采挖，除去须根和泥沙，通风晾晒至外皮干燥。

【性状】本品呈类球形，表面

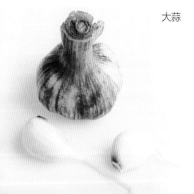

大蒜

被白色、淡紫色或紫红色的膜质鳞皮。剥去外皮，可见独头或6～16个瓣状小鳞茎。气特异，味辛辣，具刺激性。

【选购贮藏】置阴凉干燥处。

【药理】有广谱抗菌、降血脂、抗肿瘤等作用。

【性味归经】辛，温。归脾、胃、肺经。

【功能主治】解毒消肿，杀虫，止痢。用于痈肿疮疡、疥癣、肺痨、顿咳、泄泻、痢疾。

【用法用量】外用适量，捣敷，切片擦或隔蒜灸。内服，5～10g，或生食，或制成糖浆服。

【使用注意】外敷可引起皮肤发红、灼热甚至起疱，故不可敷之过久。阴虚火旺及有目、舌、喉、口齿诸疾者不宜服用。孕妇忌灌肠用。

二十一、拔毒化腐生肌药

炉甘石

【基源】本品为碳酸盐类矿物菱锌矿，主含碳酸锌。主产于广西、湖南、四川。

【药材采集】采挖后，洗净，晒干，除去杂石。打碎。

【炮制】煅炉甘石：取净炉甘石，煅至红透，水飞成细粉。

【性状】①炉甘石：呈不规则的块状。灰白色或淡红色，表面粉性，无光泽，凹凸不平，多孔，似蜂窝状。体轻，易碎。②煅炉甘石：呈白色、淡黄色或粉红色的粉末；体轻，质松软而细腻光滑。气微，味微涩。

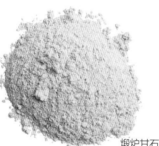

煅炉甘石

【选购贮藏】以块大、色白或色淡红、体轻浮者为佳。置干燥处。

【药理】外用能部分吸收创面的分泌液，有防腐、收敛、消炎、止痒及保护创面作用，并能抑制局部葡萄球菌的生长。

【性味归经】甘，平。归肝、脾经。

【功能主治】解毒明目退翳，收湿止痒敛疮。用于目赤肿痛、睑弦赤烂、翳膜遮睛、胬肉攀睛、溃疡不敛、脓水淋漓、湿疮瘙痒。

【用法用量】外用适量。

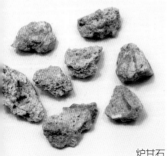

炉甘石

【使用注意】本品专作外用，不作内服。

硼砂

【基源】本品为单斜晶系硼砂的矿石，经精制而成的结晶，主含含水四硼酸钠。主产于青海、西藏、云南、四川。

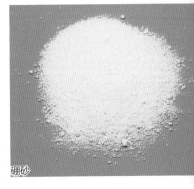
硼砂

【药材采集】采挖后，将矿砂溶于沸水中，滤过，置容器中，冷却，析出结晶，取出，晾干。

【性状】本品呈不整齐块状，无色透明或白色半透明，有玻璃样光泽。日久则风化成白色粉末，不透明，微有脂肪样光泽。体轻，质脆易碎。气无，味咸苦。

【选购贮藏】以色白、透明者为佳。置干燥处。

【药理】对皮肤和黏膜还有收敛和保护作用。有抑菌作用。

【性味归经】甘、咸，凉。归肺、胃经。

【功能主治】清热解毒，清肺化痰。用于咽喉肿痛、口舌生疮、目赤翳障、痰热咳嗽。

【用法用量】外用适量，研极细末干撒或调敷患处；或化水含漱。内服，1.5～3g，入丸、散用。

【使用注意】本品以外用为主，内服宜慎。

附录A 中药炮制方法

一、切制

切制时，除鲜切、干切外，均须进行软化处理。切后应及时干燥，以保证质量。切制品有片、段、块、丝等，其厚度规格如下：

（1）片：极薄片0.5mm以下，薄片1～2mm，厚片2～4mm。

（2）段：短段5～10mm，长段10～15mm。

（3）块：8～12mm的方块。

（4）丝：细丝2～3mm，宽丝5～10mm。

二、炮炙

1.炒法：需炒制者应为干燥品，且大小分档；炒时火力应均匀，不断翻动。应掌握加热温度、炒制时间及程度要求。

（1）单炒（清炒）：取待炮炙品，置炒制容器内，用文火加热至规定程度时，取出，放凉。需炒焦者，一般用中火炒至表面焦褐色、断面焦黄色为度，取出，放凉；炒焦时，易燃者可喷淋清水少许，再炒干。

（2）麸炒：先将炒制容器加热，至撒入麸皮即刻烟起，随即投入待炮炙品，迅速翻动，炒至表面呈黄色或深黄色时，取出，筛去麸皮，放凉。每100kg待炮炙品，用麸皮10～15kg。

（3）砂炒：取洁净河砂置炒制容器内，用武火加热至滑利状态时，投入待炮炙品，不断翻动，炒至表面鼓起、酥脆或至规定的程度时，取出，筛去河砂，放凉。河砂以掩埋待炮炙品为度。

2.炙法：是待炮炙品与液体辅料共同拌润，并炒至一定程度的方法。

（1）酒炙：取待炮炙品，加黄酒拌匀，闷透，置炒制容器内，用文火炒至规定的程度时，取出，放凉。除另有规定外，每100kg待炮炙品，用黄酒10～20kg。

（2）醋炙：取待炮炙品，加醋拌匀，闷透，置炒制容器内，炒至规定的程度时，取出，放凉。醋炙时，用米醋。除另有规定外，每100kg待炮炙品，用米醋20kg。

（3）盐炙：取待炮炙品，加盐水拌匀，闷透，置炒制容器内，以文火加热，炒至规定的程度时，取出，放凉。盐炙时，用食盐，应先加适量水溶解后，滤过，备用。除另规定外，每100kg待炮炙品，用食盐2kg。

（4）姜炙：姜炙时，应先将生姜洗净，捣烂，加水适量，压榨取汁，姜渣再加水适量重复压榨一次，合并汁液，即为"姜汁"。姜汁与生姜的比例为1∶1。取待炮炙品，加姜汁拌匀，置锅内，用文火炒至姜汁被吸收，或至规定的程度时，取出，晾干。除另有规定外，每100kg待炮炙品，用生姜10kg。

（5）蜜炙：蜜炙时，应先将炼蜜加适量沸水稀释后，加入待炮品中拌匀，闷透，置炒制容器内，用文火炒至规定程度时，取出，放凉。蜜炙时，用炼蜜。除另有规定外，每100kg待炮炙品，用炼蜜25kg。

（6）油炙：羊脂油炙时，先将羊脂油置锅内加热溶化后去渣，加入待炮炙品拌匀，用文火炒至油被吸尽，表面光亮时，摊开，放凉。

3.制炭：制炭时应"存性"，并防止灰化，更要避免复燃。

（1）炒炭：取待炮炙品，置热锅内，用武火炒至表面焦黑色、内部焦褐色或至规定程度时，喷淋清水少许，熄灭火星，取出，晾干。

（2）煅炭：取待炮炙品，置煅锅内，密封，加热至所需程度，放凉，取出。

4.煅：煅制时应注意煅透，使酥脆易碎。

（1）明煅：取待炮炙品，砸成小块，置适宜的容器内，煅至酥脆或红透时，取出，放凉，碾碎。

（2）煅淬：将待炮炙品煅至红透时，立即投入规定的液体辅料中，淬酥（若不酥，可反复煅淬至酥），取出，干燥，打碎或研粉。

5.蒸：取待炮炙品，大小分档，按各品种炮制项下的规定，加清水或液体辅料拌匀、润透，置适宜的蒸制容器内，用蒸汽加热至规定程度，取出，稍晾，拌回蒸液，再晾至六成干，切片或段，干燥。

6.煮：取待炮炙品大小分档，按各品种炮制项下的规定，加清水或规定的辅料共煮透，至切开内无白心时，取出，晾至六成干，切片，干燥。

7.炖：取待炮炙品按各品种炮制项下的规定，加入液体辅料，置适宜的容器内，密闭，隔水或用蒸汽加热炖透，或炖至辅料完全被吸尽时，放凉，取出，晾至六成干，切片，干燥。

8.煨：取待炮炙品，用面皮或湿纸包裹，或用吸油纸均匀地隔层分放，进行加热处理；或将其与麸皮同置炒制容器内，用文火炒至规定程度取出，放凉。除另有规定外，每100kg待炮炙品用麸皮50kg。

三、其他

1.焯：取待炮制品投入沸水中，翻动片刻，捞出。有的种子类药材，焯至种皮由皱缩至舒展、易搓去时，捞出，放入冷水中，除去种皮，晒干。

2.制霜（去油成霜）：除另有规定外，取待炮制品碾碎如泥，经微热，压榨除去大部分油脂，含油量符合要求后，取残渣研制成符合规定的松散粉末。

3.水飞：取待炮制品，置容器内，加适量水共研成糊状，再加水，搅拌，倾出混悬液。残渣再按上法反复操作数次，合并混悬液，静置，分取沉淀，干燥，研散。

4.发芽：取待炮制品，置容器内，加适量水浸泡后，取出，在适宜的湿度和温度下使其发芽至规定程度，晒干或低温干燥。一般芽长不超过1cm。

5.发酵：取待炮制品加规定的辅料拌匀后，制成一定形状，置适宜的湿度和温度下，使微生物生长至其中酶含量达到规定程度，晒干或低温干燥。注意发酵过程中，发现有黄曲霉菌时，应禁用。

附录B 药材中文名拼音索引

附录C 功效拼音索引

附录D 主治病症拼音索引

T